舍岩鍼法

실용 임상사암침법

原著 舍岩道人 · 三寶 崔文台 編著

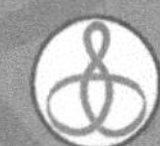

도서출판 의성당

추천사

사암침법은 더 이상의 설명이 필요 없을 정도로, 그 우수성에 대해서는 한의학을 하는 사람들은 이미 알고 있습니다. 그 간 사암침법에 대한 원리와 임상실용에 대한 연구를 많은 선지자들이 행하여 왔지만 아직도 연구해야 할 부분이 무궁무진하다고 생각합니다.

저에게도 1978년 한의학과 본과생 시절 여름방학에 충북 영동지방에 연합의료봉사를 나가서, 장기간 자궁출혈로 고생하시고 있던 한 아주머니가 단 일회의 사암침법을 이용한 침치료 만으로 호전되는 것을 경험하고 내심 그 효과에 크게 감탄한 것이 사암침법에 대한 관심과 경외감을 가지게 된 시발점이었습니다.

사암침법은 그 이론이 매우 체계적이고 과학적이며 응용범위가 광범하면서도 탁월한 속효성의 효력을 지녔습니다. 그럼에도 불구하고 임상에 활용함에 있어서는 한편으로 어려움을 느끼는 것이 현실입니다.

최문태 원장은 염좌, 운동기, 근골격계 통증을 위주로 하여 사암침법을 적용하면서 본인이 임상에서 활용한 방법과 경험을 토대로 사암침법을 쉽게 번역하고 설명을 했으며, 어려운 원리를 풀어 가면서 자신의 20년간의 경험을 모두 이 책에 쏟아 놓았습니다. 임상을 하면서 얻고 연구한 것을 타인들을 위해서 풀어 놓는 것은, 질병으로부터 고통을 받는 환자들을 위한 의학자로서 지녀야 할 본분이라고 하겠습니다만 한편으로는 매우 어려운 일이라고 여겨집니다. 그러나 이는 바로 학문의 발전을 위한 큰 희생으로서, 소위 비방이 만연하는 한의학 세태에 다른 모든 사람들이 본 받아야할 점이라고 봅니다.

이 책이 한의학 발전에 크게 기여할 것으로 기대하며 후학들에게 많은 도움이 될 것으로 믿습니다. 최문태 원장의 노고에 큰 박수를 보냅니다.

2009년 10월

대한한의학회 회장 김 장 현

원 서 原序

대저 天地가 개벽(開闢)함에 山川(陰陽)의 氣가 분화(分化)되고 시초가 되었으며 인간도 비로소 만물을 취하여 살게 되었고 (萬物은) 동정(動靜 : 陰陽)의 형태로 능히 배합(配合)되어 이루어 졌다고 들었다. 東西에는 日月이 출몰하고 南北에는 星辰이 배열(配列)한다. 兩儀(陰陽)는 복희(伏羲)때에 하도(河圖)의 용마(龍馬)에 나타난 문양의 이치대로 오묘한 운행을 하고 五行은 우왕(禹王)때에 낙서(洛書)의 귀명(龜銘)대로 병행하니 四象이 득로(得路)하고[1] 八卦가 령(令)을 따르게 되었다[2].

蓋聞天開地闢 肇分山川之氣 人始物資 克配動靜之形. 東西日月 南北星辰. 兩儀妙運於龍畵 五行幷行於龜銘 四象得路 八卦從令.

氣는 비록 백일하(白日下)에 뚜렷하게 나타나지만 이치는 반드시 현명(玄冥)[3] 한 곳에 의지하고 있어서 현사(賢士)가 마땅히 이를 풀이해야 하는 것이지 어찌 우부(愚夫)들이 감히 헤아릴 수 있으랴. 무릇 그 氣가 인간에게 부여되어 백해(百骸)와 구규(九竅)가 있게 되었고 형체가 병에 걸리는 것은 수없이 많은 사기(邪氣)[4]와 령(靈)[5]이 있어서 이다. 筋骨과 脈絡에는 변화가 무궁하며 생왕휴수(生旺休囚)의 운행은 멈추지 않는다.

---

1) 사상득로(四象得路) : 음양에서 사상으로 분화되어 작동하는 체계가 이루어짐.
2) 팔괘종령(八卦從令) : 사상에서 팔괘로 분화되어 사상의 이치가 팔괘로 나타나게 됨
3) 현명(玄冥) : 깊고 아득함
4) 사기(邪氣) : 외감병을 일으키는 요인
5) 령(靈) : 精神, 感情으로 유발되는 스트레스

氣雖懸於白日 理必憑於玄冥 由賢士之宜講 豈愚夫之敢忖 夫氣賦於人者 有百骸九竅 形着於病者 有千邪萬靈 筋骨脈絡 變化無窮 生旺休囚 運行不停

고인(古人)이 補瀉의 이치를 헤아림에 의의(意義)는 있었으나 이를 설명한 말은 없었다. 이후에 철인(哲人)이 온량지서(溫涼之書)를 저술하여 후대에 전하여 세간에 유행하게 되었다. 황제(黃帝)와 기백(岐伯)이 약석(藥石)[6]의 원리를 문답의 형식으로 썼으며, 화타(華陀)와 편작(扁鵲)은 鍼灸의 전칙(典則 : 법칙)을 후세에 전하였다. 君臣佐使의 원리를 세워 寒熱症을 치료하는데 사용하였고, 補瀉와 迎隨를 사용하여 寒冷症을 고칠 수 있게 되었다. 인체는 天地人 삼재(三才)의 대들보로 만들어졌고, 穴[經穴, 經絡]은 五行의 문정(門庭)[7]이 되니[五行이 드나드는 곳이니 치료하는 법도 經絡을 취하고 五行補瀉로 행해진다], 一身의 虛實을 드러내고[변증하고] 七情의 부침(浮沈)을 살펴야 한다. 醫者意也[8]니(헤아리면) 마음에 반드시 응함이 있을 것이며[정확한 진단], 병자(病者)는 허약한 상태이니 오직 응수(應手)하는 것[진단에 의한 시술]으로 (호전되었다고) 듣게 되는 것이다.

是故古人卜補瀉之理 有其義而無其辭 後哲著溫涼之書 傳於後而行於世. 黃岐試藥石之問答 華扁垂鍼灸之典則. 立君臣佐使 以治寒熱 用補瀉迎隨 可救寒冷. 體作三才之棟樑 穴爲五行之門庭 布一身之虛實 審七情之浮沈. 醫者意也 於心必應 病者虛也 唯手是聆.

寒冷이 上升하는 것은 肺와 腎의 黑白(金水) 때문이고, 風火가 호동(互動)하는 것은 肝과 心의 紅靑(木火)에 의거하며, 濕은 脾原(脾土)에서 장류(長流)하고 熱은 胸膈에서 항선(恒煽)[9]하는 것이다. 膽이 반드시 生하는 것은 小腸이고[木生火], 脾가 가히 産하는 것은 肺經이다[土生金]. 三焦는 전신에 흩어져 있고 膀胱은 두루 감싸고 있어서 氣血을 이끌어 任脈으로 돌아가서 陰陽 二氣가 五行

6) 약석(藥石) : 약과 침
7) 문정(門庭) : 대문이나 중문 안에 있는 뜰
8) 의자의야(醫者意也) : 의사는 잘 헤아려야 한다는 덕목
9) 항선(恒煽) : 항상 부채질함. 불이 일다

과 회합(會合 : 만남)하게 된다.

寒冷上升 由肺腎之黑白 風火互動 自肝心之紅青 濕長流於脾原 熱恒熵於胸膈.
膽必生者小腸 脾可產者肺經. 三焦散居 膀胱咸匿 引氣血歸於任脈
二氣會合五行.

木母補於火子[10]면 心病이 저절로 나을 것이고, 土官瀉於水臣[11]면 腎臟은 반드시 회복될 것이며, 抑西官之金氣[12]면 肝膽은 편안해질 것이고, 洗東將之木賊[13]하면 脾胃는 하령(遐齡)[14]할 것이다. 肝의 위치는 東方이며 腎이 生함을 주고 肺는 克함을 준다[水生木. 金克木]. 心은 남향(南鄕 : 南方)에 거주하며 北에서 克함을 받고 東에서 生함을 준다[水克火. 木生火]. 相生하는 것은 補하고 相克하는 것은 반드시 瀉해야 하니 虛症엔 補[正格]하고 實症엔 瀉[勝格]한다. 이 의술[舍巖針法]로 질병을 치료하면 가히 효과를 볼 수 있다는 것을 믿어야 하며, (어느 치료법이) 좋다는 귀신의 말은 듣지도 말라.

木母補於火子 心病自痊 土官瀉於水臣 腎必回醒 抑西官之金氣 肝膽安逸
洗東將之木賊 脾胃遐齡. 肝位東方 腎受生而肺受克 心居南鄕 北受克而東受生.
相生者可補 相克者必瀉 虛者可補 實者可瀉. 信醫之病可見 好鬼之言莫聽.

舍巖 黃廷學

10) 木母補於火子 : 火인 子, 즉 心經에서 木母(木穴)인 少衝을 補함. 즉 一穴의 대표성으로 心正格을 가리킴. 以下도 같다.
11) 土官瀉於水臣 : 水인 臣, 즉 腎經에서 土官(土穴)인 太谿를 瀉함. 腎正格
12) 抑西官之金氣 : 金氣인 肺經大腸經에서 西官(金穴)인 經渠.商陽을 瀉함. 肝正格. 膽正格
13) 洗東將之木賊 : 木賊인 肝經膽經에서 東將(木穴)인 大敦,臨泣을 瀉함. 脾正格. 胃正格
14) 하령(遐齡) : 오래 삶

서 문 序文

사암침법의 저자인 사암에 대하여는 설들이 있으나 그가 누구인지는 명확하지는 않습니다. 하지만 그의 위대한 업적인 사암침법은 시간이 흐를수록 탁월한 치료효과로 인해 고통 받는 이들에게 광명을 비춰줄 것임이 분명합니다.

사암침법으로 진료를 한 지도 20여년이 지났습니다. 처음에는 운용방법을 몰라서 방황도 하였지만 가끔씩 탁월한 치료효과가 있음으로 그만두지 못하고 계속해서 문헌을 연구하고 원리를 생각하게 되었습니다.

사암침법의 운용에서 경락의 虛實寒熱을 아는 것이 중요하며, 正格과 勝格의 의미를 아는 것도 매우 중요합니다. 특히 운동기 질환의 치료는 經絡을 살펴야 하며 염좌의 부위가 변화가 없고 근육과 인대의 손상이면 虛症에 속하고, 염좌의 부위가 부어 있거나 骨, 神經의 손상이 있으면 實症에 해당됩니다. 따라서 해당 경락에서 虛症이면 正格으로 實症이면 勝格으로 사용하면 치료됩니다. 正格은 허한 상태의 經氣를 보충해주는 형식이며 虛症의 상태에 사용하고, 勝格은 이기는 상태 즉, 經氣를 이기는 형식입니다. 예를 들면 肺勝格은 少府魚際補 尺澤陰谷瀉인데 火穴을 補하여 임계점으로 끌어 올리고 水穴을 瀉하여 임계점으로 끌어 내리면 火旺克金이 일어납니다. 肺經의 經氣인 金氣가 火旺의 克을 당하여 핍박을 당하여 어쩔 수 없이 도피해야 하는 상황이 발생하는데 이로 인해 평상시에 가지 않는 實症處나 深部 또는 숨을 수 있는 어떠한 곳이라도 가서 몸을 숨기듯 숨게 되며 그곳에 유입된 經氣로 치유효과가 나타나게 됩니다. 寒症方과

熱症方은 水火를 조작하여 經氣의 상태를 조절하는 처방입니다. 요즘 갱년기의 증상으로 上熱이 심하여 고통 받는 분들이 있는데 心熱을 낮추는 心熱症方으로 치료하면 탁월한 효능을 얻을 수 있는 것입니다.

일부의 질병에서는 동일한 증상이라도 외부 증후가 있으면 증후를 따라서 치료합니다. 耳下 大腸硬結이 있으면 大腸正格, 曲頷下 硬結이 있으면 肝症候이며, 신장 압통이 있으면 腎正格을 쓰는데 병증이 다르더라도 이들이 치료의 지표가 됩니다. 선생님(지산의 경험례)의 동생과 셋째 아들이 잘못되었는데 대장경결의 치료법을 몰랐을 때 여서 회한이 막급한 적이 있다고 하였습니다. 외부 증후는 진단의 가장 중요한 요소이므로 필히 살펴야 합니다. 그 외 기타의 외부 증후도 있으나 가장 빈번하게 관찰되는 것이 위의 외부 증후입니다.

경락의 유주 방향과 위치는 진단과 직결되는 경우가 많습니다. 經氣가 치료효과를 나타내므로 경기가 흐르는 부위에서 질환의 치료가 이루어집니다. 예를 들면 엄지손가락에 염좌가 있으면 肺經의 질환이며 부었으면 實症이고 그렇지 않으면 虛症입니다. 肺經의 經絡에 신경에 손상이 있어 감각이상이 있으면 實症이며 순환장애이면 虛症입니다. 경락의 유주는 진단에 필수 사항이므로 필히 숙지하여야 합니다.

사암책을 정리하는 것은 하나의 퍼즐을 풀어가는 과정이었습니다. 조그만 실마리를 잡고서 이것이 의미하는 것이 무엇인지를 궁리하고 문헌을 뒤지고 시술을 해보는 어려운 과정이었습니다. 그리하여 하나씩 실마리를 풀어갈 때마다 희열을 느끼고 더욱 심취하여 정진하였습니다. 특히 금오 선생님께는 과거 직접 찾아가 수강을 하였으며 사암침법을 알게 된 계기가 되었고, 월오 선생을 비롯한 鄭昊泳 선생 趙世衡 선생 그리고 그 외 여러 선생님들의 서적을 통해 학문을 전수받게 되어 아주 큰 도움이 되었습니다. 그리고 이런 노력 끝에 한편을 마무리는 하였지만 보충하고 수정해야 할 부분들이 많이 산재해 있습니다. 그런데도 출판을 서두르게 된 것은 후학들에게 조금이나마 도움이 되어 환자를 치료하는데 성과를 높이기를 바라는 마음이며, 또한 사암침법을 배우고자 하는 후학들에게는 부족하지만 하나의 이정표가 될 수 있겠다는 마음이었습니다.

사암침법은 자체가 위대한 학문이며 위대한 유산입니다. 다만 완성되지 않은 상태이므로 이를 체계적으로 정립하고 임상의 자료를 수집하고 학문적으로 더욱 발전시켜야 하는 우리의 책임감이 절실해 집니다.

끝으로 출판을 허락해 주신 도서출판 의성당 김택수 회장님께 깊은 감사를 드립니다.

三寶 崔 文 台

범 례 凡例

| 이 책의 순서는 실용사암침구정전의 순서를 따랐으며 여기에 몇 가지를 첨삭하여 차례를 구성하였습니다.

| 여기에 인용된 서적을 간략하게 [ ]의 표시로 기록하였으며 본 이름은 아래와 같습니다. 그리고 동의보감에서 인용한 부분은 인용서적 그대로 따랐습니다.

실용사암침구정전 [정전]
국문역주사암도인침구요결 [요결]
사암오행침 신연구 [신연구]
월오사암오행침법 [월오]
활투 사암침법 [활투]
교감사암도인침법 [교감]
사암오행침법 [동이]
사암침법 임상강좌 [침법]
허임침구경(허임침구경험방) [허임]
침도원류중마 [침도원류중마]
한의학대사전 [대사전]
경혈MAP [맵]
호열자, 조선을 습격하다 [호열자]

| 본인의 경험례와 의안은 註, 註 라고 표시 하였습니다.

| 치료처방을 수정하면서 추정 이라고 한 것은 감히 결론내리지 못하는 마음에서 이며 적합할 처방으로 기재한 것입니다.

| 원문과 번역문에 오기가 있어서 수정이 필요한 곳은 ( ) 안에 적합할 단어를 삽입하였으며, 수정할 문구가 있는 경우에는 의안을 만들어 수정을 보았습니다.

| 치료방도 중요하지만 경혈을 정확하게 취혈하는 것이 매우 중요합니다. 여기서는 취혈에 대해 설명하지 않았으나 필히 정확하게 취혈해야 효과를 볼 수 있습니다.

목 차 目次

| 총 론 |

| 각 론 |

37장. 입 병(口病) • 374

38장. 후 비(喉痺) • 384

39장. 잇 병(齒病) • 390

40장. 콧 병(鼻病) • 395

41장. 혈 증(血症) • 403

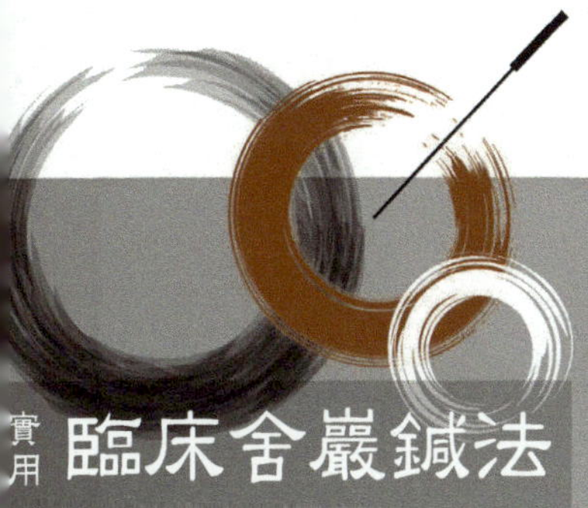

총 론

1장. 사암 정승표正勝標

十二經	正格(허증)		勝格(실증)	
	보(補母)	사(克我者)	보(克我者)	사(克克者)
肺	太白太淵	少府魚際	少府魚際	陰谷尺澤
大腸	三里曲池	陽谷陽谿	陽谷陽谿	通谷二間
胃	陽谷解谿	臨泣陷谷	臨泣陷谷	商陽厲兌
脾	少府大都	大敦隱白	大敦隱白	經渠商丘
心	大敦少衝	陰谷少海	陰谷少海	太白神門
小腸	臨泣後谿	通谷前谷	通谷前谷	三里小海
膀胱	商陽至陰	三里委中	三里委中	臨泣束骨
腎	經渠復溜	太白太谿	太白太谿	大敦湧泉
心包	大敦中衝	陰谷曲澤	陰谷曲澤	太白太陵
三焦	臨泣中渚	通谷液門	通谷液門	三里天井
膽	通谷俠谿	商陽竅陰	商陽竅陰	陽谷陽輔
肝	陰谷曲泉	經渠中封	經渠中封	少府行間

2장. 사암 한열표 寒熱標

十二經	한증의 경우(寒症方) 熱하게 하려면 補火制水		열증의 경우(熱症方) 寒하게 하려면 補水制火	
	補(火)	瀉(水)	補(水)	瀉(火)
肺	少府魚際	陰谷尺澤	陰谷尺澤	少府魚際
大腸	陽谷陽谿	通谷二間	通谷二間	陽谷陽谿
胃	陽谷解谿	通谷內庭	通谷內庭	陽谷解谿
脾	少府大都	陰谷陰陵泉	陰谷陰陵泉	少府大都
心	少府然谷	陰谷少海 ★	陰谷少海	少府然谷
小腸	陽谷崑崙	通谷前谷 ★	通谷前谷	陽谷崑崙
膀胱	陽谷崑崙	通谷前谷 ★	通谷前谷	陽谷崑崙
腎	少府然谷	陰谷少海 ★	陰谷少海	少府然谷
心包	行間勞宮	陰谷曲澤	陰谷曲澤	行間勞宮
三焦	陽輔支溝	通谷液門	通谷液門	支溝陽輔
膽	陽谷陽輔	通谷俠溪	通谷俠溪	陽谷陽輔
肝	少府行間	陰谷曲泉	陰谷曲泉	少府行間

해 설

❶ 열증방에서 침구정전은 補水制火하였고, 요결은 대장경, 심경, 삼초경은 補水制火하였고 나머지는 土不克水하였다. 補水制火란 예를 들면 끓는 냄비가 있다면 여기에 찬물을 부어주고 가스 불을 줄이는 것과 같으며, 土不克水란 水旺하여 찬물을 냄비에 과하게 쏟아 붓는 것과 같아서 혹 너무 과하면 물이 넘치게 되고 가스불은 꺼질 염려가 있는 것이다. 몸의 양기는 보존해야 하는 것이므로 꺼칠 순 없는 것이다. 따라서 침구정전의 방법이 옳으며 다만 경혈 취혈이 적합하지 않아 수정을 하였다. 眼病門에 열증방의 구성을 보면 補水制火한 것이 나온다. 眼病의 雀目치료에 肝熱症方의 치료법이 기재되어 있다.

❷ 대장경의 陽谿는 요결에서 解谿이나 대장경의 혈을 취하지 않는 것은 誤記로 보인다.

❸ 심포경의 行間은 요결에서 少府이다. 勞宮이 手厥陰心包火火穴이므로 배합혈은 족궐음간의 火穴인 行間이어야 한다. 火火穴에 心經少府火火穴을 배합하는 것은 과열하여 폐해가 우려됨으로 사용하지 않을 것이다.

❹ 심포경의 陰谷은 요결에서 少海이다. 曲澤(心包相火水)의 배합혈은 水水穴인 陰谷이 되어야 할 것이다.

❺ 삼초경에서 陽輔는 요결에는 崑崙(膀胱水火)으로 되어 있다. 그러나 支溝(手少陽三焦火火)의 배합혈은 족소양경의 火穴인 陽輔가 배합되어야 한다.

참 고 ★는 한열표 내에서 혈의 구성이 동일한 것이다.

3장. 침구정전과 침구요결의 처방혈 비교

十二經	침구정전		침구요결	
	열격(한증)		한증의 경우	
	補	瀉	補	瀉
肺	大都魚際	少海尺澤	少府魚際	陰谷尺澤
大腸	解谿陽谷	前谷二間	陽谷解谿	通谷二間
胃	陽谷解谿	俠谿內庭	陽谷解谿	通谷內庭
脾	少府大都	曲泉陰陵泉	少府大都	陰谷陰陵泉
心	行間少府	陰谷少海	少府然谷	陰谷少海
小腸	陽谷陽輔	通谷前谷	陽谷崑崙	通谷前谷
膀胱	陽谿崑崙	內庭通谷	陽谷崑崙	通谷前谷
腎	魚際然谷	陰陵泉陰谷	少府魚際	陰谷少海
心包	行間勞宮	陰谷曲澤	少府勞宮	少海曲澤
三焦	陽輔支溝	通谷液門	崑崙支溝	通谷液門
膽	崑崙陽輔	二間俠谿	陽谷陽輔	通谷俠谿
肝	然谷行間	尺澤曲泉	少府行間	陰谷曲泉

十二經	침구정전		침구요결	
	한격(열증)		열증의 경우	
	補	瀉	補	瀉
肺	少海尺澤	然谷魚際	陰谷尺澤	太白太淵
大腸	前谷二間	崑崙陽谿	通谷二間	陽谷陽谿
胃	俠谿內庭	陽谿解谿	通谷內庭	委中三里
脾	曲泉陰陵泉	魚際大都	陰谷陰陵泉	太白太谿
心	陰谷少海	大都少府	陰谷少海	少府然谷
小腸	通谷前谷	解谿陽谷	通谷前谷	三里小海
膀胱	內庭通谷	陽輔崑崙	通谷前谷	三里委中
腎	陰陵泉陰谷	行間然谷	陰谷少海	太白太谿
心包	陰谷曲澤	大都勞宮	少海曲澤	太白大陵
三焦	通谷液門	解谿支溝	通谷液門	崑崙支溝
膽	二間俠溪	陽谷陽輔	通谷俠谿	委中陽陵泉
肝	尺澤曲泉	少府行間	陰谷曲泉	太白太衝

4장. 정격正格 승격勝格의 이해

태극에서 음양으로 분화되고 다시 음양이 사상과 오행으로 분화되는데 五行은 기의 작용을 하는 것으로 木火土金水의 5가지 요소로 구성되어 있다. 이 5가지 요소는 서로 다른 특성을 가지고 있으며 그들 상호간에는 서로 억제하고 소승(所乘)하는 관계가 있다고 보았으며 이에 기초하여 오행설의 상생(相生), 상극(相克), 상승(相乘), 상모(相侮)의 이론을 만들어 인체의 생리적 기능과 병리적 과정을 설명한다.

| 상생(相生) : 사물 상호 관계에서 한 사물이 다른 사물을 발생시키고 조장시키는 관계를 말한다. 상생 관계를 모자 관계로 설명하여 나를 낳아준 어머니 격에 해당하는 것을 생아자(生我者), 내가 낳은 아들 격에 해당한 것을 아생자(我生者)라 한다.

㉑ 木生火 火生土 土生金 金生水 水生木

| 상극(相克) : 사물 상호 관계에서 한 사물이 다른 사물을 제약하고 억제하는 관계를 말한다. 상극 관계에서 나를 제약하는 것을 극아자(克我者) 또는 소불승(所不勝)이라 하고, 내가 제약하는 것을 아극자(我克者) 또는 소승(所勝)이라 한다.

㉑ 木克土 土克水 水克火 火克金 金克木

| 상승(上乘) : 상극 관계에서 한 사물이 다른 한 사물을 정상보다 더 심하게 제약하고 억제하는 관계를 말한다. 예를 들면 木克土의 관계에서 木이 지나치게 勝하면 정상보다 더 심하게 土를 제약하거나 억제한다고 본다.

| 상모(相侮) : 상극 관계에서 제약을 받던 사물이 반대로 제약을 하던 사물을 제약하고 억제하는 관계를 말한다. 예를 들면 金克木의 관계에서 金이 지나치게 쇠약하면 木이 도리어 金을 제약한다고 본다. 이것은 金不克木하여 木旺하여 克土하니 土不生金한 결과 金이 더욱 약해지는 것이다.

사암침법은 이러한 이론적 바탕위에서 만들어 진 것으로 상승과 상모는 일시적인 제약관계이므로 제외하고 주된 작용을 하는 상생과 상승의 작용을 활용한 것이다. 그런데 오행의 상생과 상극은 늘 일어나는 것이 아니라 일정한 조건에서만 이루어진다. 즉 어느 적당한 임계점까지 에너지가 증폭되었을 때에 상생이나 상극의 반응이 일어나는 것이다.

正格에서 예를 들면 肺正格은 太白太淵補 少府魚際瀉하는데 自經의 太淵補는 土土[15]의 太白補를 얻어야만 에너지가 급속히 증폭되어 土生金하며, 自經의 魚際瀉는 火火[16]의 少府瀉를 얻어야만 에너지가 급속히 감축되어 火不克金이 이루어져서, 이 둘의 결합으로 肺金을 補하는 正格의 힘이 완벽하게 발휘되는 것이다. 內經에서 虛則補其母라고 한 것은 肺經에서 補土(補其母)生金으로 補肺되는 것을 말한 것이다. 土土나 火火같은 에너지원과 결부되지 않는 다면 결코 임계점까지 이르지 못하며 경락에서 화학반응은 일어나지 않는다. 肺正格으로 肺經의 經氣는 自經의 金氣로 가득 채워져서 肺經에 기혈이 공급되고 자양되어 폐경의 순환이 촉진된다. 즉 正格이란 自經의 기운이 흐르는 곳에 自經과 같은 기운을 보충시켜주는 방식(모드)이다. 따라서 自經의 허증과 自經의 경락의 손상을 치료하는 것이다.

勝格에서 예를 들면 肺勝格은 少府魚際補 尺澤陰谷瀉인데 自經의 魚際補는 火火의 少府補를 얻어서 火氣의 에너지가 증폭되고, 自經의 尺澤瀉가 水水[17]의 陰谷瀉를 얻어 에너지가 급속히 감축되어 水不克火가 되어서, 이 둘의 결합으로 火氣의 에너지가 극도에 도달하여 火生土를 하는 것이 아니라 火旺克金 하게 된

15) 토토(土土) : 脾土經의 土穴. 가장 강한 土穴이다. 陽經은 陽土를 취한다.
16) 화화(火火) : 心火經의 火穴. 가장 강한 火穴이다.
17) 수수(水水) : 腎水經의 水穴

다. 內經에서 實則瀉其子라고 한 것은 肺經에서 瀉水(瀉其子)克金을 말한 것이다. 여기서도 火火나 水水의 에너지원과 결부되어야만 경락에서 화학반응이 일어나는 것이다. 폐의 經氣는 金氣인데 肺勝格으로 火氣를 주입하면 火克金이 일어나 經氣내에 흐르던 金氣는 순식간에 火氣의 핍박을 받게 되어 도망가는 형국이 된다. 經氣는 평소에는 서서히 운행을 하지만, 이런 급박한 비상상태가 되면 오로지 살기위해 도주하듯 평소 가지 않던 곳으로 쏜살같이 은닉하게 된다. 즉 숨을 수 있는 곳이라면 어디든 찾아가 숨게 되는데 경락의 深部로 가서 神經이나 골·관절로 가거나, 표층이라도 결절(강그리온)이 있으면 거기에 숨는다. 그리고 邪氣가 實하여 그곳으로 갈 엄두를 못 내던 곳에 승격의 기운이 오면 상황이 바뀌어서 사기가 실한 곳으로도 正氣가 유입되게 되는 것이다. 勝格의 經氣가 유입되면 이곳에 정기가 도입되어 치료효과가 나타나게 된다. 그래서 이름을 勝格, 즉 이기는 모드라고 한 것이다. 정격은 허증에 쓰며 승격은 실증에 쓴다고 하였다. 실증의 의미는 보통 邪氣實을 말하며 허증과 반대되는 것이지만, 승격의 치료증은 사기실을 포함하여 골, 관절, 신경 등의 증상을 치료하는 것인데 이를 실증으로 표현한 것이다.

寒症方에서 예를 들면 肺寒症方은 少府魚際補 尺澤陰谷瀉인데 自經의 魚際補는 火火의 少府補를 얻고 自經의 尺澤瀉는 水水의 陰谷瀉를 얻어서 補火制水하여 寒症을 치료한다. 寒症方에 사암선생은 열격이라고 하였으나 이름하고 한열이 매치가 되지 않아서 본인이 寒症方이라 하였다. 寒症方은 자주 쓰이는 처방은 아니며 寒症이 심한 경우에 드물게 쓰인다.

熱症方에서 예를 들면 肺熱症方은 陰谷尺澤補 少府魚際瀉인데 自經의 尺澤補는 水水의 陰谷補를 얻고 自經의 魚際瀉는 火火의 少府瀉를 얻어서 補水制火하여 熱症을 치료한다. 熱症方도 자주 쓰이는 처방이 아니며 熱症이 심한 경우에 드물게 쓰인다.

5장. 경락변증 經絡辨證

경락변증이란 경맥의 장애로 나타나는 증상들을 종합 분석하여 어느 경맥의 병증인가를 가려내는 것이다. 경맥의 병 증후에 의한 변증 방법과 경맥 순행 부위에 의한 변증 방법이 있다. 예를 들면 눈이 아프고 목덜미가 뻣뻣하며 허리가 끊어지는 것 같이 아프고 고관절 슬관절 비장근 부위가 아픈 것은 족태양방광경의 순행부위에 나타난 증상이므로 족태양방광경의 병증으로 보는 것 등이다. [대사전]

경락변증은 환자의 병리표현을 분석하여 어느 경의 병리변화인가를 판단하는 일종의 진단방법이다. 외사가 인체를 침범하면 경락의 기가 실조되어 체표를 보위하는 기능이 소실되므로 병사는 경락을 통하여 점차적으로 장부에 전이되며, 반대로 내장에 병리변화가 발생하면 역시 경락을 통하여 체표에 반영된다. 때문에 환자 체표의 어느 한부위에 나타나는 통증 등 증상에 근거하여 어느 경(經), 어느 장(臟), 어느 부(腑)의 병리변화인가를 명확하게 판단할 수 있다. [동이]

註 경락은 몸안에서 기혈이 순환하는 통로이다. 온 몸에 기혈을 공급하여 몸을 자양하며 하나의 통일체로 연결해주는 기능을 수행한다. 경락은 실선으로 표시되어 있으나 경락의 범주는 넓어서 인접하는 경락과 경계선을 그어 구분된 영역을 가지고 있다. 즉 인체의 외부는 12개의 경락의 영역으로 분할되어 있으며, 이 영역은 해당 경기(經氣)가 통괄하여 관리하고 있는 것이다. 경락변증은 사암침법에서 중요한 진단법이다. 질병은 하나지만 경락에 따라서 치료법이 다르게 적용되는 것이다. 예를 들면 손가락 염좌라도 엄지손가락은

폐정격, 식지는 대장정격, 장지는 심포정격, 약지는 삼초정격, 새끼손가락의 내측은 심정격 외측은 소장정격으로 치료해야 효험이 있으며, 골상인 경우와 신경손상이 있는 경우에는 승격으로 치료해야 한다. 경맥 속을 돌아가는 기를 경기(經氣)라고 하는데 여기에 영양물질을 함유하고 경락을 유주하여 경락의 손상을 치유하고 유지하는 것이다

1. 수태음폐경 手太陰肺經

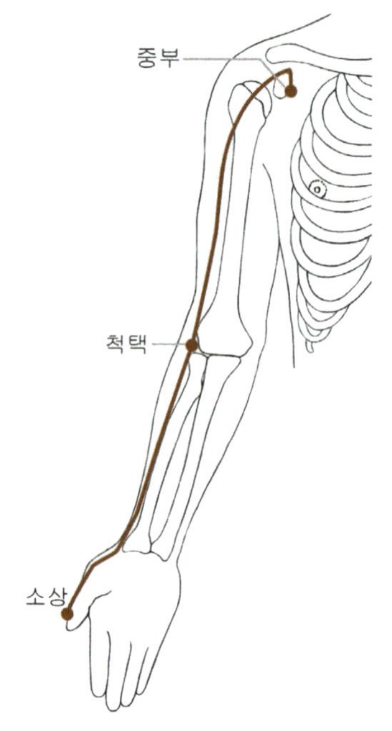

수태음폐경은 중초에서 시작하여 아래로 내려가 대장에 속하고 다시 돌아와서 분문부(噴門部)를 돌아 횡경막을 지나 폐에 속한 다음 기관을 따라 올라가 뒷머리로 간다. 뒷머리에서 가로 내려 겨드랑이를 지나 팔 안쪽의 앞쪽 아랫부분을 걸쳐 주관절 부위에서 상완이두근의 바깥쪽 → 팔뚝안쪽의 앞쪽아랫부분 → 요골동맥의 측지부 → 손모지구 등을 차례로 지나 엄지손가락 요골쪽 끝에 가서 끝난다. 한 가지는 손목에서 갈라져 둘째손가락에 가서 대장경에 연계된다.

수태음폐경에 병이 생기면 가슴이 부풀어 오르는 감, 기침, 천식, 쇄골상와(鎖骨上窩), 어깨와 등, 팔 안쪽의 앞쪽 아랫부분 등 경맥순행부위의 통증, 손바닥 열감 등이 나타난다. 기(氣)가 실하면 감기 증상과 함께 땀을 흘리고 소변을 자주 누며 하품을 한다. 기가 허하면 어깨와 등이 아프면서 차고 숨을 짧게 쉬며 소변색이 누렇다.

| 수태음별락(手太陰別絡)은 열결(列缺)혈에서 갈라져 나온다. 수태음별락에 병이 생기면 실증 때는 요골 경상돌기 부위와 손바닥에 열이 있고, 허증 때는 하품을 하며 소변을 자주 눈다. 수태음별락의 병은 낙혈(絡穴)인 열결혈로 치료한다.

| 수태음경근(手太陰經筋)에 병이 생기면 경근이 지나간 부위가 켕기고 경련이 일며 아프다. 심하면 식분증이 생기고 옆구리가 오그라들며 피를 게운다.

| 가슴이 답답하고 그득하며, 기침과 천식이 생기고, 결분부위가 아프고, 견배부위도 아프며, 숨이 차고, 한열증과 자한이 발생, 팔꿈치와 팔의 앞부분이 아프다. [동이]

| 그 유주에 따라 폐경의 경혈은 호흡기계, 상지 앞면 요측의 지각과 운동장애를 치료하는데 쓰인다. [맵]

2. 수양명대장경 手陽明大腸經

수양명대장경은 둘째손가락 요골쪽 끝에서 시작하여 둘째손가락의 안쪽 제 1, 2 장골사이 → 완관절의 장모지신근건과 단모지신근건 사이 → 팔 바깥쪽 앞쪽 아랫부분 → 주관절의 바깥쪽 → 상박 바깥쪽 앞쪽 아랫부분 등을 차례로 지나 어깨로 간다. 어깨에서 독맥의 대추혈에 갔다가 다시 돌아와 쇄골상와로 가서 두 가지로 갈라진다. 한 가지는 얼목과 뺨을 지나 아랫이틀에 들어갔다가 돌아 나와서 입술을 돌고 수구(水溝)혈에서 좌우의 수양명대장경이 엇바뀌어 콧방울 옆에 가서 끝난다. 다른 가지는 쇄골상와를 지나 폐에 락(絡)하고 횡격막을 지나 대장에 속한다.

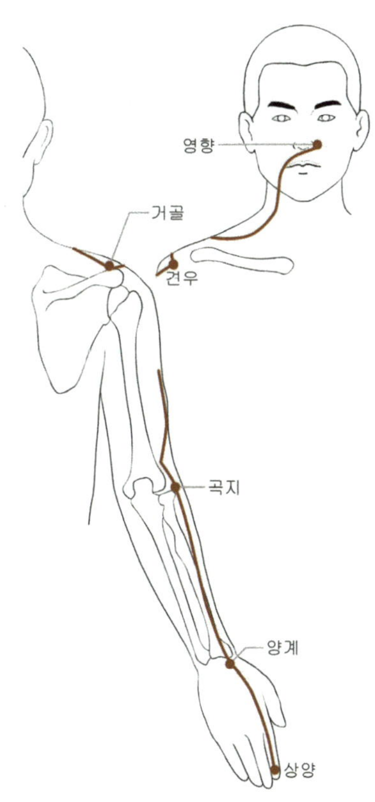

수양명대장경에 병이 생기면 이가 쑤시고 편도가 붓고 아프며 콧물, 코피, 구강건조 등과 어깨와 팔이 아픈 증세, 둘째손가락을 쓰지 못하는 등의 증상이 있다. 기가 실하면 경

맥이 지나가는 부위에서 열이 나고 아프며, 기가 허하면 춥고 떨린다.

- 수양명별락은 편력(偏歷)혈에서 갈라져 나온다. 수양명별락에 병이 생기면 실증 때는 이가 삭고 귀가 멀게 되며, 허증 때는 이빨이 시리고 가슴 속이 아프다. 수양명별락의 병은 낙혈인 편력혈로 치료한다.
- 수양명경근에 병이 생기면 경근이 지나간 부위가 켕기고 아프며 전근이 생기고 어깨를 들지 못하며 목을 돌리지 못한다.
- 치통, 목덜미 부스럼, 목안이 붓고 아프며, 콧속에 군살이 생기고, 어깨 앞쪽과 팔꿈치 통, 엄지손가락과 집게손가락이 아프거나 기능장애가 생긴다. [동이]
- 그 유주에 따라 얼굴, 코, 치아나 인후의 질환, 피부병, 요골신경의 지각과 운동장애의 치료에 쓰인다. [맵]

3. 족양명위경 足陽明胃經

족양명위경은 콧방울의 양쪽에서 수양명대장경으로부터 이어받고 콧마루에 올라가 좌우의 족양명위경이 엇바뀐 다음 족태양방광경의 정명(睛明)혈을 지나 코의 양 옆으로 내려와 윗이틀 속에 들어갔다가 나와서 입술을 돌아 임맥의 승장(承漿)혈에서 엇바뀌고 대영(大迎), 협거(頰車)혈과 귀 앞을 지나 이마로 간다. 한 가지는 대영혈에서부터 내려와 인영(人迎)혈과 기관의 옆을 지나 쇄골상와와 횡격막을 지나 위(胃)에 속하고 비(脾)에 연계한다. 위에서 한 가지가 갈라져 나와 뱃속을 지나 아랫배에 있는 기충(氣衝)혈로 간다. 곧바로 가는 가지는 쇄골상와에서 중쇄골선을 따라 내려가다가 배에 가서 앞정중선의 2치 옆을 지나 기충혈에 가서 먼저 가지와 합친 다음 넓적다리의 앞 → 슬개골의 바깥쪽 → 경골(脛骨)의 앞기슭 바깥쪽 → 발등을 지나 둘째발가락에 가서 끝난다. 한 가지는 무릎 아래 3치 되는 곳에서 갈라져서 셋째발가락에 가고 또 한 가지는 발등에서 갈라져 엄지발가락에 가서 비경(脾經)에 연계된다. 족양명위경은 위(胃), 비(脾), 눈, 코, 입, 윗이틀, 하악관절, 이마, 목구멍, 젖가슴, 다리 앞기슭, 첫째 ·

둘째 · 셋째발가락과 연계된다.

족양명위경에 병이 생기면 높은 열, 학질, 땀흘리기, 의식장애, 헛소리, 광증, 목통(目痛), 비출혈(鼻出血), 입술포행진, 후두통(喉頭痛), 유방통, 무릎 · 다리 앞이 아프고 열이 나거나 차다. 헛배가 부르고 배 끓는 소리가 나며 부종이 생긴다. 소화가 빨리 되고 이내 배고프며 하품과 기지개를 한다. 족양명위경의 혈들은 경맥의 병증후와 비, 위, 눈, 코, 입, 목구멍, 이빨, 다리 앞면의 병치료에 흔히 쓰인다.

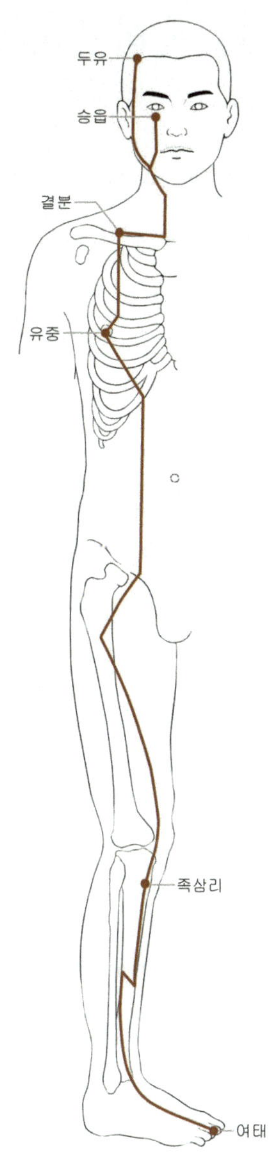

| 족양명별락은 풍륭(豊隆)혈에서 갈라져 나온다. 족양명별락에 병이 생겨서 기가 거슬러 올라가면 후비(喉痺)가 되어 갑자기 말을 못하게 된다. 실증 때는 전광(癲狂) 증상이 있고, 허증 때는 다리가 여위고 굽히지 못하는 증상이 있다. 족양명별락에 생긴 병은 풍륭혈로 치료한다.

| 족양명경근에 병이 생기면 가운데 발가락이 오그라들고 비장근경련, 넓적다리앞[伏兎] 기슭의 경련 및 종창, 산증, 복부 경련, 쇄골상와로부터 뺨까지 켕기는 증상이 있다. 또한 갑자기 입이 찌그러지고 눈을 감지 못한다. 열증에 속하는 것은 근(筋)이 이완되고 눈을 뜨지 못한다. 뺨의 근에 한(寒)이 있으면 뺨이 졸아들고 입이 찌그러지고 열(熱)이 있으면 근이 이완되어 수축하지 못하고 안면 신경마비가 생긴다.

| 신체의 앞부분의 발열과 코피, 코 부위가 은은하게 아프고, 치통, 목이 붓고 아프고, 서혜부와 하지의 전외측(前外側), 족배부(足背部) 및 둘째와 셋째발가락이 아프거나 운동장애가 생긴다. [동이]

| 그 유주에 따라 얼굴(코, 치아)이나 인후질환, 하지 앞면 바깥쪽의 지각과 운동장애, 위장 등의 소화기계 질환의 치료에 쓰인다. [맵]

4. 족태음비경 足太陰脾經

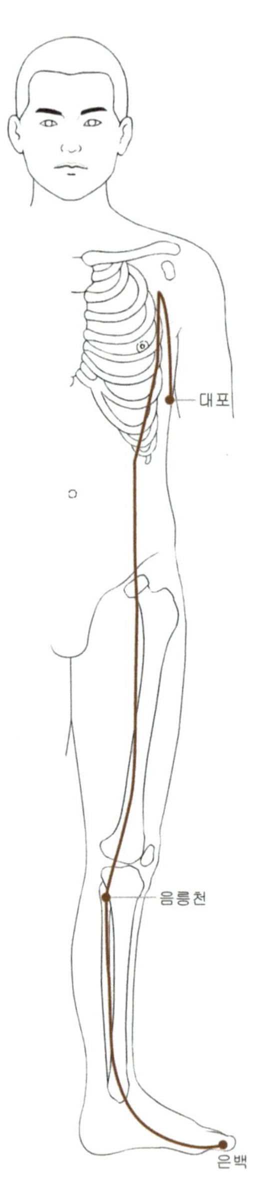

족태음비경은 엄지발가락 끝에서 시작하여 발안쪽의 발등과 발바닥 피부의 경계 틈과 제1척골(蹠骨) 안쪽 아랫기슭을 지나 내과(內踝)의 앞기슭, 경골(脛骨) 안쪽 기슭을 지나서 내과로부터 8치 위에서 족궐음간경과 엇바뀐 다음 넓적다리 안쪽 앞기슭을 지나 뱃속으로 들어가서 위(胃)에 연계되고 비(脾)에 속하며 위에서 한 가지가 갈라져서 횡격막을 지나 심장에 연계된다. 기본 줄기는 횡격막을 지나 목구멍을 끼고 올라가서 설근에 연계된다. 족태음비경은 비(脾), 심(心), 위(胃), 목구멍, 혀 등과 연계된다.

족태음비경에 병이 생기면 명치끝이 아픈 증세, 설사, 소화 장애, 복명, 메스꺼움, 식욕부진, 복부팽만, 황달 등 소화기 계통의 병증과 두통, 머리 무거운 감, 전신 피로, 혀의 운동장애, 팔다리 근육위축, 다리 안쪽이 찬 감, 소변이 나오지 않는 것, 부종 등 증상이 나타나게 된다. 족태음비경의 혈들은 소화기 계통의 병, 수분대사장애, 비뇨생식기병에 흔히 쓰인다.

| 족태음별락은 공손(公孫)혈에서 갈라져 나온다. 족태음별락에 병이 생기면 실증 때는 토하고 설사하며 뱃속이 칼로 베는 듯한 통증이 있고, 허증 때는 헛배가 부른다. 족태음별락의 병증은 공손혈로 치료한다.

| 족태음경근에 병이 생기면 엄지발가락이 오그라들고 내과(內踝)가 아프며, 근육이 꼬이고 아프며, 무릎 안쪽이 아프고 넓적다리 안쪽이 켕기고 아프며, 외생식기가 졸아들고 아프며 배꼽까지 켕기고 아프다.

| 혀가 뻣뻣해지고 아프고 먹으면 즉시 토하고, 위완부 동통과 배가 붓고, 소화되지 못하고 트림과 방귀가 생기고, 몸이 무직하게 아프고, 넓적다리와 무릎의

안쪽 면이 붓거나 엄지발가락의 기능장애가 생긴다. [동이]

| 그 유주에 따라 하지 안쪽의 지각과 운동장애, 소화기계, 영양흡수불량이나 만성 피로의 개선, 부인과 질환의 치료에 쓰인다. [맵]

5. 수소음심경 手少陰心經

수소음심경은 심계(心系)에서 시작하여 심장에 속한다. 한 가지는 횡격막을 지나 소장에 가서 락(絡)한다. 또 한 가지는 심계로부터 시작하여 위로 올라가 눈 뒤의 혈관신경묶음[目系]에 간다. 기본 가지는 심계로부터 폐로 올라갔다가 가로 내려와 겨드랑이를 지나 팔 안쪽 뒤쪽 아랫부분과 손바닥의 제4, 5장골(掌骨)사이를 지나 새끼손가락 끝으로 가서 소장경에 연계된다.

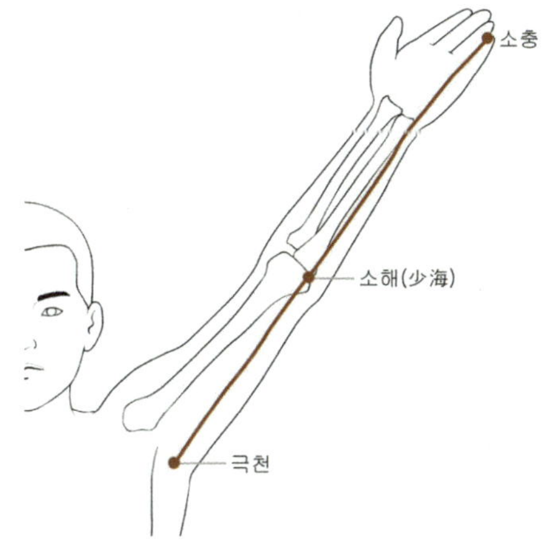

수소음심경에 병이 생기면 목이 마르고 물이 당기며 가슴이 아프고 눈이 노랗게 되며 옆구리가 켕기고 아프며 팔 안쪽 뒤쪽 아랫부분을 따라 찬감이 나고 아프다. 손바닥에 열감이 나면서 아프다.

| 수소음별락은 통리(通里)혈에서 갈라져 나온다. 수소음별락에 병이 생기면 실증 때는 가슴 속이 뻐근한 감이 있고, 허증 때는 말을 하지 못하는 증상이 나타난다. 수소음별락의 병은 낙혈인 통리혈로 치료한다.

| 수소음경근에 병이 생기면 위장이 뒤틀리는 감이 있고 명치 밑에 적취가 생기는데 이것을 복량이라고 한다. 경근이 지나가는 부위가 오그라들고 통증이 있다.

| 목이 마르고, 물을 마시려 하며, 심장 부위와 옆구리 및 상지의 뒤 안쪽 변두리가 아프고, 체내에 허열이 심하여 손바닥에 열이 난다. [동이]

| 그 유주에 따라 심장과 순환기계, 뇌의 정신의식장애, 상지 앞면 척측의 지각과 운동장애의 치료에 쓰인다. [맵]

6. 수태양소장경 手太陽小腸經

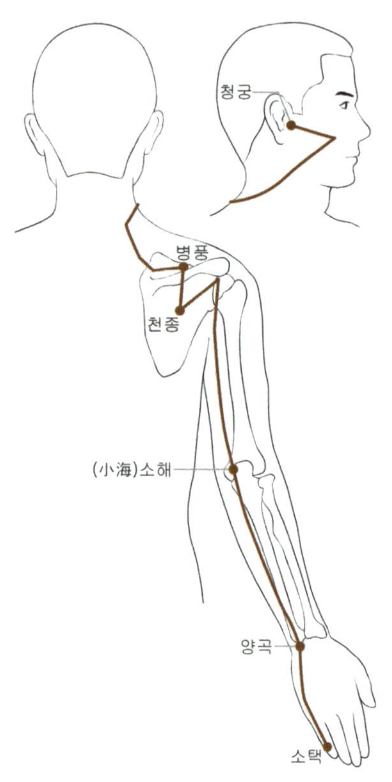

수태양소장경은 새끼손가락에서 시작하여 손위 뒤쪽 아랫부분을 지나 손목으로 가서 척골의 경상돌기를 결쳐 팔뚝 바깥쪽 뒤쪽 아랫부분 → 주관절부위의 척골신경구 → 상박 바깥쪽 뒤쪽 아랫부분 등을 지나 견갑골을 돌고 대추(大椎)혈에 가서 엇바뀐 다음 쇄골상와로 간다. 쇄골상와에서 한 가지가 가슴속으로 들어가 심(心)에 연계되고 횡격막을 지나 소장에 속한다. 쇄골상와에서 갈라진 다른 가지는 목과 뺨을 지나 눈초리에 갔다가 귓속으로 들어간다. 뺨에서 한 가지가 갈라져 눈초리에 갔다가 관골(顴骨)부위로 내려온다. 눈구석에서 방광경에 연계된다.

수태양소장경에 병이 생기면 목구멍이 아프고 턱 아래가 붓고 아프며 목을 돌리지 못한다. 어깨가 빠지는 듯하고 팔이 부러지는 것 같으며 팔 바깥쪽 뒤쪽 아래부분을 따라 아프고 귀가 메며 눈이 노랗게 된다.

| 수태양별락은 지정(支正)혈에서 갈라져 나온다. 수태양별락에 병이 생기면 실증 때는 관절이 이완되고 주관절을 쓰지 못하며, 허증 때는 피부에 사마귀가 생긴다. 수태양별락의 병은 낙혈인 지정혈로 치료한다.

| 수태양경근에 병이 생기면 새끼손가락이 오그라들고 아프며 주관절 안쪽의 도

드라진 뼈[상박골 내상과]의 뒤가 아프고 상박 안쪽으로부터 겨드랑이 아래와 뒤가 아프며 어깨 부위로부터 목까지 켕기고 아프다. 귀에서 소리가 나고 아프며 턱까지 켕기고 시력이 낮아진다.

| 목구멍이 아프고, 뺨이 붓고, 머리를 뒤로 돌리지 못하며, 목 어깨 팔꿈치 및 팔 뒤쪽 변두리가 아프며 기능장애가 나타난다. [동이]

| 그 유주에 따라 얼굴과 귀나 인후질환, 상지 뒷면 척측의 지각과 운동장애의 치료에 쓰인다. [맵]

7. 족태양방광경 足太陽膀胱經

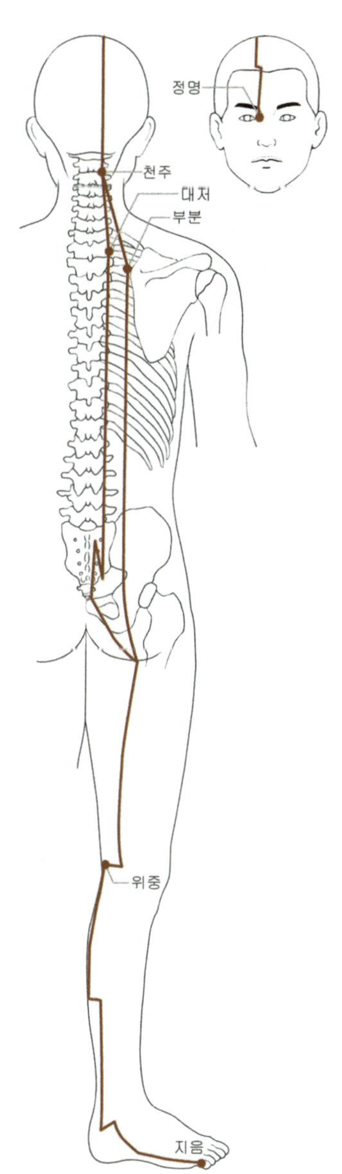

족태양방광경은 눈구석에서 시작하여 이마로 올라가 정수리에 가서 한 가지가 갈라져 백회(百會)혈에서 엇바뀌고 귀로 간다. 곧추 가는 가지는 뇌에 가서 연계되고 독맥의 뇌호(腦戶)혈에서 나와 목덜미를 지나 대추(大椎), 도도(陶道)혈에서 엇바뀌며 척추 양 옆을 지나 허리 → 엉덩이 → 다리의 뒷면을 지나 오금으로 간다. 허리에서 한 가지가 갈라져 신장에 락(絡)하고 방광에 속한다. 목덜미[天柱穴]에서 한 가지(방광경 2측선)가 갈라져 견갑골의 척추연 안쪽을 지나 엉덩이와 넓적다리 뒷면을 지나 오금에 가서 먼저 가지와 합친 다음 장딴지 → 외과(外踝)의 뒤 → 제5척골(跖骨)의 바깥쪽을 지나 새끼발가락에 가서 끝나며 족소음신경에 연계된다. 족태양방광경은 신, 방광, 뇌, 눈, 귀, 목덜미, 척추, 엉덩이, 나리 뒷면, 새끼발가락 등과 연계되었다.

족태양방광경에 병이 생기면 눈과 머리가 아픈

증, 요통, 고관절 슬관절 및 장딴지 아픔, 치질, 학질, 전광증, 콧물, 코피, 새끼발가락을 쓰지 못하는 등 증상이 나타난다.

| 족태양별락은 비양(飛揚)혈에서 갈라져 나온다. 족태양별락에 생긴 병이 실증이면 코막힘, 두통 등의 아픈 증세가 있고, 허증이면 콧물 코피가 나온다. 족태양별락의 병증은 비양혈로 치료한다.

| 족태양경근에 병이 생기면 새끼발가락이 오그라들고 발뒤꿈치가 붓고 아프며 관절이 오그라들며 후궁반장(後弓反張), 항부강직, 겨드랑이 부위의 경련, 팔을 들지 못하는 것, 쇄골상와 통증, 좌우로 몸을 돌리지 못하는 등 병증이 생긴다.

| 한열이 생기고 코가 막히고 머리가 아프고 눈이 빠지는 것 같고 목부위, 등부위, 허리부위와 장딴지 발뒤축 발 등 부위가 아프고 기능장애가 나타난다. [동이]

| 그 유주에 따라 눈, 뒷머리, 배근(背筋), 허리의 질환, 좌골신경통, 하지굴근(下肢屈筋)의 지각과 운동장애, 비뇨생식기계 질환의 치료에 쓰인다. [맵]

8. 족소음신경 足少陰腎經

족소음신경은 새끼발가락에서 시작하여 발바닥 중심을 걸쳐 주상골(舟狀骨)의 아래를 지나 내과(內踝)의 뒷다리 안쪽 뒷기슭을 차례로 지나 오금에 나와 두 건(반막양근건과 반건양근건) 사이와 넓적다리 안쪽 뒷기슭을 지나 척추 속으로 들어갔다가 신장에 가서 연계되고 더 내려가서 방광에 연계된다. 곧추 가는 가지는 신에서 나와 간 → 횡격막 → 폐 → 목구멍을 지나 설근(舌根)으로 간다. 폐를 지날 때 한 가지가 갈라져 심포에 가서 수궐음심포경에 연계된다. 주로 신, 방광, 간, 폐, 심포, 척추, 외생식기, 목구멍, 설근, 다리안쪽, 발바닥 등과 연계되어 있다.

족소음신경이 병이 생기면 가래에 피가 섞이고 목에서 소리가 나며 숨이 차고 불안해하며[천식] 가슴이 뛰고 무서운 감이 나며 가슴이 아픈 등 폐나 심질환

증상과 입안이 헐고 목안이 마르며 목구멍이 붓고 아프며 가슴이 답답하고 번열이 나며 발바닥 열감, 황달, 척추 통증, 다리가 여위고 찬감, 기면증(嗜眠症) 등 신・간・척추 등 경락이 연결된 장부의 여러 가지 병증이 나타난다. 족소음신경의 혈들은 신허 증상과 폐, 심, 간 및 비뇨 생식기의 병에 주로 쓰인다.

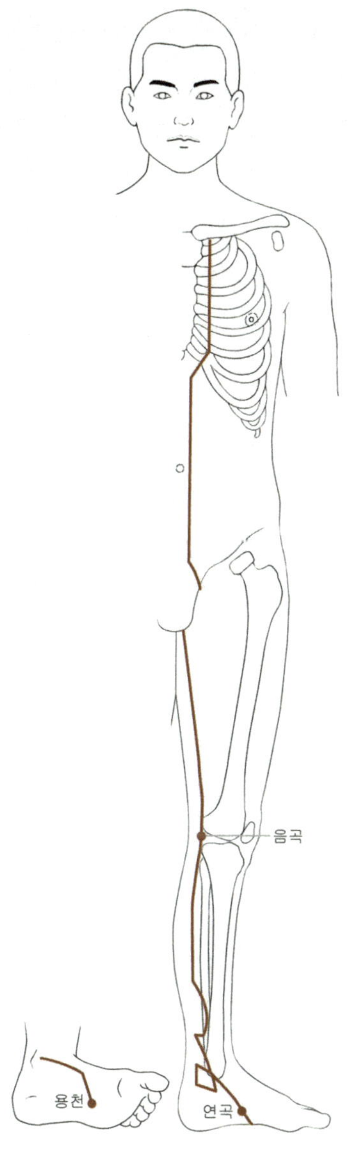

| 족소음별락은 대종(大鐘)혈에서 갈라져 나온다. 족소음별락에 생긴 병이 실증 때는 가슴이 번거롭고 답답하며 소변이 나오지 않고, 허증 때는 요통이 있다. 족소음별락의 병은 대종혈로 치료한다.

| 족소음경근에 병이 생기면 경근이 지나가는 부위가 다 아프고 경련이 인다. 이 부위에 병이 생기면 주로 간증(䵟黵), 계종(瘈瘲), 경풍(驚風)이 생기고, 병이 겉에 있으면 머리를 숙이지 못하고, 병이 속에 있으면 머리를 쳐들지 못한다.

| 면색이 어둡고 광택이 없으며, 나른해 누워있기를 즐기고, 숨이 차고 심장이 답답하고, 입과 혀가 마르고 목구멍이 붓고 발바닥이 열이 나고, 각혈이 있고 배부와 넓적다리 안쪽

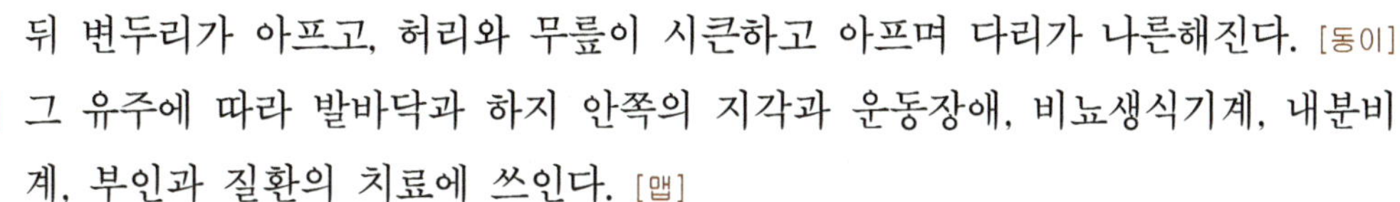

뒤 변두리가 아프고, 허리와 무릎이 시큰하고 아프며 다리가 나른해진다. [동이]

| 그 유주에 따라 발바닥과 하지 안쪽의 지각과 운동장애, 비뇨생식기계, 내분비계, 부인과 질환의 치료에 쓰인다. [맵]

9. 수궐음심포경 手厥陰心包經

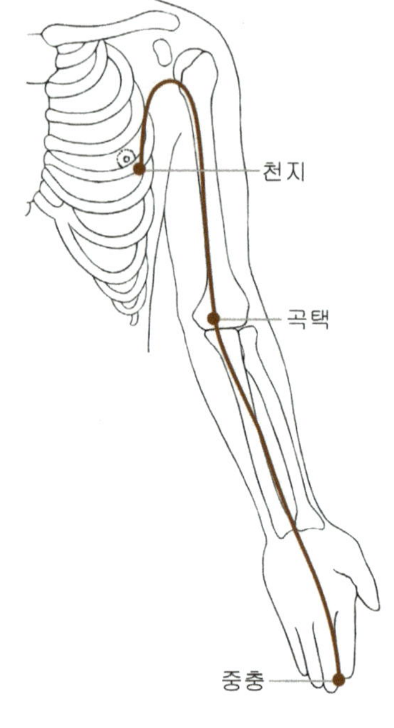

수궐음심포경은 가슴 속에서 시작하여 심포에 속하고 횡격막을 지나 내려가 삼초(三焦)에 속한다. 한 가지가 가슴을 돌아 옆구리로 나와 겨드랑이에서 3치 아래로 나가 위로 올라갔다가 상박 안쪽을 돌아 수태음과 수소음경 사이를 지나 상박이두근(上膊二頭筋)의 안쪽 아랫부분 → 주관절의 안쪽 → 팔뚝 안쪽 중간[요골쪽 수근굴근과 장장근 사이]과 손바닥을 지나 가운데 손가락 끝으로 간다. 한 가지가 손바닥에서 갈라져서 넷째 손가락에 가서 삼초경에 연계된다.

수궐음심포경에 병이 생기면 손바닥이 달아오르고 팔이 오그라들며 겨드랑이가 붓고 가슴과 옆구리가 아프며 그득한 감이 있고, 가슴 두근거림과 얼굴이 붉고 눈이 노랗게 되며 까닭 없이 웃는 등 정신장애 증상이 나타난다.

| 수궐음별락은 내관(內關)혈에서 갈라져 나온다. 수궐음별락에 병이 생기면 실증 때는 심통이 있고 허증 때는 목이 뻣뻣하다. 수궐음별락의 병은 낙혈인 내관혈로 치료한다.

| 수궐음경근에 병이 생기면 켕기고 경련이 생기며 가슴에 가서 쌓이면 흉통 및 식분증이 생긴다.

| 가슴이 두근거리고 답답하며 아프다. 면색은 붉고 정신이상 현상과 겨드랑이에 종통이 생기고, 흉협부가 아프고 팔은 외소해지고 손바닥은 열이 난다. [동이]

| 그 유주에 따라 심장, 순환기계, 정신의식장애(신경증), 상지 앞면 특히 정중신경(正中神經)과 그 지배영역의 지각과 운동장애의 치료에 쓰인다. [맵]

10. 수소양삼초경 手少陽三焦經

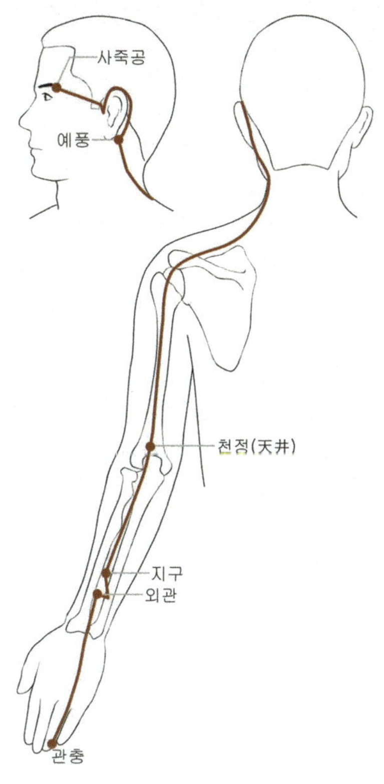

수소양삼초경은 넷째손가락 끝에서 시작하여 넷째손가락뼈 쪽을 지나 제4, 5장골(掌骨)사이를 지나 손목의 양지혈 → 팔 바깥쪽 중간(척골과 요골사이) → 팔꿈치 → 팔 바깥 중간을 차례로 지나 어깨로 간다. 어깨에서 족소양담경의 뒤로 나온 후 쇄골상와를 통하여 단중(膻中)에 분포되고 심포에 연락한 다음 횡격막을 지나 내려가 삼초에 속한다. 한 가지는 단중에서부터 쇄골상와로 돌아 나와 목덜미 → 귀 뒤 → 귀 윗모서리를 지나 뺨으로 내려갔다가 콧마루로 간다. 다른 가지는 귀 뒤에서 갈라져 귓속으로 들어갔다가 귀 앞에 있는 객주인(客主人 : 上關)혈을 지나 먼저 가지와 뺨에서 엇바뀌고 눈초리에 가서 끝난다.

수소양삼초경이 병이 생기면 귀가 잘 들리지 않고 편도가 붓고 아프다. 또한 땀이 나며 눈초리와 뺨, 귀 뒤, 어깨, 팔 바깥쪽이 모두 아프고 넷째 손가락을 쓰지 못한다.

| 수소양별락은 외관(外關)혈에서 갈라져 나온다. 수소양별락에 병이 생기면 실증 때는 팔꿈치가 오그라들고 허증 때는 팔꿈치를 못 굽힌다. 수소양별락의 병은 낙혈인 외관혈로 치료한다.

| 수소양경근에 병이 생기면 경근이 지나간 부위가 켕기고 혀가 말린다[舌卷].

| 인후종통, 이롱(耳聾), 이명(耳鳴), 눈자위 동통과 귀 뒤쪽 어깨 팔꿈치 팔의 외측 동통, 혹은 기능장애 등의 증상이 나타난다. [동이]

| 그 유주에 따라 얼굴, 귀, 눈의 질환, 견관절과 상지신근(上肢伸筋)의 지각과 운동장애의 치료에 쓰인다. [맵]

11. 족소양담경 足少陽膽經

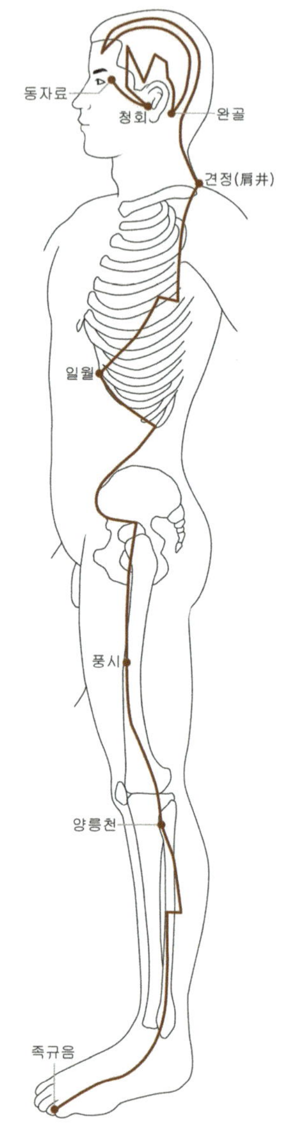

족소양담경은 눈초리에서 시작하여 옆머리 → 귀 뒤 → 목 등을 지나 쇄골상와로 간다. 한 가지는 귀 뒤에서 나와 귓속을 지나 귀 앞으로 나와 눈초리로 간다. 눈초리에서 다시 한 가지가 나와 뺨을 걸쳐 쇄골상와로 간다. 눈초리에서 다시 한 가지가 나와 뺨을 걸쳐 쇄골상와에 가서 먼저 것과 합친 다음 가슴속과 횡격막을 지나 간에 락(絡)하고 담에 속하며 옆구리를 지나 기충(氣衝)혈 부위에서 나와 음모부를 지나 고관절 부위로 간다. 쇄골상와에서 한 가지가 갈라져 겨드랑이 → 옆구리를 지나 간경의 장문(章門)혈과 교회(交會)하고 방광경의 상료(上髎), 하료(下髎) 등과 교회하며 고관절 부위에 가서 먼저 가지와 합친 다음 넓적다리 바깥쪽 → 슬관절 바깥쪽 → 정강이 바깥쪽 → 외과(外踝)의 앞 → 발등을 지나 넷째 발가락으로 간다. 한 가지는 발등에서 갈라져 엄지발가락에 가서 족궐음간경에 연계된다. 주로 몸의 옆면에 분포되고 담, 간, 눈, 귀, 옆머리, 옆구리, 천골 부위, 고관절, 다리 바깥쪽, 넷째 발가락과 엄지발가락과 연계되었다.

족소양담경에 병이 생기면 입이 쓰고 한숨을 자주 쉬며 오한 발열, 학질, 땀나기, 편두통, 눈초리 쇄골상와 겨드랑이 옆구리 고관절 자개미 부위 천골 부위 다리 바깥쪽 등이 아프다. 족소양담경의 혈들은 담, 간 및 몸 겉면에 생긴 통증, 마비와 경련 등에 주로 쓴다.

| 족소양별락은 광명(光明)혈에서 갈라져 나온다. 족소양별락에 생긴 병이 실증이면 팔다리가 싸늘한 증상이, 허증이면 다리가 여위고 무력하여 저절로 일어

서지 못하는 증상이 나타난다. 족소양별락의 병증은 광명혈로 치료한다.

| 족소양경근에 병이 생기면 넷째발가락 강직, 무릎 바깥쪽의 경련, 무릎 굴신장애, 슬와부 경련, 앞으로는 넓적다리 뒤로는 엉덩이까지 켕긴다. 옆구리, 쇄골상와, 젖가슴, 목 등에 근육경련이 일고 오른쪽 눈을 뜨지 못한다.

| 한열이 교차하고, 입이 쓰며, 흉협부의 동통, 학질이 나타나고 겨드랑이 아래가 붓고, 흉협부와 다리 무릎외측으로부터 경골, 넷째 발가락과 다섯째 발가락 등에 기능장애가 일어난다. [동이]

| 그 유주에 따라 옆머리, 귀, 눈의 질환, 흉협부(몸통 옆면), 하지 바깥쪽의 지각과 운동장애의 치료에 쓰인다. [맵]

12. 족궐음간경 足厥陰肝經

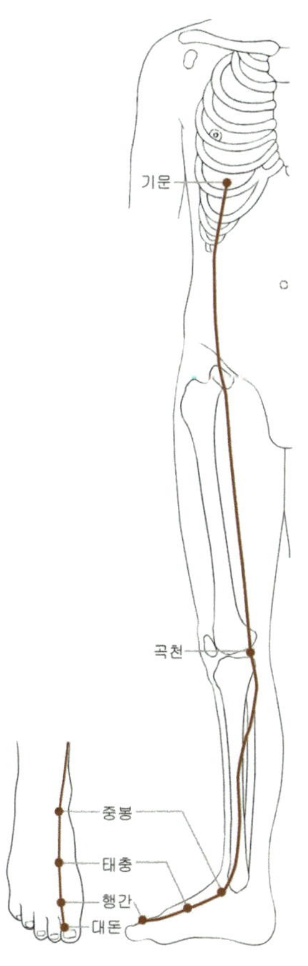

족궐음간경은 엄지발가락의 털이 난 곳에서 시작하여 발등 쪽 제1, 2 척골(跖骨) 사이, 내과의 앞, 경골(脛骨)의 앞면을 지나 내과로부터 8치 위에서 족태음비경과 번갈아 가면서 비경(脾經)과 신경(腎經) 사이를 지나 외생식기 부위를 돌고 뱃속으로 들어간다. 뱃속에서 위(胃)를 끼고 올라가 간에 속하고 담에 락(絡)한 다음 횡격막을 지나 기관 → 목구멍 → 아래턱을 지나 눈알[目系] 뒤로 갔다가 이마로 나와 정수리로 가서 독맥에 연계된다. 한 가지는 눈부위에서 나와 뺨을 지나 입술로 간다. 가슴속에서 한 가지가 갈라져 폐에 가서 수태음폐경에 연계된다. 족궐음간경은 간, 담, 폐, 위, 외생식기, 눈 등과 연계되었다.

족궐음간경에 병이 생기면 허리를 굽혔다 폈다

하지 못하며, 남자는 퇴산(㿉疝)이 되고 여자는 아랫배가 붓고 목이 마르며 얼굴색이 먼지 낀 것 같다. 가슴 그득한 감, 구토, 설사, 호산(狐疝), 유뇨, 배뇨장애 등이 생긴다. 족궐음간경의 혈들은 간, 담, 비뇨생식기 질환, 경련[風症] 등에 흔히 쓰인다.

| 족궐음별락은 여구(蠡溝)혈에서 갈라져 나온다. 족궐음별락에 병이 생기면 실증 때는 산증(疝症), 고환 종대, 음경 강직이 생기고, 허증 때는 음부 가려움증이 생긴다. 족궐음별락의 병증은 여구혈로 치료한다.

| 족궐음경근에 병이 생기면 엄지발가락이 오그라들고 내과(內踝) 무릎 안쪽 넓적다리 안쪽이 아프며, 외생식기의 기능이 장애된다. 과도한 성생활을 하게 되면 성교 불능증을 일으키며 한(寒)에 상하게 되면 음부가 졸아들고, 열(熱)에 상하면 이완된다.

| 흉협부가 뻐근하게 아프고, 복통과 구역질이 생기며 설사가 나고 소변량이 적어지고 허리가 아프다. [동이]

| 그 유주에 따라 발등과 하지 안쪽의 지각과 운동장애 및 생식기계, 부인과 질환의 치료에 쓰인다. [맵]

6장. 장부변증 臟腑辨證

1. 간 경 肝經

1) 허 증 虛症

간의 기혈음양이 다 허하거나 부족한 증을 말한다. 일반적으로 머리가 어지럽고 아프며 눈이 깔깔하고 잘 보이지 않으며 귀에서 소리가 나거나 들리지 않으며 겁이 많아지는 것이 특징이다. 병증으로 肝虛目暗, 肝虛雀目, 肝虛脇痛 등이 있다.

| 肝虛目暗 : 간이 허하여 눈이 잘 보이지 않는다. 먼 곳을 뚜렷이 보지 못하고 눈앞에 꽃무늬 같은 것이 나타나며 눈초리와 눈구석이 벌겋게 되고 아프며 때로 물체가 둘로 보인다. 비타민A 결핍으로 오는 눈병과 노인성 백내상 등 배볼 수 있다.

| 肝虛雀目 : 간이 허해서 오는 야맹증을 말한다. 낮에는 잘 보이지만 어두워지면 잘 보이지 않는다.

| 肝虛脇痛 : 옆구리가 은은히 아프면서 멎지 않으며 귀가 잘 들리지 않고 눈이 침침하며 누가 자기를 잡으러 오는 것 같아 늘 무서워하는 증상이 있다.

| 胸膈滿悶 多驚 頭痛 目眩 嘔逆作酸 脇痛 寒熱往來 身體痲木 등의 증상이 나타난다. 또한 臍左傍에 動氣가 있고 頸直背强筋急하며 눈에 피로가 오고 血虛한 증상도 나타난다. [연구]

| 혀는 담백, 눈 건조, 시력 감퇴, 빈혈, 귀울림, 신체 마비, 손톱 마르고, 월경불

순, 소복통, 배부르고 식욕이 떨어진다. [동이]

2) 실 증實症

간이 실한 병증을 말한다. 성질이 급하고 노여움을 잘 타며 옆구리가 아프면서 아랫배까지 켕긴다. 肝實熱, 肝氣鬱結, 肝陽眩暈, 肝陽化風 등이 실증에 속한다.

| 肝實熱 : 열증 증상과 함께 옆구리가 그득하면서 아프고 가슴이 답답하며 입안이 마르고 쓰며 마음이 조급해지고 성을 잘 내는 증상이 나타난다.

| 肝氣鬱結 : 양 옆구리가 그득하고 뻐근하면서 아랫배가 아프다. 월경불순이 있고 젖가슴이 부어오르면서 아프다. 우울하고 쉽게 노여움을 타며 가슴이 답답하고 한숨을 자주 쉰다. 신물을 토하거나 구역질을 하고 설사를 하며 식욕이 없다. 만성간염, 신경과민증, 갱년기 신경증 등 때 볼 수 있다.

| 肝陽眩暈 : 때때로 어지러움과 두통이 있고 깊이 잠들지 못하며 노여움이 잦다. 고혈압증, 뇌동맥경화증 때 볼 수 있다.

| 肝陽化風 : 간양이 몹시 성하여 생긴 풍증. 어지럽고 눈앞이 아찔하며 머리가 붓는 것 같이 아프고 손발에 마비가 오면서 떨리며 말이 굳어진다. 때로는 갑자기 정신을 잃고 넘어진 후에 입과 눈이 한쪽으로 틀어지며 혀가 굳어져서 말을 못하고 반신불수가 되는 경우가 있다. 고혈압증, 혈관 신경성 두통, 뇌출혈 등에서 볼 수 있다.

| 身熱 心下堅滿 兩脇痛 氣逆眩暈 頸急 目赤 善怒 手足煩渴하며 不得安臥하고 瘈瘲抽搐 小便先黃 등의 증상이 나타난다. [연구]

| 혀가 붉고, 설태는 누렇고, 화를 잘 내며, 경련과 수족 뒤틀림, 입이 쓰고 마름, 옆구리통, 신트림, 이농(耳膿), 눈물, 어지럼증, 생식기 부위통, 소변이 탁하고, 간경화, 각궁반장 등이 나타난다. [동이]

3) 간 한肝寒

아랫배와 음낭이 찬감을 느끼고 당기거나 찌르는 듯한 통증이 있으며 때로 부어오른다.

| 아랫배가 불러 오르면서 아프고, 구토와 맑은 침을 흘리고, 근맥이 수축되며, 음낭이 땅기고 붓고 아프거나 아랫배가 꼬이며 아프다. [동이]

4) 간 열肝熱

가슴이 답답하고, 옆구리가 아프며, 입 안이 쓰면서 마르며 손발이 달아오르고 소변은 멀거누르스름하며 번조증이 심하고 잠을 편안히 자지 못하는 증상이 나타난다.

| 肝熱惡阻 : 음식을 먹으면 토하고 때로는 담즙까지 토한다. 몸은 여위고 현기증이 생기며 피부가 말라들고 소변색은 누렇고 진하며 배뇨량은 극히 적다.

| 肝熱遺精 : 유정이 있으면서 가슴이 답답하고 노여움을 잘 타며 눈이 충혈되고 입 안이 쓰면서 또한 목안이 마르고 소변이 잦으면서 양이 적다.

| 肝火上炎 : 머리가 어지럽고 얼굴이 붉어지며 눈이 충혈되고 입 안이 쓰며 마음이 조급해지고 잘 노하며 심하면 토혈을 하고 정신없이 날뛰는 증상이 나타날 수 있다.

| 肝火耳聾 : 귀에서 높은 소리가 세게 나며 잘 들리지 않고 성을 잘 낸다. 얼굴이 붉고 옆구리가 결리고 귀안이 막힌 감이 있으며 맥은 현(弦)하다.

| 肝火耳鳴 : 귀에서 소리가 세게 나며 귀막힌 감과 귀가 아픈 증세가 있고 옆구리가 아프다. 얼굴과 눈이 붉어지고 입맛이 쓰며 목이 마르고 옆구리가 붓는 듯이 아프다.

| 肝火眩暈 : 현기증과 함께 머리가 아프고 얼굴이 벌거며 입이 쓰고 눈이 충혈된다.

| 안구충혈, 입이 쓰고, 목마름, 옆구리 통증, 귀에 고름, 소변이 탁하고, 손톱이 마르고, 근육이 무력해진다. [동이]

2. 담 경膽經

1) 허 증虛症

칠정내상으로 담기가 허해서 생긴다. 머리가 어지럽고 눈이 아찔하고 잘 보이지 않으며 놀라기를 잘하고 무서워하며 잠을 잘 자지 못하고 입이 쓰며 메스껍고 토하며 가슴이 답답하고 한숨을 잘 쉰다. 설태는 얇고 번지르르하다. 심장 신경증 때에 볼 수 있다.

| 겁이 많고 불안해하며 혼자 누워있지 못하고 잠을 잘 이루지 못하며, 어지럽고 手足無力 寒熱往來하고 한숨을 쉰다. 또한 눈이 침침하고 눈물을 흘리는 증상이 나타난다. [연구]

| 어지럽고 쉬 피로하며 눕기를 좋아한다. 가슴이 답답 불안해서 잠 못 자고, 겁이 많아 잘 놀라고, 자주 한숨을 쉬기도 한다. [동이]

2) 실 증實症

濕熱이 몰려 간담의 소설 기능이 장애되어 생긴다. 성을 잘 내고 옆구리 아래가 뻐근하면서 추웠다 열이 났다 하며 입이 쓰고 마르며 머리가 몹시 아프고 대변이 굳어지며 때로 황달이 오며 혀는 붉어지고 누런 설태가 끼며 맥이 弦數한 증상이 나타난다.

| 머리가 무겁고 아프며 입이 쓰고 한숨을 잘 쉬며, 선뜻선뜻 춥고 잠이 많으며 화를 잘 낸다. 또한 음식이 잘 내려가지 않고 배가 그득하며 옆구리가 아프고 嘔逆, 咽乾, 脈弦細 등의 증상이 나타나며 매사에 진취적이다. [연구]

| 혀는 붉고, 태는 누렇다. 졸음이 많고, 눈꼬리 옆이 아프고, 안색과 피부에 윤기가 없고, 인후가 건조하며, 관절통, 견갑통, 신경통, 옆구리통, 가슴이 답답하고, 화를 잘 낸다. [동이]

3) 담 한膽寒

중병이 나은 뒤 허번증(虛煩症)이 나면서 잠을 이루지 못한다.

| 깊은 잠을 못 이루고, 머리가 어지러워 토하기도 한다. [동이]

4) 담 열膽熱

가슴과 옆구리가 더부룩하고 답답하며 입 안이 쓰고 목이 마르며 쓴 물을 토하고 때로 추웠다 열이 났다 하면서 안절부절못하면서 잠을 잘 자지 못하며 어지럽고 귀가 잘 들리지 않으며 심하면 황달이 오고 맥이 현삭(弦數)한 증상이 나타난다.

| 담에 열이 모이면 음식이 들어가 그대로 통과하여 영양분이 흡수되지 않아 살이 찌지 않는다. [연구]

| 가슴이 답답하고 괴로우며, 입이 쓰고, 불안하며, 옆구리 통증과 화를 잘 낸다. 쓴물을 게우고, 눈앞이 아찔하며, 잘 듣지도 못한다. [동이]

3. 심 경心經

1) 허 증虛症

心의 陰陽氣血이 부족해서 생긴 병증을 말한다. 가슴이 두근거리고 아프며 숨결이 밭고 건망증이 심하며 가슴이 답답하여 잠을 잘 때 불안해하고 잘 놀라며 식은땀이 나고 얼굴에 윤기가 없어지는 증상이 주로 나타나면서 虛脈이나 結代脈이 나타난다.

| 정신이 몽롱하고 가슴이 뛰고 불안해한다. 잘 놀래고 잠을 잘 이루지 못하며, 입이 마르고 구토한다. 또는 臍上에 動氣가 있어 만지면 통증을 느끼며, 생각이 많고 건망증이 있으며 두려워하는 증상이 나타난다. [연구]

| 가슴이 불안 두근, 심할 땐 배꼽 부위까지 두근거린다. 건망증, 불면증, 잘 놀라고, 정신이 불안하다. 무서움 많고, 수족이 냉하며, 맥은 세약하다. [동이]

2) 실 증實症

심에 邪氣가 왕성한 것을 말한다. 주로 心火가 왕성한 증상과 정신장애 증상이 나타난다. 병증으로 心火內熾, 心火上炎 등이 있다.

| 心火內熾 : 심화가 몹시 왕성하여 心神이 장애된 것을 이른다. 속이 타서 안절부절못하면서 잠을 잘 이루지 못하고 가슴이 두근거리며 심하면 헛소리를 하면서 날뛰는 증상이 나타난다.

| 心火上炎 : 안절부절못하고 불안하여 잠을 이루지 못하고 얼굴이 붉어지며 눈이 충혈되고 입이 마르며 입안과 혀에 미란이 생기거나 헐며 혀끝이 붉어지는 것과 같은 증상이 나타난다. 자율신경 실조증, 신경증 때 흔히 볼 수 있다.

| 얼굴이 붉고 열이 나며 눈이 충혈되고 코피가 나며 입이 헐고 혓바늘이 돋는다. 또한 잘 웃고 한 번 웃으면 멈추지 않으며 汗出 手掌熱 胸悶痛 頭痛 肩背痛 등의 증상도 나타난다. [연구]

| 눈 충혈, 안색과 혀는 붉고, 입 마르고, 가슴은 열이 나고 답답하고, 웃음과 헛소리, 신열(身熱) 등이다. [동이]

3) 심 한心寒

| 안색은 거무스름하고, 사지가 냉하며, 가슴이 두근거리고 불안하며, 통증이 있다. 혓바닥은 자색이고, 태는 백색에 축축하고, 맥은 더디다. [동이]

4) 심 열心熱

얼굴이 벌겋고 가슴속에 번열이 나며 잠잘 때 불안해하고 이를 갈며 때로 헛소리를 하고 계속 웃으며 갈증이 있고 피를 토하거나 코피가 나며 소변이 누렇고 설질은 붉다.

| 心熱驚啼 : 어린이가 심열로 놀라서 우는 병증.

| 가슴이 답답하고, 안면홍조, 입과 목이 마르고, 지나치게 웃으며, 심할 때는 헛소리도 하고, 피를 토하기도 하며, 소변은 진하고, 혓바닥은 붉으며, 태는 누렇고, 맥은 빠르다. [동이]

4. 소장경小腸經

1) 허 증虛症

小腸虛寒. 아랫배가 은은히 아프고 통증이 발작했다 멎었다 하며 더운 것을 좋아하고 아픈 곳을 눌러주면 시원해 하며 배가 끓고 설사하며 소변은 잦으나 잘 나오지 않는다.

| 얼굴이 창백하고 오한이 심하며, 耳前熱 耳後痛 耳頰痛 目黃 耳聾 등의 증상이 나타난다. 또한 偏頭痛 小便頻數 遺尿 등의 증상도 나타난다. [연구]

| 소장이 허한이면 아랫배가 은근히 아프고, 따뜻하게 만져 주면 좋아하고, 헛배가 부르고 소리 나며, 묽은 변 혹은 오랜 설사가 멈추지 않고, 소변은 자주 보고, 설질은 담백, 설태는 희며, 맥은 깊고 완만하다. [동이]

2) 실 증實症

가슴이 답답하고 입안이 헐며 열이 났다 멎었다 하고 목구멍이 아프며 입안이 마르고 耳鳴이 있으며 아랫배가 창만하고 소변이 벌거며 잘 나오지 않고 때로 음경속이 아프며 요혈이 나오기도 한다. 설질은 붉고 설태는 누르다.

| 입이 헐거나 頸頷에 腫이 발생하고 身熱 汗出 咽喉痛 肩臑痛 下腹痛 莖中痛 心中煩滿 尿血澁痛 寒熱往來 등의 증상이 나타난다. [연구]

| 소장이 실열이면 가슴이 답답하고 두근대며 혓바늘, 목구멍이 아프고, 입 마르고, 입 냄새나고, 혈뇨, 소변이 시원치 않으며, 음경에 통증, 맥은 빠르고, 설질은 붉고 설태는 누렇다. [동이]

5. 비 경脾經

1) 허 증虛症

비의 음양기혈이 다 부족한 병증을 말한다. 얼굴색이 누렇게 되고 몸이 여위며 팔다리에 힘이 없고 식욕이 부진하며 소화가 잘 안되고 배 끓는 소리가 나면서 아프며 대변이 묽어지거나 설사를 하며 붓는 것 등이다. 병증으로 脾虛經閉 脾虛泄瀉 脾虛自汗 등이 있다.

| 脾虛經閉 : 대체로 식욕부진 소화불량 설사 등이 있으며 월경량이 점차 줄어들다가 완전히 없어진다.

| 脾虛泄瀉 : 배가 불러 오르고 그득하면서 설사하고 음식을 먹으면 토한다. 몸은 무겁고 얼굴빛이 누르면서 윤기가 없다.

| 脾虛自汗 : 권태감이 있고 식욕이 부진하며 저절로 땀이 나고 바람을 싫어한다.

| 食慾不振 食不下 腹部脹滿 腸鳴 吐瀉霍亂하며, 心身이 나른하고 피로하며 배가 고프고 입맛이 없으며 재채기를 잘하고 心煩 不寢 泄瀉 小便不通 面色黃 口渴

四肢不收 脫肛 등의 증상도 나타난다. [연구]

| 식욕 감퇴, 복통, 소화 불량, 사지 냉하고, 얼굴이 누렇고, 몸 무겁고 눕기 좋아하고, 위산 과다, 허약증 등 [동이]

2) 실 증實症

식욕이 부진하며 명치 밑이 트적지근하고 불러 오르며 팔다리가 무겁고 나른하며 얼굴과 눈 온몸에 황달이 생기거나 피부소양증이 생길 수 있다. 설태는 희거나 누르며 두텁고 기름때 같다.

| 身熱 頭重 腹部脹滿 顔靑頰痛 및 嘔吐하고 입에서 단내가 난다. 또한 눕기가 불편하고 꿈속에서 즐거워하며 상한 음식으로 인해 下痢하거나 복부가 딴딴해지고 煩心 脾脹 脇痛 등의 증상이 나타난다. [연구]

| 몸이 무겁고 가슴 답답하며, 대소변이 시원치 않고, 갈증, 위산이 감소되고 입술 붉고, 관절통, 혀는 붉고 태는 노랗고 맥은 빠르다. [동이]

3) 비 한脾寒

소화가 안 되고 배가 아프면서 토하거나 설사를 하며 권태감이 있고 우울해지며 손발이 찬 증상이 나타난다.

| 식욕감퇴, 복부창만, 묽은 변, 설사, 수족이 냉하고 부종, 대하 등 [동이]

4) 비 열脾熱

입술이 벌겋고 목이 마르며 가슴이 답답하고 배가 불러 오르며 그득하고 아프며 변비가 있다.

| 배가 아프고 붓고, 입술이 붉고 부스럼, 몸은 황색 선명하고, 입안이 헐고 가래는 진하다. [동이]

6. 위 경胃經

1) 허 증虛症

식욕을 잃고 먹어도 소화가 안 되며 명치 밑이 트적지근하고 때로 트림을 한다.

| 추위를 싫어하고 오슬오슬 떨며 헛배가 부르고 자주 하품을 하며, 얼굴이 창백하고 흑색을 띠며 먹어도 수척하다. 또한 우울해하고 눕기를 좋아하며 정강이 부위가 시리고 食慾不振 惡心 泄瀉 面色黃 瘦瘠 四肢沈重 등의 증상이 발생한다. [연구]

| 소화불량, 음식 생각이 없고 가슴 답답 속은 더부룩, 쓴물 트림, 대소변 불리, 위복통, 복부 냉하고 싸늘하다. [동이]

2) 실 증實症

위가 실한 증. 윗배가 부르고 그득하면서 아프고 만지지 못하게 하며 신물이 올라오고 트림을 하거나 토한다. 입이 마르고 냄새가 나며 식욕이 부진하고 대변이 잘 나오지 않으며 번조증과 열이 난다. 설태는 두텁고 기름때가 낀 것 같으며 입안에 어혈 반점이 있다.

| 손을 대기 싫어하며 변비가 심하면 潮熱하고 황색반점이 돋으며, 腹部脹滿緊痛 呑酸 噯腐 口渴 脣渴 喉痺 狂亂 譫語 등의 증상 외에도, 얼굴이 술에 취한 것처럼 붉고 입에서 냄새가 나며 흉격이 막히고 口眼喎斜 乳癰 乳腫 등이 발생한다. [연구]

| 그득하게 배부르고, 만지면 아프고, 쓴물이 올라오고, 진땀나고, 입 마르고, 잇몸이 붓고, 위산과다, 식도경련, 설질은 황흑, 설태는 누런 건조태, 맥은 빠르다. [동이]

3) 위 한胃寒

위가 찬 증. 명치 아래가 그득하고 서늘한 감이 있으며 덥게 하면 통증이 경해지고 차게 하면 심해지는 경향이 있다. 또한 찬 것을 싫어하고 더운 음식을 좋아하며 손발이 차고 멀건 물을 토하며 소화되지 않은 대변을 설사한다. 설태는 희고 번지르르하다.

| 배가 차고, 은근이 아프고, 따뜻하게 해주면 좋고, 식후에 침을 토하고, 뱃속이 소리 나고, 사지가 냉하다. 설질은 담백, 설태는 백활(白滑), 맥은 더디다. [동이]

4) 위 열胃熱

위허열과 위실열로 나눈다. 위허열 때는 입이 마르고 열이 나면서 가슴이 답답하며 불안하고 먹어도 늘 배고파한다. 때때로 위가 은근히 아프고 혹 피를 토하거나 코피가 나면서 가슴이 쓰리고 대변이 굳으며 맥은 세삭하다. 위실열 때는 가슴이 불로 지지는 것 같이 아프며 입이 마르고 갈증이 나서 물을 많이 마시며 가슴이 쓰리고 이내 배고파한다. 때로 음식을 먹으면 이내 토하고 잇몸이 부으며 아프고 피가 나오며 입안에서 냄새가 난다. 혀는 붉고 마른 감이 있으며 맥은 활삭하다.

| 배가 불러오며 속이 그득하고, 먹으면 아픔이 증강, 입이 쓰고, 냄새나고, 속 메스껍고, 찬 것 즐기고, 공복감 증강, 과식, 다식, 변이 굳거나 변비 등 [동이]

7. 폐 경肺經

1) 허 증虛症

폐의 음양기혈이 부족한 증. 기침을 하고 숨결이 밭으며 멀건 가래를 뱉고 권태감이 심하며 말하기 싫고 말소리가 낮으며 찬 것을 꺼려하고 절로 땀이 난다. 혹은 조열이 나고 손발바닥이 달아오르며 식은땀이 나고 수면장애가 있으며 양볼이 벌겋고 입과 목안이 마르며 설질은 희읍스름하든가 붉다.

| 呼吸微弱 發熱 手足冷 身體片側痲痺 耳鳴 肩痛 小便頻하고, 재채기나 기침을 잘하고 憂愁에 잘 잠기며, 진액이 없고 추위에 떨며 右臍부위에 動氣가 있는데 이를 만지면 아프고 痰이 희박하지만 백색을 띠는 증상이 있다. [연구]

| 폐의 기가 허하면 기침, 헐떡거리고, 움직이면 더하고, 가래가 묽고, 말소리 힘이 없고, 안면 창백, 쉬 피로하다. 설질은 담백, 설태는 백, 맥상은 허약하다. 폐의 음이 허하면 마른기침, 가래에 피가 섞이고, 입과 인후가 건조, 쉰 목소리, 손발 가슴에 열감을 느끼고, 설질은 홍, 설태는 없거나 혹은 적다. 맥상은 가늘고 빠르다. [동이]

2) 실 증實症

숨이 차고 기침이 나며 숨결을 거칠고 가슴이 벅차면서 아프며 걸쭉하고 누런 가래를 뱉으며 가래에 때로 피가 섞이고 갑자기 목이 쉬기도 한다.

| 肺實熱 : 열이 나고 숨이 차며 기침이 나면서 걸쭉하고 역한 냄새가 나면서 누런색을 띠는 가래가 나오며 때로는 가래에 피가 섞이고 가슴이 아프고 목구멍이 붓거나 아프며 혀가 붉어지고 누런색을 띤 설태가 끼며 맥이 數하거나 滑數한 증상이 나타난다.

| 협부가 붉고 혓바닥이 황색이며 콧물이 흐르고 헐며, 身熱 惡風 惡寒 咳喘 喉痺 痔疾 등이 생긴다. 또한 氣가 上逆하면 肺脹 汗出 肩重痛 頭痛 등이 발생

하고 변이 잘 통하지 않거나 悲愁에 잠기는 증상도 나타난다. [연구]

| 천식, 기관지, 폐렴, 인후염 등은 실증에 속하고, 호흡이 거칠고, 건구역질, 기침할 때 어깨 등이 아프고, 가래가 비리다. [동이]

3) 폐 한肺寒

기침이 나고 숨결이 밭으며 허옇고 멀건 가래가 나오고 갈증은 없으며 흰설태가 끼고 맥은 긴한 증상이 나타난다.

| 안면 창백, 호흡 곤란, 맑은 가래, 맑은 콧물, 오한, 발열, 신체통, 無汗, 설태는 맑은 백색, 맥상은 뜨고 팽팽하다. [동이]

4) 폐 열肺熱

얼굴이 붉어지고 열이 나며 가슴이 답답하고 기침이 나고 숨결이 밭으며 누렇고 걸쭉한 가래가 나오고 목구멍이 아프며 갈증이 나고 소변이 벌겋게 되고 양이 적으며 누런 설태가 끼고 맥이 삭한 증상이 나타난다.

| 발열, 두통, 코막힘, 인후 발적 종통, 입 마름, 누런 짙은 가래, 호흡 거칠고, 흉통, 변비, 짙은 소변, 설질은 붉고, 설태는 얇은 황색, 맥은 뜨고 빠르다. [동이]

8. 대장경大腸經

1) 허 증虛症

대장의 기가 허해지고 중기가 하함된 병증을 말한다. 멎지 않는 설사와 항문이 아래로 처지는 감이 있거나 탈항이 있으며 소화가 잘 안되고 음식 맛을 잃으며 온몸이 나른하고 배가 끓으며 은은히 아프다. 설태는 희며 맥은 細數하다.

| 胸喘腸鳴腹痛하고 음식물이 소화되지 않은 채 설사가 나오며 갈증이 나며 입술이 마른다. 또한 발에 힘이 없고 으슬으슬 떨며 汗出 目急(目急痛) 四肢倦怠 등의 증상도 나타난다. [연구]

| 배 아프고 오랜 설사, 소변 맑고, 탈홍, 수족이 싸늘하다. 설태는 희고 맥은 가늘고 약하다. [동이]

2) 실 증實症

배가 아파서 배에 손을 대지 못하게 하며 때로 열이 나고 구역질이 있으며 변비가 있고 배가 창만하며 답답해하고 심하면 헛소리를 하며 소변이 벌거면서 잘 안 나온다. 설태는 누르면서 마르고 맥은 沈實하다.

| 惡寒 身熱 口渴 喉痺 齒痛 鼻血 咽乾 頰腫 腹部脹滿痛 便秘 등이 발생한다. 만약 열이 심하면 얼굴이 붉고 痔瘻 및 대변불통하고 便血도 발생한다. [연구]

| 아랫배와 배꼽둘레 통증, 복통, 대변불통 혹 농혈 설사, 소변이 잦고 시원치 않으며, 변비, 혀는 붉고 맥은 빠르다. [동이]

3) 대장한大腸寒

배가 몹시 아프면서 끓고 소화되지 않은 대변을 보거나 변비가 있으며 손발과 배가 몹시 싸늘하고 소변이 맑다. 설태는 희고 번들번들하며 맥은 침지하다.

| 뱃속에 꾸르륵 소리가 나고 복통, 소변은 맑고 많으며, 수족이 냉하다. [동이]

4) 대장열大腸熱

입안이 마르고 입술이 타며 변비로 항문열상이 생겨 피가 섞여 나오거나 때로 역한 냄새나는 것을 설사하며 항문 작열감이 있고 부으면서 아프거나 피곱이 섞인 변을 보며 이급후중이 있고 열이 나며 몸이 무겁다. 설태는 누르고 기름때 낀 것 같고 맥은 활삭하다.

| 대변이 굳고 냄새나며, 혈변, 소변은 붉고 적으며, 항문은 열감과 종통(腫痛), 입술은 타며 목은 마르다. [동이]

9. 신 경腎經

1) 허 증虛症

정신이 몹시 피로하고 어지러우며 귀에서 소리가 나고 건망증이 오며 식은땀이 나고 허리가 시큰거리는 증상이 나타난다. 그밖에 遺精과 陰痿가 올 수 있다.

| 腎陽虛 : 몸이 차고 팔다리가 싸늘하며 숨결이 밭으면서 숨이 차고 허리와 무릎이 시큰거리며 임포텐스, 활정, 밤에 소변을 많이 누는 증상이 나타난다.

| 腎陰虛 : 허리가 시큰거리고 몹시 피로하며 현운, 이명, 유정, 조루가 있고 입이 마르며 목구멍이 아프고 손발바닥에 열감이 있으면서 가슴에 번열이 나고 오후에는 조열이 있으며 맥이 세삭한 증상이 나타난다.

| 腰足이 차갑고 추위를 싫어하며 몸이 무겁고 차며, 소변이 잦고 뼛속이 저리며 귀에서 소리가 나고 어지러운 증상이 나타난다. 또한 상체는 무겁지만 하체는 가벼우며, 배는 고프지만 입맛은 없으며 腹大 小腹氣逆하고 二便不調하며 허리에 통증이 있고, 음부가 濕痒하며 하지가 붓고 정력이 감퇴되며 色黑氣弱하고 화를 잘 내는 증상도 나타난다. [연구]

| 귀울림, 귀먹거나 농이 나오고, 어지럼, 갈증, 관자놀이와 귀가 붉으며, 족무력,

발기불능, 정력부족, 허리가 무겁고 힘이 없다. [동이]

2) 실 증實症

| 咳喘汗出 嗌乾 舌乾燥 喀血 吐血 下血 胸悶痛 下腹脹滿하며 소변은 적황색을 띠고 足下에 열이 있으며 귀에서는 소리가 나고 무서움을 타는 증상이 나타난다. [연구]

| 설건조, 아랫배 허리통증, 신장염, 부종, 소화불량, 자궁질환, 변혈 등. [동이]

3) 신 한腎寒

腎虛寒. 신양허 증상과 함께 복창, 부종, 오경설사 등 증상이 더 나타난다.

4) 신 열腎熱

허리가 아프고 갈증이 심해서 자주 물을 마시며 얼굴빛이 검고 이빨에 윤기가 없다.

10. 방광경膀胱經

1) 허 증虛症

虛寒. 遺尿가 있고 소변은 맑으며 자주 누나 시원히 나오지 않고 방울방울 떨어진다.

| 後頭痛 腰痛 惡風 耳鳴 肩痛 足痛 및 다리가 가늘어지며 筋急해지고 근육경련이 일어나며 한 쪽 다리가 마른다. 또한 소변이 淋濇해지며 痔도 발생한다. [연구]

| 방광이 허한하면 소변이 맑고 자주 보게 되며, 유뇨와 부종 등이다. [동이]

2) 실 증實症

왼쪽 척맥이 침실(沈實)하고 팔다리가 싸늘하며 옆구리가 켕기는 증세가 나타나거나 오른쪽 척맥이 침실하고 아랫배가 그득하고 허리가 아픈 증세가 나타난다.

| 후두부가 아프며 눈물이 나고 아프며 어지럽다. 또한 鼻血 小腹脹滿硬痛 小便癃閉 脊强 腦痛 등도 발생한다. [연구]

| 방광이 실열이면 소변이 붉고 탁하고 배뇨통이 있으며, 배뇨곤란과 잔뇨감이 있다. [동이]

3) 방광한膀胱寒

소변이 잦고 쌀뜨물 같은 정액이 저절로 나온다.

4) 방광열膀胱熱

膀胱濕熱. 소변을 자주 누고 또 양이 적으면서 눌 때 아프며 소변색은 누르고 벌거며 혹 요혈이 나온다.

11. 삼초경三焦經

1) 허 증虛症

배가 차고 숨 쉬는 것이 힘이 없으면서 가빠한다.

| 腹寒 呼吸困難或微弱 短氣 少氣 등의 증상이 나타난다. [연구]

2) 실 증實症

三焦에 邪氣가 성한 증. 귀에서 소리가 나고 목안이 부으면서 아프고 어깨와 팔이 아프면서 귀 뒤로부터 눈초리에 이르는 부위까지 아프며 머리와 얼굴이 화끈화끈 달아오르는 감이 있으면서 얼굴이 벌게지는 증상이 나타난다.

| 腹部脹滿 小腹堅 三焦不通 小便不通 및 얼굴이 붉어지고 머리에서 열과 땀이 나며 귀가 울리는 증상이 나타나는데, 심해지면 인후가 붓고 저리면서 아프다. 또한 눈끝과 肩臑 부위도 아프다. [연구]

12. 심포경心包經

1) 허 증虛症

가슴이 몹시 뛰면서 답답하고 손바닥이 달아오른다.

| 손바닥에 열이 나고 動悸가 심하며 胸痛 등의 증상이 나타난다. [연구]

2) 실 증實症

心胸痛 面色黃 眼赤 및 臂肘 부위가 당기고 腋下 부위가 부으며 重舌도 발생한다. [연구]

7장. 압통경결壓痛硬結 변증辨證

신체의 일부분을 촉진할 때 압통이나 경결이 있는 것을 근거로 장부의 이상을 진단하는 것이며 이를 근거로 장부를 치료하는 것이다. 壓痛硬結辨證은 진단의 중요한 지표이며 꼭 살펴보아야 하는 진단법이다.

1. 기문期門혈 부근의 압통

위치

족궐음간경의 혈. 간의 모혈(募穴)이며, 족궐음 족태음 음유맥의 회혈(會穴)이다. 중쇄골선상에서 6늑간의 안쪽 끝에 있다. 이곳은 흉늑각 아래 2치인 거궐(巨闕)에서 양옆으로 3.5치 되는 곳이다. 일설에는 제9늑골 연골부착부 바로 아래에서 취한다고도 한다.

증상

신경질, 짜증이 잘 남. 두통, 편두통, 우울증, 상열감, 흉민(胸悶), 신경성질환(신경예민, 불안), 신경성소화불량, 욕구불만, 갱년기장애, 위십이지장궤양. 변비, 설사, 신경통, 노하기를 잘하고, 결벽증, 피곤하고 항상 긴장된 상태, 구역질이 나고 소화가 잘 되지 않고 근육경련이나 쥐가 잘 남. 한숨을 잘 쉬고 눈물이 잘 흐른다. 손톱과 발톱이 두껍거나 가로세로 줄이 생긴다. 입이 쓰거나 담석증, 간경화, 지방간, 중풍, 간암, 생리통, 자궁근종, 자궁병 등 [요법]

기문혈 부근의 압통반응은 짜증과 분노가 반응강도만큼이나 많다는 것이므로 간기울체로 위장장애를 일으키는 경우가 흔하다. 압통반응이 있는데도 짜증이 나지 않는다고 말하는 경우는 요즘에 뭔가 기분을 풀 일이 있거나 스스로의 노력이 있었다고 보아야 한다. [요법]

치료법

| 肝虛 肝正格, 肝實 肝勝格, 肝熱 肝熱症方, 膽虛 膽正格, 膽實 膽勝格 註

의안

註 기문혈 부위의 압통도 있지만 간수(肝兪)[18]나 魂門 주위의 압통이나 둔통을 발견하는 것도 좋은 방법이다.

2. 단중膻中혈 부근의 압통

위치

임맥(任脈)에 속한다. 팔회혈(八會穴)의 기회(氣會)이며 심포의 모혈(募穴)이다. 양쪽 젖꼭지를 연결한 선의 중간점이다. 양쪽 부흉골선에서 제4늑간을 연결한 선과 정중선과의 교차점에 해당한다.

증상

상열감, 갱년기장애, 가슴이 두근거림, 불안초조, 잘 놀람, 심장이 아프다. 소화불량, 위염, 손 팔이 저림, 견비통, 엉덩이 아픔, 혓바늘이나 혀의 병, 식은땀, 뇌염, 심장병, 고혈압, 치질, 구강암, 마비, 중풍, 관절염, 다한증, 출혈. 단중혈 부위의 압통반응은 가슴을 졸이면서 살아온 삶의 흔적을 보여주며 흔히 말하는 화병이다. [요법]

18) 간수(肝兪) : 견갑골하각을 잇는 선이 만나는 점이 제7흉추 극돌기이다. 여기서 아래로 극돌기 2개를 지나 제9흉추 극돌기하에서 바깥쪽으로 1.5치에 간수가 있고 3치에 혼문이 있다.

치료법

| 心虛 心正格, 心實 心勝格, 心熱 心熱症方 註

3. 상완上脘혈(또는 중완中脘혈) 부근의 압통

위치

상완은 임맥에 속한다. 족양명 수태양 임맥의 회혈(會穴)이다. 배꼽 중심에서 늑각까지를 8치로 잡아서, 배꼽 중심에서 5치 위에 있다. 중완은 배꼽 중심으로부터 곧바로 4치 위에 있다.

증상

배가 잘 더부룩하다. 소화가 잘 안 된다. 입맛이 떨어진다. 몸이 무겁고 만사가 귀찮다. 멍이 잘 든다. 무릎관절염, 대퇴부통증, 입병이 잘나고 수족이 잘 떨린다. 위산과다증, 위궤양, 십이지장궤양, 위암, 위출혈, 비장암, 피부 빛이 누렇다. 빈혈, 변비설사, 구취 등. [요법]

치료법

| 胃虛 胃正格, 胃實 胃勝格, 胃熱 胃熱症方, 脾虛 脾正格, 脾實 脾勝格 註

4. 신수腎兪혈(또는 지실志室혈) 부근의 압통

위치

신수혈은 제2, 3 요추 극상돌기 사이에서 양옆으로 각각 1.5치 되는 곳이다. 지실(志室)은 신수혈 옆으로 1.5치 되는 곳이다.

증상

피로하면 허리가 자주 아프다. 허리가 굽고 아프며 척추 뼈가 아프다. 뒷골이 아프고 눈이 빠질 듯하다. 오금이 당기고 종아리가 아프며 발목이 시리고 저리고 통증이 온다. 귀에서 소리가 나고 중이염 난청이 생기기도 한다. 머리 정수리가 잘 아프다. 소변이 자주 마렵다. 공포증, 생리통, 하복통, 하복냉증, 신결석, 고혈압, 골수암, 소변백탁, 신장염, 방광염, 신장암, 방광암 등 [요법]

치료법

| 腎虛 腎正格 腎實 腎勝格 註

의안

註 신수혈의 압통반응은 특히 요통에는 반드시 살펴야 한다. 좌섬요통의 대부분은 신수혈(또는 지실혈)에 압통이 있다. 냉방병이나 복통 설사도 신수혈의 압통이 있으면 **腎正格**으로 치료하면 곧 치유된다. 간혹 신수혈이 딱딱하게 돌처럼 경결되었으면서 압통을 느끼지 못하는 경우가 있는데 이때는 **腎勝格**으로 치료한다.

5. 이하耳下 결분상缺盆上의 경결

의안

註 이하 결분상의 경결을 대장경결이라고 한다. 대장경결이 있는 사람들을 관찰하면 대체로 몸이 수척하여 여윈 사람에게서 많이 나타났고, 간혹 비대한 사람에게서 드물게 본 적도 있다. 대장경결이 있으면 요통, 경추염좌, 복통, 설사, 구안와사, 중풍전조증 피부질환 안질 등 여러 병증에 **大腸正格**으로 치료하면 치료효과가 잘 나타난다.

6. 곡천曲泉에서 음경 좌우에 이르기까지의 결핵

| 自兩脚曲泉 至陰莖左右 有結核 [濕症]

| 결핵(結核) 또는 성농기(成膿氣)가 있는 것은 모두 습열이 뭉친 것으로 脾正格으로 치료한다. [요결]

7. 곡함하曲頷下의 경결

의안

註 각진 턱 밑을 만져보아 멍울이 만져지는 것이 이 경결이다. 肝의 증후이다. 증상에 맞게 正格 勝格 熱症方을 선용한다.

8. 지양至陽혈 부위의 압통

의안

註 지양혈은 양쪽 견갑골 하각을 잇는 선이 만나는 점이며 제7흉추 극돌기 아래에 있다. 식체로 인해 압통이 발생하는 경우가 많으며 內庭 三里 三陰交혈을 瀉하면 된다.

9. 중부中府혈 부위의 압통

중부혈은 폐의 모혈이며, 수족태음경의 교회혈이다. 쇄골 아래 연을 따라가면 오구돌기(烏口突起)가 만져지고 그 내측연이 운문(雲門)이며 직하 1치가 중부이다.

압통이 있으면 폐정격 폐승격을 사용한다.

10. 천종天宗혈 부위의 압통

천종혈의 압통은 소장경락의 중요한 반응점이다. [월오]

11. 모혈募穴의 압통

| 폐(肺)-중부(中府), 심(心)-거궐(巨闕), 심포(心包)-단중(膻中)
| 간(肝)-기문(期門), 비(脾)-장문(章門), 신(腎)-경문(京門)
| 대장(大腸)-천추(天樞), 소장(小腸)-관원(關元), 위(胃)-중완(中脘)
| 담(膽)-일월(日月), 방광(膀胱)-중극(中極), 삼초(三焦)-석문(石門)

12. 배수혈背兪穴과 배부 2선혈의 압통

배부 제1선은 척추옆 1.5치이고 제2선은 3치이다.
| 폐(肺)-폐수(肺兪:3椎下)-백호(魄戶)
| 심(心)-심수(心兪:5椎下)-신당(神堂)
| 간(肝)-간수(肝兪:9椎下)-혼문(魂門)
| 비(脾)-비수(脾兪:11椎下)-의사(意舍)
| 위(胃)-위수(胃兪:12椎下)-위창(胃倉)
| 삼초(三焦)-삼초수(三焦兪:1腰椎下)-황문(肓門)
| 신수(腎兪:2腰椎下)-지실(志室)

| 대장수(大腸兪:4腰椎下)

| 소장수(小腸兪:뒤정중선의 바깥쪽 1.5치. 제1후천골공 높이)

| 방광수(膀胱兪:뒤정중선의 바깥쪽 1.5치. 제2후천골공 높이)-포황(胞肓:뒤정중선의 바깥쪽 3치. 제2후천골공 높이)

8장. 경락의 반응점 [침도원류중마]

1. 수태음폐경 手太陰肺經

| 中府 尺澤 孔最穴은 폐질환의 반응처이다.
| 孔最穴은 痔疾의 치료혈이나, 肺尖侵潤及喘息의 반응처이다.
| 風邪로 有熱時는 魚際의 근방에 압통이 生한다.
| 폐병은 缺盆痛이 있다.

2. 수양명대장경 手陽明大腸經

| 合谷은 신경쇠약증에 强壓痛이 있다.
| 三里는 大腸病에 반응점이 있다.

3. 족양명위경 足陽明胃經

| 梁丘는 위궤양과 위암에 硬結點을 촉지할 수 있다.

4. 족태음비경 足太陰脾經

| 血海는 瘀血의 반응점이다.
| 三陰交는 瘀血及月經不調의 반응점이다.
| 地機는 胃潰瘍及胃腸病의 반응점이다.
| 당뇨병은 地機와 脾兪에 반응점이 있다.
| 맹장염의 반응점은 腹結에 있다.

5. 수소음심경 手少陰心經

| 通里 陰郄 神門은 심장병에 반응점이 된다.

6. 수태양소장경 手太陽小腸經

| 天宗은 견비통의 반응점이다.

7. 족태양방광경 足太陽膀胱經

| 담석증은 膽兪에 반응점이 있다.
| 위궤양과 당뇨병은 左脾兪에 반응이 있다.

8. 족소음신경 足少陰腎經

| 보랑(步廊)은 늑간신경통에 압통이 있다.

9. 수궐음심포경 手厥陰心包經

| 所生病에는 掌中熱이 生한다.

10. 수소양삼초경 手少陽三焦經

| 所生病은 耳後肩臑肘臂外가 皆痛한다.

11. 족소양담경 足少陽膽經

| 完骨은 담석증의 반응점이다.
| 臨泣도 담석증의 반응점이다.

12. 족궐음간경 足厥陰肝經

| 月經不調及生殖器疾患 즉 자궁내막염 등은 肝兪及肝經에 반응점이 있다.

9장. 보사법 補瀉法

사암침법에 운용하는 보사법은 아래의 3가지 보사법으로 충분하며 이를 이용하여 보사를 한다. 보사의 작용은 시침하거나 발침할 때 나타나는 것이 아니며 경혈에 자침하여 경혈을 자극한 상태에서 일어나는 것이다. 자침한 상태에서 보사의 조작을 행하여 체내의 經氣를 조작하는 것이다.

1. 영수보사 迎隨補瀉

경맥 순행 방향에 따라 침을 놓는 것은 보법이고 반대 방향으로 놓는 것은 사법이다. 예를 들면 대장경은 손끝에서부터 발가락으로 경맥이 유주하기 때문에 양계혈에 침을 놓을 때 경락을 따라 비스듬하게 놓으면 보법이 되고, 경락을 거슬러서 비스듬하게 놓으면 사법이 된다.

2. 염전보사 捻轉補瀉

엄지손가락과 검지손가락으로 침자루를 잡고 내밀었다 들이밀었다 하는 식으로 비벼서 보사를 하는 방법이다. 검지손가락을 당기면서 비비면 손모양이 동그랗게 되는데 이런 조작을 하면 보법이 되고, 검지손가락을 내밀면 손모양이 직

선이 되는데 이런 조작을 하면 사법이 된다. 달리 원보방사(圓補方瀉)라고 한다. 요결에서는 이를 수법보사(手法補瀉)라고 하면서 오전과 오후가 상반되고 여자와 남자가 상반된다고 하였는데, 오전 오후 남자 여자에 차이를 두지 않고 원보방사로 치료하였음에도 효능에서 차이를 느끼지 못하였다. 따라서 요법에서 구분하는 방법을 따를 것이 아니라 원보방사의 보사법이 적합한 것으로 본다.

3. 구육보사九六補瀉

九數로 비비면 보법이 되고, 六數로 비비면 사법이 된다. 보사를 많이 해야 될 경우면 九三으로 27회, 六三으로 18회로 한다. 그러나 꼭 이 수를 채워야 보사가 되는 것은 아니며 보하는 횟수가 사하는 횟수보다 많게 하면 무방하다. 손발 끝의 혈은 통증이 심하기 때문에 1~2회의 조작을 하거나 영수보사만 하여도 된다.

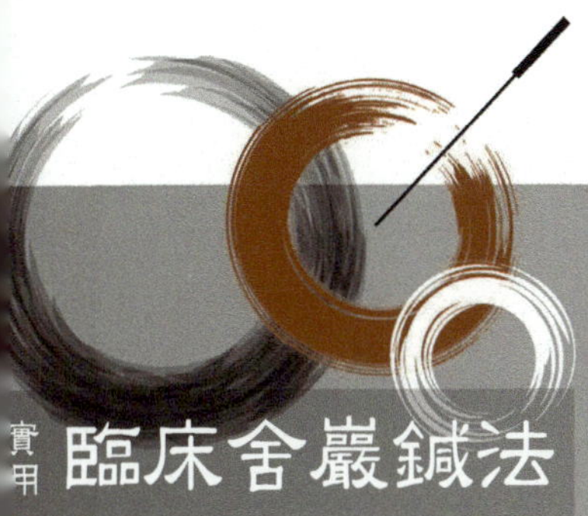

각 론

1장. 중 풍 中風

風이란 天地의 正氣가 山川에 부는 바람(噓氣)이니, 이런 까닭으로 하늘에는 氣, 땅에서는 木, 계절로는 春, 인체에는 肝, 병자에게는 邪氣이다. 따라서 天氣(날씨)가 흐려지면 風이 動하고, (風動하여) 地勢(지형)가 차가워지면 寒이 생긴다. 風은 肝木이고 寒은 본래 腎水이다. 이 때문에 인체의 기운이 허약해지면 風邪가 반드시 大腸腑를 손상시키니 補陽金而瀉火하고, 혈맥이 쇠잔해지면 寒邪가 腎臟을 손상시키니 溫陰土而平木한다. 陽水不足의 偏枯를 半身不遂라 하며 足三里로 치료할 수 있고, 風痱는 四肢不收이니 반드시 中脘과 丹田을 診(진찰, 치료)하고, 風懿는 갑자기 졸도하여 사람을 알아보지 못하니 능히 十宣穴로 치료하고, 군침을 줄줄 흘리면 마땅히 八邪穴을 통하게 한다. 이상에서 大略을 총괄했고 이어서 아래의 小節에서 八卦에 응하여 執症하였으니 五行을 자세히 살피고 (五行으로) 치료하여 병이 낫도록 한다.

風者天地之正氣 山川之噓氣 是故在天之氣 在地之木 節序之春 人身之肝
病者之邪也. 以此天氣濁而風動 地勢清而寒生 風是肝木 寒本腎水.
是故體氣虛弱 風必傷腑 補陽金而瀉火 血脈衰殘 寒可損臟 溫陰土而平木.
陽水偏枯 謂之半身不遂 可治三里, 風痱 謂之四肢不收 必診脘丹,
風懿 謂之奄忽不知 能治十宣, 流涎如浪 宜通八邪.
總上大略 繼下小節 應八卦而執症 察五行而治痊

의안

註 補陽金而瀉火는 膽勝格을 말하는 것이며, 風必傷腑는 大腸虛이므로 補陽土而瀉火[大腸正格]로 수정되어야 한다.
溫陰土而平木은 腎勝格을 말하는 것이며, 寒邪가 臟(腎臟)을 손상시키면 腎虛이므로 溫陰金而平土[腎正格]로 수정되어야 한다.

1. 풍의 風懿 (졸중풍 卒中風)

증상

| 奄忽不知人 ⇨ 갑자기 卒倒하여 人事不省이 된다.

치료법

| 十宣穴刺出血

의안

| 風懿忽奄不知人은 能治十宣最爲妙라. [신침가. 14]

| 十宣穴을 사혈한 후 合谷과 人中에 침을 놓는다. [의감]

| 중풍에는 續命湯類가 제일 좋다고 하는데 이것도 약간 낫게 할 뿐이다. 완전한 효과를 보자면 뜸뜨는 것이 제일 좋다. 중풍은 맥도(脈道)가 잘 통하지 않아 혈기가 막혀서 되는 것인데 이때에 뜸을 뜨면 맥도를 흥분시켜 혈기가 통하게 되므로 완전한 효과를 본다. [주후]

| 졸중풍으로 입과 눈이 비뚤어지고 담이 막혀서 정신을 차리지 못하는 데는 聽會 頰車 地倉 百會 肩髃 曲池 風市 三里 絶骨 耳前髮際[19] 大椎 風池 등 11개의 혈에 뜸을 뜬다. [본사]

19) 耳前髮際 : 귀앞의 머리털이 난 경계

2. 풍비 風痱 (중장 中臟)

증상

| 不省人事 痰涎上壅 喉中雷鳴 四肢不收 身無疼痛 言語蹇涉

⇨ 중풍의 裏症으로서 人事不省하고 가래와 늘침이 인후를 막아서 톱켜는 소리처럼 그렁거리고 四肢不遂하며 통증을 알지 못하고 言語蹇涉[20] 하다.

치료법

| 關元 氣海瀉. 又方 關元灸 1,000壯

| 心勝格+風池 추정

3. 졸풍불어 卒風不語

증상

| 卒然中風 言語不能 ⇨ 별안간 중풍으로 언어장애가 나타난다.

치료법

| 胃實 三里迎後正 二間補 風池 陽谷瀉

| 胃實 胃勝格+或加 三里迎後正 風池瀉 추정

1) 음 아瘖瘂

(1) 치료법

- 風府瘂門公孫瀉 魚際灸5壯 [특효방]

20) 언어건섭(言語蹇涉) : 언어건삽(言語蹇澀). 혀가 잘 돌려지지 않거나 의식이 뚜렷하지 못해서 말이 잘되지 않는 것. 어삽(語澀)과 같은 뜻이다.

- 暴瘖 肺虛 太白補 少府瀉 [單方歌] 註 肺正格

(2) 경험례

註 한 50세쯤의 부인이 갑자기 말문이 막혔다고 하여 왕진을 갔다. 환자는 정신은 명료하였고 단지 말만 못하였는데 혹시 꾀병인가 하여 十宣穴을 강하게 사혈했는데 환자는 움찔거리기만 하고 전혀 말을 하지 못했다. 그래서 風府瘂門公孫瀉를 시침하고 간간히 瀉했는데 20여 분이 지나자 발침하기 전에 갑자기 환자가 대성통곡하며 울었다.
발침을 하고서 자초지종을 물으니 조금 전에 자식일로 너무 어이없는 일을 당하고서 그렇게 되었다고 하였다. 세간에 너무 어이없어 말문이 막힌다는 말이 사실임을 알게 되었다. 肺正格도 치료법이 될 것이다.

2) 언어건삽言語蹇澀 [單方歌]

(1) 증상

- 혀가 잘 돌아가지 않거나 의식이 뚜렷하지 못해서 말이 잘되지 않는 것. [대사전]

(2) 치료법

- 心虛 大敦補 少海瀉 註 心正格
- 肺虛 太白補 少府瀉 註 肺正格
- 肥厚 大敦補 太白瀉 註 脾勝格

4. 각궁반장角弓反張

증상

| 卒然中風 角弓之狀 ⇨ 별안간 中風으로 角弓反張이 나타난다.

| 등이 가슴 쪽으로 휘어들어, 반듯이 누울 때 머리와 발뒤축만 바닥에 닿고 등이 들리는 증상. 경풍, 파상풍, 뇌막염, 뇌염 따위에서 나타난다. [대사전]

치료법

| 膽實 三里迎陽谷補 風池束骨瀉

| 膽實 膽勝格+或加 三里迎 風池瀉 추정

의안

| 角弓反張大腸虛니 三里補後陽谿瀉하라. [신침가. 6]

註 三里補後陽谿瀉는 大腸正格을 줄여 표현한 것이다. 大腸正格도 한 치료법이다.

경험례

60세의 한 여자가 胸部가 튀어나와 평인의 배로 되어서, 앉으면 튀어나온 가슴이 누웠을 때와 같고 腰背는 反張하고 右臂가 견인하였다. 이 증상은 大腸實症[註 膽實症의 오기로 추정된다] 角弓反張이며 陽谷補 三里迎 風池束骨瀉하니 數度에 유효하였다.

> 六十歲 一女子 胸凸立起 平人之倍 坐則胸凸 仰臥之狀 而腰背後反
> 右臂牽引矣. 此大腸實症 角弓反張也. 陽谷補 三里迎 風池束骨瀉 數度之有效.

5. 안대상 및 불능언어眼戴上及不能言語

증상

| 眼戴上 及不能言語 ⇨ 중풍으로 눈을 치켜뜨고 말을 못한다.

치료법

| 身柱(3椎) 神道(5椎) 灸各7壯補 三里瀉

| 중풍에 눈을 치켜뜨고 보지 못하는 데는 제2추골과 제5추골위에 뜸을 각 7장씩 뜨는데 동시에 뜨면 곧 낫는다. [강목]

註 강목의 내용이 적합하다고 본다.

6. 구금담색 口噤痰塞

증상

| 口噤痰塞 如引鋸聲 ⇨ 입을 악다물고 가래가 막혀서 목에서 톱질소리가 난다.

치료법

| 脾虛 風池迎後正 少府補 大敦瀉

| 脾虛 脾正格+風池. 或 脾實 脾勝格+風池 추정

의안

| 중풍 때에 담이 성하여 목에서 톱질하는 것 같은 소리가 나면서 약을 먹어도 내리지 않을 때에는 氣海 關元혈에 뜸을 2백~3백장 뜨면 죽게 되었던 사람도 다시 살아나게 된다. 5장의 기가 끊어져 위험한 증상이 나타날 때에도 뜸을 뜬다. [강목]

7. 유연여랑 流涎如浪

증상

| 脾虛不斂 流涎如浪 ⇨ 중풍으로 침을 줄줄 흘리는 증

치료법

| 通八邪

8. 편고偏枯 (중부中腑)

증상

| 半身不遂 口眼喎斜 言語不變 能知疼痛

⇨ 半身不遂, 口眼喎斜하고 言語가 不變하며 통증을 자각한다.

치료법

| 太衝補 中脘風市瀉

의안

註 偏枯의 일반치법이며 사암방은 아니다. 사암은 기본 치료방으로 心勝格을 제시하였으며, 心虛者는 先心正格 後心勝格으로, 肝實者는 肝勝格으로 치료한다.

9. 유중풍類中風

중풍과 비슷한 병증으로 정신을 잃고 갑자기 넘어지는 것은 중풍과 같으나 입과 눈이 틀어지거나 반신을 쓰지 못하는 것과 같은 후유증을 남기지 않는다. [대사전]

의안

註 정전엔 9-1~5가 中臟下에 있으나 침구대성, 허임방을 따라서 여기에 분류를 하였다.
유중풍의 증상과 치료법은 침구대성을 그대로 인용하였으며 사암의 치료법이라고 볼 수는 없다.

1) 간중肝中 (노중怒中)

(1) 증상

- 無汗惡寒 其色青 ⇨ 無汗 惡寒하며 안색이 푸르다.
- 유중풍의 하나로 몹시 성낸 탓으로 갑자기 정신을 잃고 넘어진 것을 말한다. [대사전]

(2) 치료법

- 肝實 太衝補 合谷瀉[21)]
- 又方 肝勝格 추정

(3) 의안

- 小兒驚風太衝補하고 合谷少府瀉自安이라. [신침가. 16]
- 素有癥癖發驚風엔 太衝補後合谷瀉하라. [신침가. 17]

⇨ 원래부터 체증이 있어 경풍을 발하거든 太衝穴을 補한 뒤에 合谷穴을 瀉하라.(오른쪽을 치료한다.) [요결]

註 소아의 경풍에 사관혈 양쪽을 시술하여 치료하였는데 곧 나았다. 좌우를 구분할 필요가 없다.

(4) 경험례

❶ 3세의 한 소아가 夜啼 때문에 그 아버지가 왼뺨을 때렸는데 손자국이 남았고 울음을 그쳤다. 다음날 아침에 음식을 평소와 같이 먹었는데 조금 지나자 面目이 크게 부어올랐다. 처음에 丹毒이나 胎熱로 의심하고 대장정격을 썼으나 효험이 없었고, 해질 무렵에 驚氣가 발작하였는데 안색은 푸르지 않았고 등에서 땀을 흘렸으며 驚氣亂方[太衝補少府瀉]으로 치료하여도 효험이 없어서 다시 肝中方을 쓰니 如神한 효과가 있었다. 구타하여 갑자기 驚氣가 된 것이 驚氣亂이 되지 않고 肝中이 된 것은 무슨 까닭인가? 소아는 血氣가 未定하므로 肝木이 항상 微弱하여 먼저 肝經이 受邪하므로 肝中에 이르게 된 것이다.

---

21) 사관혈(四關穴) : 합곡혈과 태충혈을 합한 4개의 혈. 소아 경풍, 의식을 잃었을 때, 경련, 팔다리의 진전 등에 쓴다.

三歲 一小兒 夜啼故其父打左頰 有手痕止哭 朝飮食自若 小間面目浮洪矣.
初疑丹毒胎熱 用大腸正格不驗. 及日暮發驚 氣色不靑 背汗出 用驚氣亂方不驗.
再用肝中方 見效如神. 急打卒驚 不爲驚氣亂 爲肝中者 何故也.
小兒之血氣未定 肝木常微弱 先肝受邪 故致肝中也.

❷ 한 소아가 돌연 안색이 푸르고 惡寒이 나며 氣絶하였는데 合谷太衝瀉[太衝補 合谷瀉 추정]하였더니 곧 깨어났다. 이것은 속칭 鱉腹[22](자라배)로 肝實症이므로 肝中方을 썼다.

一小兒 卒然面靑 惡寒氣絶. 合谷太衝瀉 卽醒.
此俗所謂鱉腹 是乃肝實症 苦用肝中方.

2) 심중心中 (희중喜中)

(1) 증상

- 多汗怕驚 其色赤 ⇨ 땀이 많고 놀라기를 잘하며 안색이 붉다.
- 심과 관련된 중풍. 정신을 잃고 말을 잘하지 못하며 열이 나고 땀이 나는 등 증상이 있다. [대사전]

(2) 치료법

- 心實 商丘補 大敦瀉
- 心實 心勝格 추정

3) 비중脾中 (사려중思慮中)

(1) 증상

- 汗多身熱 其色黃 땀이 많고 몸이 더우며 안색이 누렇다.

22) 별복(鱉腹) : 腹瘧. 어린아이에게서 왼쪽 계륵부 아래에 단단한 종물(腫物)이 생기면서 학질처럼 추웠다 더웠다하고 대변색이 누르스름하며 몸이 점차 쇠약해지는 병증. 비장종대에 해당한다.

- 脾氣가 허한데 풍사가 침입해서 생긴다. 몸이 나른하여 움직이기 싫고 땀이 많이 나면서 바람을 싫어한다. 또 설근이 뻣뻣하여 말을 더듬으며 입과 얼굴이 한쪽으로 틀어지고 피부에 감각이 없으며 배가 불러 오르고 번열이 나며 정신은 술 취한 사람 같으며 팔다리를 놀릴 수 없다. [대사전]

(2) 치료법

- 脾虛 少府補 大敦瀉
- 脾虛 脾正格 추정

(3) 경험례

15세의 한 여아가 처음에는 惡寒을 느끼더니 별안간 昏沈[23]으로 변하여 喉中에서 때로 톱질 켜는 소리가 나며 안색이 붉고 땀이 많았다. 面赤多汗은 心中과 흡사하나 또 喉中에 톱질 켜는 소리가 나는 것은 무슨 까닭일까? 문진하니 수일전 점심에 찬 쌀밥을 먹고 그날 밤 喘急하며 고통스럽게 보내면서 오래도록 소화되지 않은 내용물 여러 사발을 토한 후 이어서 昏沈이 시작되었다 한다. 그래서 脾中虛로 깨닫고 少府補 大敦瀉하므로 곧 깨어났다.

> 十五歲 一女兒 始初作惡寒 卒然變昏沈 喉中時作曳鉅(鋸)聲 面赤多汗.
> 面赤多汗 似心中 又喉中曳鉅(鋸)聲 何故也. 爲問診 數日前 午食米冷飯
> 其夜惱宿喘急 久久吐未消化物數椀 連作昏沈云 方覺脾中虛 少府補 大敦瀉 卽醒.

4) 폐중肺中 (기중氣中)

(1) 증상

- 汗多惡風 其色白 ⇨ 땀이 많고 바람기를 싫어하며 안색이 하얗다.
- 중풍의 하나. 폐와 관련된 중풍을 말한다. 중풍 발작 시기에 기침이 나며 숨이 차고 저절로 땀이 나며 얼굴빛이 창백하고 코를 고는 등 증상이 나타난다. [대사전]

---

23) 昏沈(혼침) : 혼침하다. 정신이 아주 혼미하다.

(2) 치료법

- 肺虛 太白補 少府瀉
- 肺虛 肺正格 추정

(3) 경험례

50대 초반의 남자. 체격은 보통인데 갑자기 우측 손에 힘이 빠져서 물건을 잡을 수 없고 일주일 후에는 우측 반신을 전혀 쓰지 못하였다. 병실에 들어가 보니 늦여름인데도 창문은 꼭 닫혀있고 에어컨이나 선풍기를 전혀 사용하고 있지 않는지라. 이 환자는 氣中이구나하고 물어보니 바람이 싫다고 하였다. 氣中方으로 치료하니 팔다리를 조금 움직일 수 있었다. 다음날 한 번 더 시술하고 퇴원하여 직업에 종사 잘하고 있다. [월오]

5) 신중腎中 (허로중虛勞中)

(1) 증상

- 汗多身冷 其色黑 ⇨ 땀이 많고 몸이 차며 안색이 검다.
- 신허중풍은 피부를 만지면 차가운데 땀이 많다. 여름에 냉수에 샤워한 것 같이 몸이 축축하며 차갑다. 얼굴이 검고 윤기가 없다. [월오]

(2) 치료법

- 腎虛 經渠補 太白瀉
- 腎虛 腎正格 추정

6) 담중膽中 (경중驚中)

(1) 증상

- 眼目牽連 鼾睡不醒 其色綠

  ⇨ 眼目이 땅기며 코를 골고 깊이 잠들어서 깨어나지 못하며 녹색을 띤다.

- 口眼牽連 酣睡不醒 其色綠 膽虛症 通谷補 委中瀉 [침구대성]
- 갑자기 놀라서 정신을 잃고 넘어지는 것. [대사전]

(2) 치료법

- 膽虛 通谷補 商陽瀉
- 膽虛 膽正格 추정

7) 위중胃中 (식후중食後中)

(1) 증상

- 飮食不下 痰涎上壅 其色淡黃
  ⇨ 음식이 내리지 않고 痰涎이 윗부분에서 막혔으며 안색이 淡黃色을 띤다.

(2) 치료법

- 胃虛 陽谷補 臨泣瀉
- 胃虛 胃正格 추정

10. 태식선비太息善悲

증상

| 太息及悲悵之狀 ⇨ 한숨을 쉬고 슬퍼하고 원망스러운 표정이 역력하다.

치료법

| 心虛 神門補 日月三里瀉.
| 或 肺虛 肺正格+神門日月三里 추정

의안

| 行間 丘墟 神門 日月을 刺針 혹 뜸뜬다. [명가비방]

11. 반신불수 半身不遂

증상

| 言語蹇涉 半身不遂 ⇨ 언어를 더듬거리며 半身不遂한다.

치료법

| 心虛 大敦補 太白瀉

| 心虛實 先心正格 後心勝格 추정

의안

| 中風語澁癱瘓證은 先補大敦太白瀉라. [신침가.1]

| 반신불수에 百會 顖會 風池 肩髃 曲池 合曲 環跳 風市 三里 絶骨혈에 뜸을 뜬다. [자생]

| 몸 한쪽을 쓰지 못하는 데는 환도혈이 중요한 혈로 된다. [강목]

| 중풍으로 몸 한쪽을 쓰지 못할 때에는 크게 經氣를 통하게 하는데 從陽引陰[24] 한다. 지음과 용천, 중충과 관충, 규음과 대돈, 소상과 상양, 여태와 은백, 소충과 소택혈이다.

| 크게 경기를 통하게 하는데 從陰引陽[25]한다. 소상과 상양, 여태와 은백, 소충과 소택, 지음과 용천, 중충과 관충, 규음과 대돈혈이다. 이것들은 12경의 정혈이다. 나겸보(羅謙甫)가 조승판(趙僧判)이 중장풍을 앓는 것을 치료할 때 12개

---

24) 종양인음(從陽引陰) : 양경에 병이 있을 때 그것과 표리 관계인 음경의 정혈에 침을 놓아 음경의 經氣를 통하게 하는 침법이다. 예를 들면 양경인 족양명위경에 병이 있을 때 그것과 표리 관계인 족태음비경의 정혈인 은백혈에 침을 놓는 방법 등이다. 종양인음은 주로 중풍, 반신불수 때에 쓴다.

25) 종음인양(從陰引陽) : 음경에 병이 있을 때 그것과 표리 관계인 양경의 정혈에 침을 놓아 양경의 경기를 통하게 하는 침법이다. 예를 들면 족태음비경에 병이 있을 때 그것과 표리 관계인 족양명위경의 정혈인 여태혈에 침을 놓는 방법 등이다. 종음인양은 주로 중풍, 반신불수 때에 쓴다.

의 정혈에 침을 놓으니 곧 나았다. 또 장안무(張安撫)가 중장풍을 앓는 것을 치료할 때에도 12개의 정혈에 뜸을 떴는데 나았다. [보감]

| 풍을 치료하는데 쓰이는 7개의 혈은 백회, 귀 앞의 머리털이 난 경계[耳前髮際], 견정, 풍시, 삼리, 절골, 곡지혈 등이다. 어떤 처방에는 풍지, 합곡, 견우, 환도혈을 포함하여 모두 9개의 혈로 되어 있다. [자생]

| 모든 중풍 때에는 뜸을 떠야 한다. [본사]

註 心虛한 半身不遂에 大敦補 太白瀉하였으나 효능이 없었다. 大敦補는 심정격을 말하고 太白瀉는 심승격을 말하는 것이다. 大敦補 太白瀉로 心正勝의 복합처방은 되지 않으므로 先正格 後勝格해야 한다.

중풍의 기본 처방은 心勝格이다. 그런데 심허한 사람은 심기가 부족하므로 心勝格을 쓰더라도 부족한 심기로 인해 효능이 부족하게 된다. 따라서 心正格으로 허한 기운을 보충해주고서 心勝格으로 그 기운을 깊은 곳까지 보내게 되면 치료가 되는 것이다.

心症은 성격이 쌀쌀하거나 과도한 스트레스가 있는 사람에게 특히 유효하리라고 본다. 사암 필사본에 중풍문에 특히 오류가 많이 있다. 사암 관련 책에서 이를 지적한 것을 보지 못했다. 앞으로 많은 연구가 있어야 할 것이다.

경험례 1

60세의 한 노인이 言語蹇澁하고 左手足이 힘이 없고 조금 부종이 있으며 건보(蹇步)[26]로 겨우 호정출입[27]을 한 지가 이미 7, 8년이 되었다. 이것은 心虛症 半身不遂이므로 大敦補 太白瀉하기 數度에 부종이 빠지며 몸이 가벼워지고 행보가 미약하나마 편하게 되었는데 집은 멀고 긴한 일이 있어서 완쾌되지 못하고 돌아갔다. 左病이므로 右治하였다.

六十歲 一老人 言語蹇澁 左手足無力 而微浮蹇步 僅戶庭出入 旣七八年矣.
是謂心虛而半身不遂 大敦補太白瀉.
數度身輕浮去 行步弱便 家遠事緊 未快除而去. 左病故右治.

---

26) 건보(蹇步) :걷는 것을 머뭇거리며 괴로워하는 것
27) 호정출입(戶庭出入) : 병자나 노인이 겨우 마당 안에서만 드나듦.

경험례 2

50세의 한 부인이 별안간 昏沈하여 左手足을 뻗고 움직이지 못하며 右手는 가슴에 대고 一刻[28]에 3번씩 흔들며 右足은 무릎을 구부려 세운 채로 있었다. 문진하니 병이 초저녁에 시작하여 昏沈 氣陷하고, 코에서 호흡하는 소리가 있는 듯 없는 듯하며, 이를 악물어 약을 넘길 수가 없으며, 얼굴이 누렇고 눈이 푹 들어갔는데, 내가 도착한 시간은 계명시였다. 面黃은 脾中과 비록 유사하지만 그러나 이 여인은 일찍 과부가 되어 心備(心慮)가 많았으며 또 손이 떨림이 있으니 心虛症이므로 이 처방을 썼다. 大敦補 太白瀉하니 곧 기사회생하였다. 이 증세에 수회에 걸쳐 치료된 것이 아닐 따름이며 이 병증을 여러 번 검증하였다.

> 五十歲 一婦人 卒然昏沈 左手足伸而不動 右手持胸一刻搖三次
> 右足曲膝而立定. 爲問診 始初也 昏沈氣陷 鼻上聽息 若存若無 齒閉不得藥餌
> 面黃目陷 至鷄鳴時 面黃雖似脾中 然此女人早孀 多有心備 又有手振 心虛症
> 故用此方. 大敦補 太白瀉 卽起死回生. 非數止此而已 多試此症.

1) 좌탄우탄左癱右瘓

| 左癱 肝正格 右瘓 肺正格 [특효방]

註 癱瘓은 正格으로 치료되지 않는다.

12. 구안와사口眼喎斜

증상

| 口眼牽引 喎斜之狀 ⇨ 구안이 비뚤어지고 눈을 깜짝이지 못한다.

치료법

28) 일각(一刻) : 한 시간의 4분의 1. 곧 15분을 이른다. 아주 짧은 시간.

| 肝實 少海補 然谷瀉 三里迎 完骨正
| 膽實 商陽補 通谷瀉
| 心寒 心寒症方[然谷少府補 陰谷少海瀉] 추정
| 膽虛 膽正格 추정

의안

| 口眼喎斜少海補오 然谷瀉後自然安이라. [신침가. 3]
| 內經에 족양명경맥은 입을 끼고 입술을 둘러쌌기 때문에 이 經脈에 병이 생기면 입이 비뚤어지고 입술이 찌그러진다고 씌어 있다. 이것은 胃土의 經脈에 邪氣가 침범한 것이다. [강목]
| 구안와사에 청회, 협거, 지창혈에 뜸을 뜬다. 또 한 가지 방법은 오른쪽이 비뚤어졌으면 왼쪽 귀 앞의 움푹한 곳에 뜸을 뜨고, 왼쪽이 비뚤어졌으면 오른쪽의 움푹한 곳에 뜸을 뜨는 것인데 각각 14장씩 뜨면 곧 낫는다. [강목]
| 間使[大陵 上3치]에 뜸을 21장을 뜬다. 입이 좌측으로 돌아갔으면 우측[환측]에, 우측으로 돌아갔으면 좌측에 뜸을 뜬다. [명가비방]
| 구안와사 환자가 발병 초에 耳後側 예풍 완골 뇌공 부위에 통증을 호소할 때가 있는데 이것은 일반 치료로는 잘 낫지 않는다. 이때 膽正格을 쓰면 빨리 소실된다. [연구]

註 소해보 연곡사는 心熱症方[陰谷少海補 然谷少府瀉]을 표현한 것이다. 구안와사는 얼굴을 차게한 후에 오는 경우가 있는데 이런 한랭성의 치료법으로 제시한 것이 心寒症方[然谷少府補 陰谷少海瀉]이며, 소해보연곡사는 전서의 오기로 추정된다.

구안와사는 초기의 치료가 중요하다. 안면부의 한기로 인해 구안와사가 되었는데 초기의 대처가 미흡하여 치료되지 않고 일정 시간이 지나고 안면의 한증이 사라진 후나 처음부터 한증이 아닌 경우에는 心寒症方으로 치료되지 않는다. 그런 경우에는 膽正格 胃正格을 쓰며 대장경결이 있으면 大腸正格을 쓴다. 또한 외부 증후가 있으면 증후에 따른 치료법을 쓰는데, 시일이 오래 경과된 경우에는 치료를 장담하기 어렵다.

경험례 1

15~6세의 한 여아가 왼쪽 눈을 가늘게 뜨고 우측 입술을 좌측으로 돌아갔으며[좌측안면신경마비], 왼 손가락이 흔들려서 감내하지 못하였는데 이미 6~7일이 되었다. 문진하니 그 사람이 몹시 냉랭한 것이 특징이었다. 이것은 心實症이므로 少海補 然谷瀉하니 즉시 돌아왔다.

十五六歲 一女兒 左目微 右脣左便動 搖左手指 堪耐不能 旣六七日矣.
爲問診 其人 甚冷冷特徵也. 此心實症 故少海補然谷瀉 卽還矣.

경험례 2

註

❶ 50대의 한 부인이 과로한 상태에서 차가운 재봉틀에 얼굴을 대고 자고난 후 구안와사가 왔다. 몸이 수척하고 혈색은 위황하였으며 몸이 냉한 상태였다. 발병일에 내원하였는데 좌측이 와사가 있어서 우측으로 心寒症方으로 치료하였다. 3회 치료하니 얼굴이 점차 나아지고 근육도 부드러워졌으며 7회 치료로 완치되었다. 치료과정에서 병세가 악화되지 않았고 나날이 증세가 호전되는 것을 보았다.

❷ 40대의 한 남자가 耳後 완골부위에 통증이 있은 후 좌측 구안와사가 되었는데 그간 다른 곳에서 치료를 받고는 1달 보름이 지난 후 본원에 왔다. 좌측 눈썹을 올려도 주름이 잡히지 않았고 좌측 볼에 감각이 아직도 둔하고 좌측 콧방울이 함몰된 듯하며 움직이질 않는다고 하였다.

복늘 진찰하니 大腸硬結이 있어서 우측으로 大腸正格을 썼는데 7회 치료 후에 볼의 감각이 나아졌고 이마의 주름도 약간 생겼으며 다시 7회 치료 후에는 콧방울이 움직이고 볼의 감각도 이전보다 나아졌고 이마의 주름도 나아졌다. 사정이 있어서 침치료를 중단하였으며 한약은 계속 복용토록 하였다. 6개월 후에 만나서 보니 콧방울의 움직임도 좋아졌고 눈썹의 움직임도 좋아졌으며 입도 좌우로 균형이 잡혀 이전의 모습은 찾아볼 수 없었다. 치료하는 과정에서 체질이 소양인이어서 獨活地黃湯을 복용하였으며 도합 3제를 투여하였다.

❸ 50대의 한 남자가 우측의 구안와사가 왔다. 신체는 건장하고 피부는 검은 편이고 몸에 열이 많았다. 耳後의 통증은 없었고 자고나서 보니 구안와사가 왔다고 하였다. 발병일 다음날 본원에 왔다. 말초성이구나 하고

안이하게 생각하고 심한증방으로 환측에 치료하였다. 그런데 차도는 없이 7일이 지났다. 그제서야 진단이 잘못됨 것을 알고 살펴보니 대장경결도 없었으며 몸에 열이 많은 열체질임을 알고서 한증에 쓰는 심한증방으로는 치료되지 않는다는 것을 알게 되었다.

구안와사가 耳後의 완골(完骨 : 膽經)에서 반응을 하는 관계로 耳後의 통증은 없었지만 膽正格으로 환측으로 치료하였다. 3일을 치료하니 눈과 입술의 근육이 부드러워 지고 안면의 감각이 전보다 회복되었다고 하였다. 7일을 더 치료하니 호전상태가 더욱 역력해져서 입과 눈이 정상으로 돌아와서 치료를 종료하였다. 치료할 때 환측과 건측을 구분하는 것은 큰 의미가 없다. 둘 다 치료효능이 있는데 환측이 조금 더 효능이 좋은 것 같다.

13. 편풍구와 偏風口喎

증상

| 偏風之症 及口眼喎斜 ⇨ 중풍으로 반신불수하고 口眼喎斜가 있다.

치료법

| 肝虛 勞宮補 照海前谷完骨瀉

| 肝實 肝勝格 或加 完骨風池三里 추정

| 心虛實 先心正格 後心勝格 或加 完骨風池三里 추정

의안

| 偏風口喎乃肝實이니 勞宮補後照海瀉라. [신침가. 2]

註 구안와사에 少海補 然谷瀉, 勞宮補 照海前谷完骨瀉하였으나 둘 다 효능이 없었다. 그리고 위의 경험례는 중풍의 와사인데 와사가 있으면 와사방으로 중풍치료도 같이 되는 것 같다. 중풍 치료에 心實方은 있지만 肝實方은 없는데

와사가 있다면 肝實方도 유력할 것이다. 중풍으로 환측을 불용할 경우는 左病右治한다.

경험례 1

6, 7세의 한 남아가 좌측 口眼喎斜하고 左手足不遂하며 腰背가 無力하여 비록 부축해 앉혀도 지지가 곤란하였다. 이 증상은 肝虛症이므로 勞宮補 照海瀉하니 2도에 앉고 3도에 행보를 하고 5도에 쾌차하였다.

> 六七歲 一男兒 左口眼斜 左手足不遂 要背無力 雖扶坐支持困難.
> 此肝虛症 故勞宮補照海瀉 二度而坐 三度行步 五度而差.

경험례 2

60세의 한 남자가 산에 가서 땔나무를 하러 산에 갔다가 갑자기 정신을 잃고 쓰러져서 左手足不遂하고 눈동자는 우측으로 돌아가서 黑睛이 보이질 않으므로 물체를 볼 수 없었고 腰背가 無力하였다. 이것은 肝虛症이므로 勞宮補 照海瀉하니 1도에 앉고 2도에 지팡이를 짚고 여러 차례 활터로 보행하였고 3도에 행보가 보통 때와 같아졌고 口眼도 평소와 같이 되었다.

> 六十歲 一男子 入山取薪 卒然昏倒 左手足不遂 瞳子右轉 無黑睛故 不能視物
> 要背無力. 此肝虛症故 勞宮補照海瀉.
> 一度而坐 二度扶杖 步數射地 行針三度 行步自若 口眼如常矣.

14. 윤 동 瞤動 [신침가]

증상

| 눈꺼풀이 저절로 푸들푸들 떠는 증상.

치료법

| 心實 少海補 太白瀉

| 心實 心勝格 추정

경험례 1

註 50대의 부인이 안면경련증상이 있어서 心勝格을 환측에 시침하니 1회에 반감하고 3회로 치료되었다. 또 한 50대의 부인이 스트레스를 너무 많이 받고 있는 상태에서 안검경련이 발생하였다.
환측에 心勝格으로 치료하니 3회부터 경련 횟수가 줄었고 10회로 치료되었다. 시일이 오래 경과된 안면경련의 경우에도 수회에 효과를 보았다. 틱에는 사용해보질 못하였다.

경험례 2 【틱】

모 교수의 자제로 13세임. 신경이 예민하여 얼굴을 찡긋찡긋하고 평상시에도 턱을 끄덕끄덕한다. 肝風木으로 보아 肝補針[肝正格]을 5회 시술하였더니 효과가 있었다. [연구]

註 혹 肝實 또는 心實이 유력할 것으로 추정된다.

15. 편신양 여충행 遍身癢如蟲行

증상

| 遍身癢如蟲行 不可忍

⇨ 전신이 벌레가 기어가는 것과 같이 굼성거리고 가려워서 참을 수 없는 증

치료법

| 心實 太衝陰谷補 大敦瀉光明正

| 心實 心勝格 或加 太衝迎後正光明正 추정

의안

| 全身痒如虫行 大腸正格 又太衝迎 陰谷理 大都瀉(특효방)

| 온몸이 가려워 미치겠다는 사람은 心實의 증상이고 중풍을 맞기 전에 피부가 가려운 증상이 있는데 心의 항진을 조심해야 한다. [신연구]

註 心實로 心勝格이 기본방이며, 大腸硬結이 있으면 大腸正格으로 치료한다.

16. 역절풍 歷節風

증상

| 全身骨節 如虎咬之狀 ⇨ 전신 관절이 호랑이에게 물린 것처럼 아프다.

치료법

| 腎虛 完骨迎 經渠補 太白瀉

| 腎虛 腎正格 或加 完骨 추정

의안

| 痛風歷節腎經虛니 先補經渠太白瀉라. [신침가. 5]

註 痛風門에 白虎歷節風이 있으며 처방으로 肺勝格을 썼다. 여기서 역절풍에 腎正格을 쓴 것으로 보아 寒冷性으로 온 뼈마디의 아픔 정도일 것이며, 신수혈의 압통이 있을 것으로 추정되며, 다발성 관절염으로 온 역절풍은 肺勝格이 적합하다.

경험례 1

20세의 한 남자가 房事한 다음날 종일토록 오한이 나다가 저녁 먹은 후에 별안간 手顫症이 진정되지 않으며 두 눈을 위로 치뜨고(戴眼[29]) 한때 寒戰을 하다가 겨우 氣息(호흡)이 소통되었는데 빈번히 손으로 입속을 가리키므로 간병자가 입을 젖혀서 보니 혀끝이 목안으로 縮入되었으며, 혹 無汗하고 面色萎黃하고, 혹 發狂처럼 발작하였는데 이미 하루가 지났다. 歷節風 本方을 썼는데 補瀉가 끝나기 전에 전신에 땀이 나고 氣息이 평소처럼 되었으며 다만 언어가 平人보다 조금 다를 뿐이었다. 그런즉 色後傷寒은 대체로 歷節風이 되는 것이로구나.

二十歲 一男子 房後翌日 終日惡寒 夕後卒然 手顫不鎮 兩眼戴上 寒戰一頃 僅通氣息 頻頻而手 自指口內 看病者開視口內 舌端喉中縮入 或無汗色黃 或作如狂 旣徑一日矣. 用歷節風本方 未盡補瀉 全身出汗 氣息如常 但言語小異於平人. 然則色後傷寒 多是歷節風歟.

경험례 2

34살의 남자가 온몸 뼈마디가 아픈데 심할 때는 견딜 수가 없어서 죽음까지 감행할 생각을 했다고 한다. 유독 척추 전체의 통증이 더 심하다고 한다. 이 환자는 腎虛로 歷節風方으로 치료했더니 밤에 통증으로 수없이 깨고는 했는데 지난밤에는 한 번 깨고 이후 잘 잤다고 한다. 10회를 치료하니 병원 약을 중단하게 되었으며 이후 30회를 더 치료했다. [동이]

17. 적전풍 赤癜風 [요결]

증상

| 피부 일부분에 적색 알레르기를 나타내는 증상

치료법

| 魚際(肺火)陽谿(大腸火)勞宮(心包火)少府(心火)陽谷(小腸火)行間(肝火)解谿(胃火) 陽輔(膽火)崑崙(膀胱火)瀉

29) 대안(戴眼) : 눈을 위로 치뜨고 눈알이 돌아가지 않는 것. 병이 위중한 단계에서 나타나는 하나의 뇌신경 장애증상이다. 소아급경풍, 전간 때 흔히 볼 수 있다.

18. 적백전풍赤白癜風 [요결]

증상

| 피부 일부분에 적색 혹은 백색 알레르기를 일으키는 증상.

치료법

| 曲澤穴에 침으로 차침한 후 좋은 상품 먹을 갈아 넣으면 알지 못하는 사이에 없어진다.

19. 풍 단風丹 [신침가]

증상

| 피부에 희끄무레한 반점이 생겼다가 물집이 되어 터져서 누런 진물이 나오며 아픈 증상.

치료법

| 三里補 陽谷瀉

| 大腸正格 추정

20. 전구증상 註

중풍의 초기에는 일반적으로 弦滑하거나 脈弦硬而張한 것이라고 알려져 있지만 혹은 寸盛尺虛하거나 혹은 맥의 크기가 정상맥에 비하여 수배에 달하는 경우도 있다.

환자의 연령이 40세 이후이면서 자주 眩暈 頭重感이 유발되거나 갑자기 건망증이 심해지거나 혹은 두통이나 耳聾 耳鳴이 심해지는 경우도 있다.

胸部에서 頭部로 때때로 氣上衝이 발생하며 소화가 잘 되지 않거나 혹은 吃逆이 갑자기 자주 발생할 수도 있다. 흉부에 항상 번조감이 있거나, 혹은 心中에서 때때로 열감이 발생하거나 혹은 때때로 갑자기 졸음이 참기 힘들어지면서 수면시간이 늘어나거나, 역으로 갑자기 수면이 불리해지고 入眠이 힘들면서 胸悶 煩悶感이 있다.

舌體와 舌根에 不利感 및 痲木感이 있거나, 혹은 확장된 느낌이 있고 언어의 구사가 잘 되지 않는다.

반신에 痲木不遂한 감각이 있고, 혹은 행동이 불리하거나 어둔한 느낌이 있다. 보행과 행동이 편하지 못하고 혹은 때때로 어지럽다고 느끼면 자꾸 쓰러지려 하거나 혹 스스로 머리가 무겁고 다리가 떠있다고 하거나 가볍다는 느낌이 있으면서 발밑에 솜을 밟는 느낌이 나타난다.

평상시에 비해서 성격이 갑작스럽게 변한다고 자각하거나 타인이 지적한다. [以上침법]

의안

| 때 없이 정강이나 집게손가락, 가운데손가락이 시글고 아프면서 마비되었다가 다시 풀리곤 하는 것은 중풍의 전구증상이다. 足三里와 絶骨혈에 뜸을 각각 3장씩 떠야 하는데 가을과 봄에도 뜸을 떠서 늘 양쪽다리에 구창(灸瘡)이 생기도록 하는 것이 좋다. [자생]

| 대체로 사람들은 이 방법을 믿지 않기 때문에 뜸뜨는 것을 싫어하다가 갑자기 죽게 되는 그 이유는 무엇인가. 그것은 풍이 5장에 들어갔기 때문이다. 풍병이 있는 사람은 이것을 반드시 알고 있어야 한다. [강목]

| 팔다리가 저리거나 아프다가 풀리는 것은 풍이 육부에 들어가려는 전구증상이다. 그러므로 이런 때에는 먼저 百會 曲鬢 肩髃 曲池 風市 三里 絶骨혈에 뜸을 떠야 한다. [자생]

| 가슴이 울렁거리고 기분이 좋지 않으면서 혹 팔다리가 마비되는 것은 풍이 오장에 들어가려는 전구증상이다. 그러므로 이런 때에는 먼저 百會 風池 大椎 肩井 曲池 間使 三里혈에 뜸을 떠야 한다. [자생]

| 風證三里曲池補오 魚際陷谷瀉自安이라. [신침가. 7]

註 전구증상에는 먼저 뒷목의 風門이나 귀뒤의 완골 부위에 습부항을 충분히 한다. 그리고 心虛하면[4, 5指麻木] 心正格, 心實하면[頭痛眩暈] 心勝格, 肝實이면 肝勝格, 膽虛[項强, 偏頭痛]면 膽正格, 膽實[偏頭痛, 刺痛甚]이면 膽勝格으로 치료하며, 大腸硬結[또는 食指麻木]하면 大腸正格으로 치료한다. 마비 부위가 현저하면 해당 경락을 취혈하여 正格으로 보한다.

경험례 1

註 ❶ 50대의 한 남자가 근래에 과로와 신경을 썼는데 전날부터 뒷목이 무겁고 두통이 심하며 어지럽고 우측 손가락 2~4지가 마목하여 감각이 둔했다. 체격은 건실하였고 맥은 실하였다.

이 증상은 중풍의 전구증상이며 먼저 풍문(風門) 대저(大杼) 부근에 습부항을 하고 우측에 肝勝格으로 치료하니 증상이 약간 나아졌다. 다음날에 증상을 보니 마목은 여전하지만 두통 현운 증상은 다소 개선되었다. 肝勝格으로 3일을 더 치료하니 마목은 손끝만 약간 남았으며 현운은 거의 없어졌는데 전체적인 두통이 우측의 편두통으로 나타났다. 그래서 편두통이 있는 우측에 膽勝格으로 치료하니 4회의 치료로 편두통이 소실되었으며 이후 조리용으로 보름 정도 더 치료받도록 하였다.

肝勝格으로 치료하면서 편두통 기운이 보이면 膽勝格으로 치료하였다. 치료과정에 습부항을 하곤 하였는데 습부항을 하면 두통과 마목의 증상이 훨씬 빠르게 개선되는 것을 알 수 있었다. 또한 마목의 주된 경락을 찾아서 치료하는 것도 좋은 방법일 것이다.

❷ 60대의 한 부인이 자주 두통과 현운이 있었고 좌측 손의 마목 증상이 여러 해 지속되었다. 체격은 여윈 편이고 신경이 예민하고 촌맥이 장(長)하였다. 이는 心의 증상으로 心勝格으로 치료하였고 가끔 心正格으로 심기를 보충하였는데 약 1달의 치료로 전체 증상이 없어졌고, 아울러 아주 차갑던 손발이 따뜻해졌다.

경험례 2

중풍 환자가 오면 반드시 먼저 아프고 반응하는 부위를 묻는다. 즉 먼저 이상감각이 오는 부위를 살피는 것이다. 한번은 어떤 환자가 중지에서 마비가 오기 시작했다고 하였다. 중지는 심포경인데 관상동맥에 이상이 오지 않았나 하는 생각이 들었다. 주된 증상은 語澁이었다. 心包正格을 놓았더니 중지의 마비는 물론 말도 잘하게 되었다. [연구]

경험례 3

53세 남자. 정신적인 피로가 반복된 상태에서 혀의 감각이 이상하다고 호소하여 설진을 하니 혀의 모양이 U자를 이루지 못하고 좌측으로 편위를 보였으며 다소 언어구사가 불리하며 CT상 뇌경색 초기로 진단되었다. 심허로 보고 心正格으로 치료하였는데 자심 즉시 혀의 운동이 원활해 졌으며 불완전하지만 U자를 이루어지기 시작했다. 3주에 9회의 치료로 거의 정상을 이루고 언어의 구사가 원활하여 치료를 중단하였다. [침법]

21. 그 외 경험례

40세의 한 부인이 별안간 추워하면서 부들부들 떨며 肢節이 疼痛하였는데 십여 일이 지난 후 통증이 심한 것은 가라앉았으나 落頷(턱이 빠짐)이 되어 언어와 視物이 불능하며 사지가 痿痺하여 轉側이 불능하고 全身이 수척하며 약간 자흑색이었고 兩脚 魚腹[承山穴]內 太陽筋이 때로 拘攣하며 起坐에 부축 받으며 兩脚의 無力하기가 兩臂보다 심하였는데 이미 4~5달이 되었다. 膀胱正格을 쓰기 數度에 지팡이를 짚고 호정출입하였으며, 4~5일 후 落頷이 半收되어 손으로 맞히니 잠시 뒤에 약간 그치게 되었는데, 家事가 많아 조금이나마 돌보려고 급히 돌아갔는데 마을을 지나갈 때는 걸어서 근근이 갔다.

> 四十歲 一婦人 卒然振寒 肢節疼痛 十餘日後 痛勢小歇 落頷而不能言語
> 不能視物 肢節痿痺 轉側不能 全身瘦瘠而微紫黑 兩脚魚腹內太陽筋 時或拘攣
> 任起居 而兩脚之無力 甚於兩臂 旣四五朔. 用膀胱正格 數度能扶杖 戶庭出入
> 四五日後 落頷半收以手合之 能小止一頃 以家事之多小看 急歸時僅通閭里之步.

2장. 상 한 傷寒

해수는 肺寒症이고 구토는 胃熱症이니, 해수에 天突補 肓腧瀉하고 구토에 丹田迎 氣海正하면 肺寒과 胃熱이 쉽게 평정되는데, 가려서 벌을 주고[瀉] 완전한 데는 상을 주면[補] 저절로 나아서 흉복통이 그치는데, 죄를 벌주는 것을 같이 하여야 치료에 뛰어나다. 비록 상한이나 온병이라 하더라도 함께 통하니, 겨울에 한사에 감촉된 것은 腎虛[腎正格]이고, 봄에 온사에 병든 것은 肝實[肝勝格]이며, 여름에 열사에 감촉된 것은 心弱[心正格]이고, 가을에 냉기에 병든 것은 肺濁[肺勝格]이다. 그러므로 寒病은 표증이 많으니 보법[正格, 腎虛心弱]으로 치료하는 것이 옳고, 熱病은 이증이 많으니 사법[勝格, 肝實肺濁]으로 치료하면 반드시 견효한다. 溫病 暑病의 제반 잡병의 치법은 仲景이 이론을 세워 千秋의 경전으로 암송토록 하였고, 丹溪는 경전을 후세에 전하여 萬世의 강령으로 익히게 하였다.

咳嗽肺寒 嘔吐胃熱 補天突而瀉肓腧 迎丹田而正氣海 冷氣易平
罰擇賞完以自痊 胸腹痛止 和鎭罪絶於當治. 雖一名傷寒溫病而偕通
冬寒觸者腎虛 春溫病者肝實 夏熱感者心弱 秋冷氣者肺濁也. 是故寒病多表
可驗其補 熱病多裏 必見其瀉. 溫暑諸雜病之道 仲景立論 誦千秋之典
丹溪傳經 學萬世之綱

傷寒은 世間에서 말하는 瘟疾이니 7~8일 된 것으로 發汗시켜야 하고, 溫疫은 즉 14일 이상이 된 것이다. 所見日이 2일이면 二日方을 쓰고, 3일이면 三日方을 쓴다. 이 병증에 多驗하므로 경험례를 기록하지 않았다.

傷寒 俗所謂癘疾[30] 七八日者爲汗 瘟疫[31] 卽十四日以上者也. 所見日二日者用二日方 三日者用三日方. 此多驗不記也.

1. 상한 1일 傷寒一日

증상

| 頭項痛 發熱惡寒 腰脊强 脈尺寸俱浮 故宜發汗

⇨ 足太陽膀胱經이 受하니 頭項이 疼痛하고 發熱惡寒하며 腰脊强한다. 맥은 尺寸俱浮하므로 發汗시킨다.

치료법

| 膀胱虛 商陽補 三里瀉

| 膀胱正格 추정

2. 상한 2일 傷寒二日

증상

| 眼眶痛 鼻乾不得眠 身大熱 呻吟不絶 脈尺寸俱長 故宜解肌

⇨ 足陽明胃經이 受하니 눈자위가 동통하고 鼻乾不得眠 身大熱 呻吟不絶한다. 맥은 尺寸俱長하므로 解肌시킨다.

---

30) 여질(癘疾) : 전염성 열병을 통틀어 이르는 말
31) 온역(瘟疫) : 전염성 사기[癘氣]를 받아서 생기는 급, 열성 전염병을 통틀어 이르는 말

치료법

| 胃虛 三里補 臨泣瀉

| 胃正格 혹은 胃正格+三里 추정

3. 상한 3일 傷寒三日

증상

| 胸脇苦滿而耳聾 往來寒熱 目眩 脈尺寸俱弦 故宜和解

⇨ 足少陽膽經이 受하니 胸脇苦滿하고 耳聾하며 寒熱往來하며 目眩하다. 맥은 尺寸俱弦하므로 和解시킨다.

치료법

| 膽虛 俠溪補 商陽瀉

| 膽正格 추정

4. 상한 4일 傷寒四日

증상

| 不呻吟 四肢不痛 身無熱 手足冷 多痰唾 而腹滿不能食 自汗自利 脈尺寸俱沈細 故宜分利

⇨ 足太陰脾經이 受하니 呻吟도 없고 四肢不痛하며 身無熱 手足冷하며 多痰唾 腹滿하며 음식을 먹지 못하고 自汗自利한다. 맥은 尺寸俱沈細하므로 分利시킨다.

치료법

| 脾虛 陰陵泉 經渠補 隱白瀉

| 脾正格 추정 脾正格+陰陵泉 추정

5. 상한 5일 傷寒五日

증상

| 煩燥不止 肢節不痛 不呻吟 但好睡 足趾冷 耳聾 多痰唾 時發噯氣 脈尺寸俱微緩 故宜淸之

⇨ 足少陰腎經이 受하니 煩燥不止하고 肢節不痛하며 不呻吟 但好睡 足趾寒冷하며 耳聾 多痰唾 時發噯氣한다. 맥은 尺寸俱微緩하므로 淸熱시킨다.

치료법

| 腎虛 陰谷經渠補 太白瀉

| 腎正格 혹은 腎正格+陰谷 추정

6. 상한 6일 傷寒六日

증상

| 煩渴 氣上撞心 心中疼熱 〈上熱症〉 肌而不欲食 食則吐蛔 〈下寒症〉 腹滿而囊縮 脈尺寸俱沈澁 故宜下之

⇨ 足厥陰肝經이 受하니 煩渴 氣上撞心 心中疼熱하고 肌而不欲食 食則吐蛔하며 腹滿과 囊縮이 나타난다. 맥은 尺寸俱沈澁하므로 下利시킨다.

치료법

| 肝虛 陰谷大敦補 經渠瀉

| 肝正格 추정 肝正格+大敦 추정

7. 상한 7일 傷寒七日

증상

| 頭痛小愈 項不可回顧 而肩似拔 而臑似折 或嗌痛

⇨ 足太陽膀胱經病衰하고 手太陽小腸經이 受하니 頭痛이 小愈하나 목 돌리기가 不可하고 肩似拔而臑(팔꿈치)似折하며 혹 嗌痛한다.

치료법

| 臨泣補 三里委中瀉

| 小腸正格 및 勝格을 병용 [요결]

| 膀胱小腸虛 膀胱正格+小腸正格 추정

8. 상한 8일 傷寒八日

증상

| 熱小歇 大腸經疼痛尤甚 口乾 不眠 頭痛

⇨ 足陽明胃經病衰하고 手陽明大腸經이 受하여 身熱이 小歇하나 大腸經痛症이 尤甚하고 口乾 不眠 頭痛한다.

치료법

| 三里補 臨泣陷谷瀉

| 胃大腸虛 胃正格+大腸正格 추정

9. 상한 9일 傷寒九日

증상

| 耳聾微聞 咽喉腫痛

⇨ 足少陽膽經病衰하고 手少陽三焦經이 受하여 耳聾微聞하고 咽喉가 腫痛한다.

치료법

| 通谷 俠谿補 至陰 竅陰瀉

| 膽三焦虛 膽正格+三焦正格 추정

10. 상한 10일 傷寒十日

증상

| 腹痛減如古 則思飮食 多咳嗽 缺盆及中府痛

⇨ 足太陰脾經病衰하고 手太陰肺經이 受하여 복통이 減하여 如前처럼 음식 생각나고 해수가 많고 缺盆穴에서 中府穴까지 疼痛한다.

치료법

| 神門太白補 隱白大敦瀉

| 脾肺虛 脾正格+肺正格 추정

11. 상한 11일 傷寒十一日

증상

| 渴止舌乾 臂厥

⇨ 足少陰腎經病衰하고 手少陰心經이 受하여 渴症은 그쳤으나 舌乾하고 臂厥[32] 한다.

치료법

| 尺澤陰谷補 太白太谿瀉

| 腎心虛 腎正格+心正格 추정

12. 상한 12일 傷寒十二日

증상

| 大體病自安 身不快 不思飮食

⇨ 足厥陰肝經病衰하고 手厥陰心包經이 受하여 대체로 병이 自安하나 身不快하고 不思飮食한다.

치료법

| 谷曲泉補 商陽大敦瀉

| 肝心包虛 肝正格+心包正格 추정

13. 상한 통치 傷寒通治 [이하 요결]

| 商陽補 三里瀉(左右竝行) ⇨ 膀胱正格 추정

32) 비궐(臂厥) : 수소음심경의 시동병증후. 심장부위가 아프고 목이 말라 물을 마시려 하는 것은 팔에 있는 경맥의 기가 위로 거슬러 올라 생긴 증상이기 때문에 비궐이라고 한다.

14. 상한 무한오한傷寒無汗惡寒

| 四關(左右合谷太衝) 上瀉下補

15. 상한 다한경달傷寒多汗驚怛

| 商陽補 大敦瀉 ⇨ 膀胱正格+脾正格 추정

16. 상한 한다오풍傷寒汗多惡風

| 太白補 少府瀉 ⇨ 肺正格 추정

17. 상한 한다신열傷寒汗多身熱

| 經渠補 太白瀉 ⇨ 腎正格 추정

18. 급상한急傷寒

| 商陽補 ⇨ 膀胱正格 추정

19. 색상한色傷寒

| 腎正格 및 勝格을 併用
| 色後傷寒三陰交腎正이라. [신침가. 51下]

20. 운상한運傷寒 (염병 즉 장질부사)

| 一日 : 風府　二日 : 二間　三日 : 中渚　四日 : 少商隱白
| 五日 : 神門太谿　六日 : 中封靈都間使를 모두 瀉한다.

21. 기타 의안

| 상한에 땀이 나지 않으면 合谷[33]과 復溜혈에 침을 놓아 사한다. [강목]
| 상한에 땀이 많이 나오면서 멎지 않으면 內庭, 合谷, 復溜 등의 혈에 침을 놓아 사한다. [강목]
| 상한 결흉에는 먼저 명치 밑의 아픈 곳을 왼쪽으로 문지르고 호침으로 왼쪽 支溝혈에 침을 놓고 그 다음 왼쪽 間使혈에 침을 놓는데 이를 쌍관자(雙關刺)라 한다. 다음으로 왼쪽 行間혈에 침을 놓으면 왼쪽에 생긴 결흉증이 곧 낫는다. 오른쪽에 생긴 결흉증에는 위의 방법과 같이 (오른쪽에) 침을 놓고 천천히 숨을 쉬게 하고 유침하면 곧 낫는다. [강목]
| 상한에 가슴이 아픈 데는 期門, 大陵혈을 쓴다. [강목]
| 상한에 옆구리가 아픈 데는 支溝, 陽陵泉혈을 쓴다. [강목]
| 상한에 손발이 싸늘하면 大都혈을 쓴다. [강목]

---

33) 합곡(合谷) : 침을 5푼 놓아 온몸에서 땀이 나면 곧 침을 뺀다. 이 혈은 땀을 내는데 아주 좋다.

3장. 중 서 中暑

內經에 暑熱로 多汗 煩燥하면 喘喝[34]하고, 발작이 진정되면 말을 많이 한다고 하였다. 潔古는 실내에서 가만히 있다가 걸리면 陰暑症이고, 활동 중에 걸리면 陽暑症이라 하였다. 中暑는 陰症이고, 中熱은 陽症이다. [정전]

內經曰 因於暑汗 煩則喘喝 靜則多言. 潔古曰 靜而得之爲中暑, 動而得之爲中熱. 中暑者陰症, 中熱者陽症.

더위를 피하여 집안 깊숙한 곳에서 옷을 벗고 한가롭게 보내면 中暑症이 되며, 큰 집에서 차가운 것을 마시고 높은 곳에 누워 바람을 쐬어도 中暑症이 되며, 한낮에 노역하여 얻으면 中熱症이 된다. [교감]

避暑深堂解衣閑者中暑 飮冷大廈引風高者中暑 于日中勞役得之者中熱

1. 중 서 中暑

증상

| 頭痛惡寒 身形拘急 肢節疼痛而煩心 肌膚大熱 無汗

34) 천갈(喘喝) : 숨이 차서 겨우 말을 할 수 있는 증세.

⇨ 頭痛惡寒하고 신체가 拘急하며 사지관절이 아프며 心煩하고 피부가 大熱하며 땀이 없다.

| 갑자기 어지러워서 넘어지고 메스꺼워 하거나 토하며 가슴이 답답해서 안타까워하고 숨이 차며 얼굴은 창백하다. 혹 까무러치며 팔다리가 오그라들고 땀을 많이 흘리거나 또는 땀이 나지 않을 수도 있다. [대사전]

치료법

| 心虛 心正格

| 소아인 경우 少衝一穴 補하면 神效하다.

경험례

한 남자가 설사 복통이 있고 臍下에서 心下로 上衝하는데 심장에는 별다른 鬱悶症[답답하고 괴로움]이 없었으며, 여름이어서 中暑임을 알고 본방으로 치료하니 신효하였다.

一男子 泄瀉 腹痛 自臍下至心下上衝 心別無鬱悶 知是夏月之中故 治本方神效.

2. 중 열 中熱

증상

| 必苦頭痛 發躁熱 惡熱 捫之肌膚大熱 必大渴引飮 汗大泄 氣無而動 乃爲大熱 外傷肺氣

⇨ 반드시 頭痛으로 괴로워하고 躁熱이 나서 惡熱하며 만지면 피부가 大熱하고 반드시 갈증이 심해서 물을 찾고 땀이 많고 기운이 없이 활동하니 大熱로 肺氣가 손상된 것이다.

| 가만히 있다가 더위 먹은 것은 中暑이고, 활동하다가 열에 상한 것을 中熱이라고 한다. 머리가 몹시 아프고 열이 나며 더운 것을 싫어하고 갈증이 나서

몹시 물을 켜며 맥은 洪緊하다. [대사전]

치료법

| 中衝補 曲澤瀉

| 心包正格 추정

의안

註 원문 中暑方에 又方 中衝補 曲澤瀉인데 中熱의 치료방이 없는 것으로 보아 이를 中熱의 치료방으로 추정하여 치료법으로 옮겼다.

4장. 습 증 濕症

內經에서 濕病으로 인해 발생하는 浮腫 脹滿 증상은 모두 脾土에 속한다 했고, 또 濕이 勝하면 濡泄이 된다고 했다. 땅의 습기에 감촉되면 인체의 皮肉筋脈을 해친다. 습사로 인해 머리는 물건을 뒤집어 쓴 것 같으며, 濕熱이 물러가지 않으면, 大筋은 쪼그라들고 짧아지며, 小筋은 이완하며 길어진다. 緛短은 拘攣이고, 弛長은 痿症(無力)이다. [정전]

內經曰 諸濕腫滿 皆屬脾土. 又曰 濕勝則濡泄. 地之濕氣 感則害人皮肉筋脈. 因於濕 首如裹 濕熱不攘 大筋緛短 小筋弛長, 緛短爲拘 弛長爲痿.

內經에서 濕은 脾土에서 생기니 (脾는) 腫滿症과 濡泄症이 일어나는 곳이라고 했고, 곽란은 胃에서 구토하는 것이니 (胃는) 痞膈症과 積滯症이 일어나는 곳이며, (濕病은) 外感을 따라 들어와서 裏의 脾陰에 가만히 머물러 있거나, 內傷으로 인하여서 밖으로 동하여 태양경에 있게 된다. 그러므로 (外感濕病은) 길을 가다가 비바람을 맞거나 노역으로 땀에 흠뻑 젖은 것에 손상된 것이고, (內傷濕病은) 술 음료수 진한 유즙 등을 과하게 마셨거나 生冷物 오이 과일들을 많이 먹은 것이다. 內傷濕傷은 대부분 脾虛[脾正格]이고 外感은 반드시 胃敗[胃正格]이다. [교감]

內經曰 脾生濕土 腫滿濡泄之鄉 霍亂胃嘔 痞膈積滯之方 從外感而裏靜居脾陰 因內傷而外動在太陽 是故道途傷於風雨 勞役敗於汗沾 或恣飮酒漿酪之屬

多食冷勿瓜果之類 濕傷多是脾虛 外感定然胃敗

濕은 陰邪에 속하기 때문에 몸에서 양기를 소모하고 기의 순환을 더디게 하거나 머물러 있게 한다. 습은 무겁고 탁한 성질이 있기 때문에 습에 의하여 생긴 병 때문에 몸이 무겁고 팔다리가 노곤하며 얼굴에 기름때가 끼고 묽은 설사를 하며 소변이 뿌연 증상이 나타난다. 습은 끈끈하고 몸 위에서부터 아래로 작용하는 특성이 있기 때문에 습에 의한 병변은 한곳에 머물러 있고 잘 낫지 않는다. 습에 의하여 붓는 것은 몸 아래에서부터 시작한다. [동이]

濕은 비를 상하게 하는데 脾土가 중앙에서 허약해지면 온갖 질병이 발생하고, 체표로 넘치면 부종이 되며, 脾에 울체되면 황달이 되고, 腎에 흘러가면 몸이 무겁고, 拘攣, 浮腫하고 모여서 痰涎이 되면 혼수상태가 된다. 한편 관절에 영향을 주면 온몸이 쑤시고 아프고 風을 끼면 頭痛, 眩暈, 嘔逆, 心煩하고 寒을 겸하면 땅기고 오므라들고 아프고 땀이 나지 않고 춥고 떠는 증상이 나타난다. 熱을 겸하면 답답하고 물을 마시며 배가 아프고 땀이 많이 난다. [연구]

內傷飮食은 脾虛症이므로 少府大都補 大敦隱白瀉 해야 한다. 무수히 많이 경험하였으며 嘈囃門에 나와 있다.

內傷飮食者 脾虛症故 少府大都補大敦隱白瀉 多驗無數 出嘈門.

1. 습종 외감濕從外感

증상

| 身多困倦 一身沈重 或肢節腫痛 或一身盡痛也

⇨ 몸이 많이 피곤하며, 온몸이 가라앉고 무거우며, 혹은 마디가 붓고 아프며, 혹은 온몸이 다 아프다.

| 陰雨霧露로 인하여 誘致된 外傷性濕症은 흔히 重腿脚氣等證을 訴한다. [요결]

치료법

| 胃虛 丹田(石門)陽谷補 臨泣陷谷瀉

| 胃虛 胃正格+石門 추정

경험례 1

48세 뚱뚱한 부인이 사지관절의 통증과 부기가 있으며 전신이 나른하여 직장을 그만두어야할 형편이라 한다. 이 부인은 목욕탕에서 일하는데 노력이 심하면 땀을 많이 흘리는데 열기는 식지 않는다기에 습증으로 생각하여 石門陽谷補 臨泣陷谷瀉의 지법으로 치료를 하면서 많이 호진되고 있어서 계속 치료하기를 2달만에 치료를 마쳤다. [동이]

경험례 2

남자 27세. 평소에 음주를 즐기는 편이며 장마철에 산행과 야영을 장시간 강행한 후에 두통, 소화불량, 전신의 不利感, 견비통 등을 호소하였으며 복진상 위완부에 압통점이 관찰되어 외습으로 인한 胃虛로 변증하고 胃正格을 처치하고 단전혈에 간접구를 시행하여 3회의 치료로 전신의 불리감 및 식욕이 회복되었다. [침법]

2. 습종 내상濕從內傷

증상

| 脘腹腫脹 自兩脚曲泉至陰莖左右有結核 惡風寒

⇨ 배가 창만하고 양쪽 다리 곡천혈에서 음경에 이르기까지 좌우에 결핵이 있고 풍한을 싫어한다.

| 生冷飮食物로 인하여 誘致된 內鬱性濕症은 흔히 鼓脹 浮腫等證을 訴한다. [요결]

| 피곤해서 자주 누우려고 하고 안색이 노랗다. 몸이 무거워 아침에 잘 일어나지 못하는데 활동하면 괜찮아진다. 눈이 부시고 귀우는 것도 있을 수 있다. [월오]

치료법

| 脾虛 中脘大都補 大敦隱白瀉

| 脾正格 [요결]

| 脾虛 脾正格 或加 中脘 추정

경험례 1

50세의 한 남자가 兩脚 曲泉에서 陰莖 좌우에 이르기까지 貫珠狀의 結核이 있고 風寒을 싫어하여 문밖으로 나가지 않은지 이미 여러 날이며 때는 정히 夏末이라 습기가 方盛한 절기였다. 좌측이 더욱 심하므로 우측에 脾正格으로 치료하니 잠시 뒤에 통증이 그쳤고, 다음 날 痢疾이 大作하였고, 제3일에 두 증세가 모두 없어졌다. 그러면 兩脚의 流注하는 濕氣가 이질로 변해 消散된 것일까?

> 五十歲 一男子 自兩脚曲泉 至陰莖左右 有結核 如貫珠狀 惡風寒不能出門 旣屢日 時當夏末 濕氣方盛之節. 左便尤甚故 治脾右正格 小頃止痛 翌日痢疾大作 第三日兩症俱已. 然則 兩脚流注之濕氣 變白痢消散耶?

경험례 2

15세의 한 여자가 담배 밭에서 순무(蔓菁)를 잘못 먹고 菜毒症[35]이 되어 萎黃하고 幾死之境이 되었는데 脾正格을 사용하여 효과를 보았다.

> 十五歲 一女子 誤服南草田蔓菁 爲菜毒 萎黃幾死之境矣. 用脾正格 見效矣.

경험례 3

40대 중반의 한 남성이 열대지방에서 오래 거주하면서 生冷飮食物의 과도로

---

35) 채독증(菜毒症) : 무·배추 등의 풋채소를 날것으로 먹은 사람의 소장에 기생하는 기생충이 일으키는 기생충병. 기생종은 주로 십이지장충과 아메리카구충이다. 채독증은 그 원인 기생종의 이름을 따서 십이지장충병 또는 구충증이라고도 한다.

인하여 中濕이 되어서 腸鳴, 泄瀉, 腹冷으로 내원하여서 보니 脾의 運化不足으로 인한 것이라 脾正格을 사용하니 신효하게 나았다. [활투]

3. 습 종濕腫

증상

| 全身皆腫 自腰至足尤甚 氣急或不急 大便滑或不滑

⇨ 전신이 모두 붓되 허리로부터 발까지 더욱 심하고 氣急[36]하거나 혹은 不急하며 대변이 묽거나 혹은 묽지 않다.

치료법

| 脾實 脾勝格

4. 황 달黃疸

증상

| 濕熱交結 膽熱汁於胃濁氣相幷 肌膚眼目皆黃也

⇨ 濕熱이 交結하여 膽熱汁과 胃濁氣가 相幷하므로 피부와 眼目에 황색이 나타난다.

치료법

| 腕骨三里內庭臨泣陷谷瀉

| 脾正格 추정

36) 기급(氣急) : 숨이 찬 것

의안

| 黃疸須脾正格이오 疔腫單瀉大腸이라. [신침가. 40]

| 菜疸[37]脾正格이오 肉疸[38]心正格이라. [신침가. 52]

| 간염으로 인한 황달을 치료한다. 간염에는 따지지 말고 脾正格을 써도 된다. [월오]

註 단순 간염에 쓰며 암으로 인한 것은 해당되지 않는다.

37) 채달(菜疸) : 채소 등에 중독(中毒)되어 생기는 황달

38) 육달(肉疸) : 肉滯로 된 황달

5장. 조 증 燥症

內經에 枯涸 澁乾 勁皴 火燥 등은 風熱과 大同하다고 했는데, 이것은 陽이 치성하여 濕을 건조시켜 陰이 微弱하면 火甚하니 반드시 風燥症이 생기고 燥症이 극심하면 熱痒症이 일어난다. 그러므로 抑火官[少府魚際瀉]而安金하고 養土母[太白太淵補]而補肺한다.

內經曰 枯涸澁乾勁皴火燥 風熱之大同 是以陽盛之燥濕 咸爲陰微
火甚則必生風燥 燥極則可作熱痒. 是故抑火官而安金 養土母而補肺

대개 七情이 과도하고 房勞가 지나쳐 腎精이 고갈되고 지지고 볶은 음식이나 酒·조미료가 많이 들어간 진한 음식을 많이 먹어 火邪가 치우쳐 火克金하여 金이 쇠하니 肝木이 성하여 風熱로 濕을 말리니 진액이 고갈된 것이다. 그 증상은 겉으로는 피부가 메마르고 하얀 비듬이 일어나며 심하면 살갗이 터지고 갈라지며 안으로는 煩渴(갑갑함)·便秘가 되며 심하면 미칠 듯이 어쩔 줄 몰라 한다. [연구]

1. 조 증 燥症

증상

| 全身皮膚 乾枯屑起 甚則坼裂 秘結

⇨ 전신의 피부가 乾枯하여 白屑이 일어나고 극심하면 터지고 찢어지며 변비가 있다.

치료법

| 肺虛 肺正格

의안

| 白屑風瘡最難當이나 肺主皮毛用正格하라. [신침가. 41]

| 외조증(外燥症)은 피부가 마른나무껍질처럼 건조하고 내조증(內燥症)은 목마르고 콧속에 단내가 난다. [동이]

| 탈모나 두터운 비듬에 쓴다. 전신의 피부가 乾枯하여 흰 가루가 일어나고, 물기만 마르면 피부가 건조해지는데 쓴다. [월오]

경험례 1

50세의 한 여자가 頭上에서 白屑(비듬)이 나서 百會에서부터 前髮際에 이르기까지 창호지 두께에 손바닥만큼 살빛이 두툼[豊厚]하였다. 肺正格을 써서 효과를 보았다. 그러면 內經에 諸澁枯涸 乾勁皴揭[39]라 하였는데 豊厚도 또한 燥症이 있는 것이다.

> 五十歲 一女子 白屑出於頭上 從百會至前髮際 其厚壯紙 如一掌大 肉色豊厚. 用肺正格 見效耳. 然則 內經曰 諸澁枯涸 乾勁皴揭云 豊厚亦有之.

경험례 2

17~8세의 한 남자가 白屑이 右膝의 전방에서 시작하여 버들잎 같은 것이 數三處였고 후일에는 頭上으로부터 양쪽 눈썹까지 이르렀으며 또한 兩肘尖에도 많았는데 그러나 毛髮之際가 더욱 심하였다. 처음에는 小腸症으로 의심하여 치료하였는데 不驗하여 다시 肺正格으로 치료하니 효과가 있었다. 그 사람의 피부색

39) 제삽고학건경준게(諸澁枯涸乾勁皴揭) : 모든 까칠까칠하고 물이 마른 것과 딱딱하고 터져서 살결이 일어난 것.

은 본래 淡白하였으나 그 증상이 나타나면서 전신이 純黑으로 변했다.

> 十七八歲 一男子 白屑始於右膝前 如柳葉者數三處 後日 自頭上至兩眉 亦多兩肘尖 然毛髮之際尤甚. 初疑小腸 治之不驗 更治肺正格 有效矣. 其人肉色 本以淡白 有此症 全身純黑.

경험례 3

보통 체격의 한 여성이 30세에 전신의 피부가 乾涸하여 일어나고, 手指部位가 折裂되어서 수개월을 고생하였는데, 여러 가지 치료를 했으나 크게 효과가 없었다. 이는 肺傷이라고 생각하여 肺正格을 수차례 하니 건조한 피부가 윤택해졌다. [활투]

경험례 4

26세 여성이 측면 頭部에 白屑이 제법 크게 두 군데와 우측 팔 曲池 횡문부위에 생겨 가려워 견디기 힘들다고 한다. 피부는 건조하고 변비까지 있다고 한다. 肺正格을 쓰니 3회에 가려움증이 없어지고 15회 정도 치료하니 白屑이 떨어진 부위에 새살이 돋아나듯이 피부가 원상으로 회복되고 변비도 함께 치료되었다. [동이]

경험례 5

여중생이 피부가 트고 흰 가루가 날리는데 특히 다리가 심하다. 스타킹을 신으면 다리에 비늘과 더불어 흰 가루가 잔뜩 묻어난다고 하기에 肺正格을 20회 이상 치료하니 원래 상태의 피부로 회복되었다. 악성 비듬 및 윤기 부족으로 피부가 트고 갈라지는 데는 肺正格이 적절한 치료법으로 생각한다. [동이]

경험례 6

19세 남자. 수험생으로 七情氣鬱과 불규칙한 식생활로 인하여 대변비결 口乾 안구피로감이 중하고 특히 야간에 상박부 경항부 背部의 소양증으로 수면이 힘들다고 호소하여 肺正格을 수차례 활용하여 환자의 표현대로 80%의 호전을 보인 적이 있었다. [침법]

경험례 7

28세 여자. 학원강사로 평소에 건조한 공기를 흡입하고 반복적인 강의로 인하여 肺陰이 손상되어 인후부의 건조감, 燥痰으로 인한 해수 증상이 오후 및 야간에 발작적으로 반복하여 약물치료와 함께 肺正格을 활용한 적이 있는데 자침 즉시 치료효능이 발휘된 적이 있다. [침법]

2. 피부양통 皮膚痒痛 [활투]

증상

| 피부가 가렵고 아픈 것은 피모에서 생기는 것이다.

치료법

| 血熱 小腸正格

의안

| 火氣에 가까이 할 때에 微熱하면 가렵고, 大熱하면 痛하고, 너무 가까이 하면 타는 듯해서 瘡이 되는 것은 다 火의 작용이다.

| 피부의 疼痛은 心이 實한데 속한 것이다.

註 中風門에 中風前에 피부의 통증이 있는데 이는 心實한 것으로 心勝格으로 치료하였으니 血熱症의 皮膚痛과 구별해야 할 것이다.

3. 색택증 索澤症 [활투]

증상

| 피부의 윤택한 氣가 다한다는 뜻인데 이른바 皮膚甲錯[40]이다.

치료법

| 肺傷 肺正格

4. 은 진 癮疹 註

| 癮疹宜用大腸正格이오 [신침가. 49上]

| 痘瘡 大腸正格 [단방가]

경험례 1

초등학교 5학년 때부터 배가 심하게 아프면서 피부병이 있었다. 알레르기성 자반증이란 진단을 받았고, 장절제수술을 하였다. 중3 초에 재발하여 大腸正格으로 보름정도 치료하였더니 정상생활 가능하였다. 치료중 발진이 나왔다 들어갔다 했다. 한 달 정도 치료 후 완치되었다. [월오]

경험례 2

한 사람이 피부에 윤기가 없고 심하면 딱딱하게 굳으면서 갈라터지고 진물이 나왔다. 大腸正格으로 1달부터 괜찮아져서 五六個月이 지나니 술을 먹어도 괜찮더라. 접촉성 피부염에 天樞穴에 압통과 단단한 것에 大腸正格 후 천추혈의 압통이 사라지고 누르면 쑥 들어간다. 大腸正格을 쓰면 피부가 윤기가 나고 뽀얗게 된다. [월오]

경험례 3

註 20대 건장한 남자. 피부(팔의 접히는 부위, 등)에 은진이 있고 피부가 건조하였다. 진찰하니 耳下硬結이 있어서 大腸正格을 쓰니 1회에 가려움이 덜해지고 피부가 시원해졌다고 한다. 치료받을 시간이 없어서 1주에 1~2회 치료하고 처방으로 熱多寒少湯加藁本大黃을 주었는데 2주 치료로도 증상이 80%

40) 피부갑착(皮膚甲錯) : 피부가 윤택하지 못하고 몹시 터실터실하게 비늘처럼 일어나는 증.

정도 개선되었다.

피부질환 환자는 고추가 들어간 음식, 마늘, 파, 닭고기, 돼지고기, 술 등은 금해야 치료도 빠르고 재발도 억제할 수 있다.

6장. 화 열 火熱

瞀瘛[41] 暴喑[42] 狂越[43] 罵詈[44] 驚駭[45]는 君火에 속하고, 冒昧[46] 躁擾[47] 胕腫(浮腫) 疼痠은 相火에 속하고, 氣逆衝上 嚏嘔[48] 噤慄[49] 如喪神守[50] 瘡瘍은 壯熱에 속하고, 耳鳴 耳聾 嘔 目昧[51] 暴注[52]는 發熱에 속한다. 그러므로 丹溪가 말하기를 老陽이 動하면 天火가 생기고, 少陰이 靜하면 人火가 생기고, 熱極하면 地火가 되므로, 이로써 旺水를 격동시켜서 離火를 제압하면[旺水克火] 枯木에 水氣가 끌려들어가 熱症이 평정된다.

瞀瘛 暴喑 狂越 罵詈 驚駭之君火, 冒昧 躁擾 胕腫 疼痠之相火,
氣逆衝上 嚏嘔 噤慄如喪神守 瘡瘍之壯熱, 耳鳴 耳聾 嘔 目昧 暴注之發熱.
是以丹溪曰 老陽動而生天火 少陰靜而生人火 熱極而爲地火 以此激旺水而制離引枯木而平熱

---

41) 무계(瞀瘛) : 瞀는 눈앞이 얼른얼른하고 정신이 혼미하여 안정하지 못한 것이고, 瘛는 팔다리에 경련이 이는 것. 火熱이 心神에 작용하거나 肝風이 동해서 생긴다.

42) 폭암(暴喑) : 暴瘖. 갑자기 목이 쉬거나 말을 못하는 병증

43) 광월(狂越) : 미쳐서 날뛰는 것

44) 매리(罵詈) : 욕설을 퍼 붓는 것

45) 경해(驚駭) : 몹시 놀란 것

46) 모매(冒昧) : 사리를 따지지 않고 무턱대고 함부로 행함

47) 조요(躁擾) : 병으로 몸이 괴로워서 팔다리를 가만두지 못하고 몸을 엎치락뒤치락하면서 안절부절 못하는 것. 번조(煩躁)와 같은 뜻으로 쓰인다.

48) 체구(嚏嘔) : 재채기. 구역질 구토

49) 금율(噤慄) : 噤은 牙關緊急 증상을 가리키며 慄은 惡寒으로 떠는 것을 말한다.

50) 여상신수(如喪神守) : 속에 火가 올려서 정신이 혼란되고 마음이 불안하여 어찌할 바를 모르는 상태를 이른 말

51) 목매(目昧) : 目昏. 눈이 어두워져 잘 보이지 않는 병증

52) 폭주(暴注) : 갑자기 설사하는 것. 暴泄

1. 군 화君火

증상

| 面赤多喜 冒罵言語失常 棄衣而走 登高而歌 踰垣上屋 罵詈 不避親疎

⇨ 心火不寧하여 面赤多喜하고 사리에 분별이 없어 言語失常하고 옷을 벗고 달리며 높은 데로 올라가 노래하고 담을 넘고 집 위로 올라가며 욕을 하는데 親疎[53]를 가리지 않는다.

| 心火不寧의 증을 말한 것으로서 言語失常 精神如癡 悲哭不樂 棄衣上墻等의 大狂證을 呈한다. [요결]

| 얼굴이 붉고 웃기를 잘하며 목소리가 크고 이불을 떨친다. [동이]

치료법

| 心火 陰谷少海補 大敦少衝瀉 [요결, 石門迎 : 정전]

| 心火 心勝格 추정

2. 상 화相火

증상

| 不成一寢 眼靑 惟獨好夫[婦]好男 罵詈不絶

⇨ 相火가 妄動하여 잠을 이루지 못하고 眼靑하고 유독 好婦好男하며 욕설이 끊이질 않는다.

| 잠 못 이루고 눈자위는 푸르며 헛소리와 잡된 소리를 많이 한다. [동이]

치료법

| 肝腎火 中脘正 大都陰谷補 支溝崑崙瀉

---

53) 친소(親疎) : '친하여 가까움'과 '친하지 못하여 버성김'을 아울러 이르는 말.

의안

註 相火는 肝膽腎三焦의 火를 통틀어 이르는 말인데 「鍼經」에서 相火卽肝火라 하였고 「鍼灸」에서는 相火肝也라 하였으니 肝腎火에 집착할 것은 아니며, 위의 치법인 肝腎火 즉, 肝熱症方+腎熱症方으로는 火熱이 아주 극심한 상태를 해결하지 못한다.

眼靑의 증상[靑瞳屬肝]과 치료방을 참작하여 肝虛三焦熱로 추정된다. 혹 多怒의 증이 주요 증상이면 肝實이므로 肝勝格을 사용해야 할 것이다.

⇨ 肝虛三焦熱[陰谷曲泉通谷液門補 經渠中封三里天井瀉]

경험례 1

20세의 한 부인이 갑자기 狂症이 발생하여 혹 마을을 질주하거나 혹 욕설이 그치지 않거나 혹 두려워하고 겁을 내거나 혹 자신의 대변을 벽에 발랐는데, 발병 후에는 한숨도 못 잤으며, 이와 같은 지가 수십일이 되었다. 내가 그 집에 도착하니 처음에는 문을 열고 내다보다가 곧 일어나서 신부례로 나에게 큰 절을 하였다. 즉시 相火方으로 치료하였더니 미처 발침이 끝나기 전에 누워서 잠이 들었으며 오래 補瀉하였더니 언어와 행보가 보통 사람과는 약간 다르게 되었고, 다시 行針한 지 1도에 완쾌되었다.

二十歲 一婦人 卒然狂生 或走閭里 或辱罵不絶 或畏怯 或自糞塗壁
發病後不成一寢 如是者數十日. 余始到其家 初開門視 卽起納拜 如我婦禮.
卽以相火治之 未盡出針而因臥寢 久久補瀉 言語行步 小異平人
又行針一日完快矣.

경험례 2

50세의 한 부인이 子婦와 말다툼이 있어서 그 남편이 경미하게 구타하였는데 한쪽의 手核骨(尺骨頭 추정)에 작은 상처가 났었는데, 그 날 밤이 깊어서 남편과 잠을 잘 시기에 交合의 뜻을 암시하였으나, 남편이 괴이하게 여겨 따르지 않았다. 잇달아 암시하여도 따르지 않자, 갑자기 大狂하여 욕설이 그치지 않고, 혹 무릎에 앉아서 남편의 행동을 만집(挽執)[54]하였는데, 이와 같은 것이 수십일이 되었다. 相火로 치료하여 3, 4도에 쾌차하였다.

> 五十歲 一婦人 其子婦言語鬪爭 其夫之輕微毆打 一便手核骨上 有小傷處而已
> 其夜深更 其夫與同寢之際 交合之意暗示 其夫怪而不從 頻頻如是又不從
> 忽然大狂 罵詈不絶 或坐膝上挽執 如是者數十日. 相火治之 三四度快差.

경험례 3

30세가량의 한 남자가 狂氣가 크게 발작하여 몹시 놀라고 미쳐 날뛰었는데, 비록 君火이지만 해(年)가 오래 되었고 人事不明하고, 言語荒亂하며, 혹 사람을 대하여도 小便을 회피할 줄 모르며, 혹 자주 구타하여도 묵묵하고 愛憎이 없었는데, 이와 같은 지 이미 근 10년이었다. 相火로 치료하여 數度에 사람에 대하여 사양하고 물리칠 줄 알며 언어에 차이가 없어지고 愛憎도 분명해졌다.

> 近三十歲 一男子 狂氣大作 驚駭狂越 雖以君火 年久而人事不明 言語荒亂
> 或對人小便 不知回避 或頻毆打 默默無愛憎 旣近十年.
> 相火治之數度 對人辭謝 言語不差 愛憎分明矣.

3. 장 열壯熱

증상

| 悲哭不樂 嘔涌溢 食不下 躁擾 疼瘦

⇨ 小腸熱盛으로 슬피 울고 즐겁지 않으며 구토하고 음식이 내리지 않고 躁擾하고 아프고 시큰거린다.

| 小腸熱盛을 지칭한 것으로서 一般平狂의 증상을 보한다. [요결]

| 즐거움이 없어 슬픔에 젖어 음식 소화도 못 시키고 구토를 한다. 고열이 지속적이고 실증으로 높은 열의 표현이다. [동이]

치료법

---

54) 만집(挽執) : 붙들어 말림

| 小腸熱 中脘正 通谷前谷補 三里衝陽瀉

| 小腸熱 小腸勝格 추정

4. 간 열 肝熱 [활투]

증상

| 가슴이 답답하고 옆구리가 아프며 입 안이 쓰면서 마르며 손발이 달아오르고 소변은 멀거스름하며 번조증이 심하고 잠을 편히 자지 못하는 증상이 나타난다. 肝熱目痛[55], 肝熱遺精이 있다. [대사전]

치료법

| 肝熱症方[陰谷曲泉補 行間少府瀉]

5. 심 열 心熱 [활투]

증상

| 얼굴이 벌겋고 가슴속에 번열이 나며 잠을 잘 때 불안해하고, 이를 갈며 때로 헛소리를 하고 계속 웃으며 갈증이 있고 피를 토하거나 코피가 나며 소변이 누렇고 설질은 붉다. 心熱驚啼[56] 心熱多驚[57]이 있다. [대사전]

| 별것도 아닌데 웃음이 절로 나고 그칠 줄 모른다. 미친 듯 욕을 잘하고 정신이 흐리다. 헛소리를 하는 것이 미친 사람 같다. 가슴이 답답하여 잠을 잘 이

55) 간열목통(肝熱目痛) : 간열로 눈이 아픈 증. 눈알이 불어나는 것처럼 아프거나 몹시 아픈 것이 특징이다.

56) 심열경제(心熱驚啼) : 심열로 놀라서 우는 병증. 心熱夜啼도 있다.

57) 심열다경(心熱多驚) : 심열이 성해서 자주 놀라는 병증. 잘 때 꿈을 꾸면서 헛소리를 하고 불안해하며 자주 놀란다.

루지 못한다. 얼굴이 붉고 가슴이 답답하며 브러시로 박박 문지르듯이 아프며 吐血 衄血이 있다. [월오]

치료법

| 少海陰谷補 少府瀉

| 心熱症方[少海陰谷補 少府然谷瀉] 추정

경험례

註 50대 여자가 갱년기 증상이 심해서 잠을 설치곤 하였다. 밤에 上熱하여 5,6회 정도 깨어나서 열을 식히고서 자곤 하였는데, 心熱症方으로 치료하니 4회 후에는 상열의 증세가 가라앉아서 깨지 않고 잠을 잘 수 있게 되었다. 이 외에도 빠르면 1회의 치료로 개선되는 경우도 있으며 효과를 여러 번 경험하였다. 이 증상에 심승격으로 치료하였으나 효과는 없었다.

6. 비 열 脾熱 [활투]

증상

| 입술이 벌겋고 목이 마르며 가슴이 답답하고 배가 불러 오르며 그득하고 아프며 변비가 있다. 소변은 누르면서 적게 나온다. 脾熱多涎[58]이 있다. [대사전]

치료법

| 脾熱症方[陰谷陰陵泉補 少府大都瀉]

58) 비열다연(脾熱多涎) : 침을 많이 흘리는 증상. 침을 많이 흘리며 소화가 잘 안되고 열이 난다.

7. 폐 열 肺熱 [활투]

증상

| 얼굴이 붉어지고 열이 나며 가슴이 답답하고 기침이 나고 숨결이 밭으며 누렇고 걸쭉한 가래가 나오고 목구멍이 아프며 갈증이 나고 소변이 벌겋게 되고 양이 적으며 누런 설태가 끼고 맥이 數한 증상이 나타난다. 肺熱咳嗽[59)]가 있다. [대사전]

치료법

| 肺熱症方[尺澤陰谷補 魚際少府瀉]

8. 신 열 腎熱 [활투]

증상

| 먼저 허리가 아프고 갈증이 심해서 자주 물을 마시며 얼굴빛이 검고 이빨에 윤기가 없다. [대사전]

치료법

| 陰谷補 然谷少府瀉

| 腎熱症方[陰谷少海補 少府然谷瀉] 추정

59) 폐열해수(肺熱咳嗽) : 기침을 하고 숨이 차며 가래는 누르고 걸쭉하며 심하면 혈담을 뱉는다. 때로 입 안이 쓰고 목안이 마르거나 아프며 설태는 누르다.

7장. 울 증 鬱症

대체로 먼저 五行의 氣[五鬱]를 보아서 激君和臣[勝格]하고, 다음에 七情의 鬱[六鬱]을 살펴서 瀉官補母[正格]한다. 木鬱達之는 吐法으로 條達시키고, 火鬱發之는 汗法으로 疏散시키고, 土鬱奪之는 下法으로 壅碍됨이 없게 하고, 金鬱泄之는 滲泄法으로 解表利小便시키고, 水鬱折之는 抑制法으로 衝逆[60]을 억제시킨다. 모든 울증은 기혈이 冲和되면 백병이 발생되지 않으나 한번 怫鬱[61]하면 모든 병이 발생하여 질환 중에 흩어지지 않는 것이니, 濕鬱結하면 痰이 생성되고, 痰鬱結하면 癖이 생성되고, 血鬱結하면 癥이 생성되고, 食鬱하면 痞滿이 생성되고, 氣鬱하면 火熱이 생성된다. 氣血痰은 滯症이 많으니 먼저 順氣하고, 食濕熱은 積을 이루니 消化로 다스린다.

蓋先觀五行之氣 激君和臣 後察七情之鬱 瀉官補母. 木鬱達而吐之 令其條達 火鬱發而汗之 令其疏散 土鬱奪而下之 令無壅碍 金鬱泄而滲泄 解表利便 水鬱折而抑之 制其衝逆也. 諸鬱之症 氣血冲和 百病不生 一有怫鬱 諸病生之 患中未散 濕鬱結而成痰 痰鬱結而成癖 血鬱結而成癥 食鬱而成痞滿 氣鬱而成火熱 氣血痰而多滯 先當順氣 食濕熱而成積 次治消化 鬱者 如脹非脹 鬱而未解者也

---

60) 충역(衝逆) : 거슬러 치밀어 오름
61) 불울(怫鬱) : 기운이 몰려서 속이 몹시 답답한 증상.

의안

註 激君和臣 瀉官補母를 서로 교체하여 문맥에 맞게 수정하였다. 官은 억제하는 것으로 瀉官補母는 바로 正格을 말하는 것이다. 예를 들면 肺正格에 太白太淵補는 補母이며 少府魚際瀉는 瀉官이다. 火克金하는 관계로 火穴이 官에 해당한다.

| 鬱症(울증) : 마음이 편치 않고 기가 몰려 있는 병증. 五氣와 결부시켜 五鬱(목울, 화울, 토울, 금울, 수울)이라 하며, 六鬱(기울, 혈울, 습울, 열울, 담울, 식울)로 나누기도 한다. 신경쇠약, 만성위염, 고혈압 때에 볼 수 있다.

| 木鬱達之 : 肝氣가 정체된 것은 소통시키는 원칙에서 치료해야 한다는 것이다.

| 火鬱發之 : 火가 몰려서 생긴 병증은 발산시키는 원칙에서 치료해야 한다는 것이다.

| 土鬱奪之 : 脾胃에 몰린 濕邪를 없애버리는 원칙에서 치료해야 한다는 것이다.

| 金鬱泄之 : 肺氣不利는 통하게 하는 원칙에서 치료해야 한다는 것이다.

| 水鬱折之 : 몸 안에 水氣가 엉기어 있는 것은 흩어지게 해서 몰아내는 원칙에서 치료해야 하는 것이다.

1. 목 울 木鬱

증상

| 胸脇脹痛 寒熱如瘧

⇨ 胸脇이 脹痛하고 학질처럼 惡寒發熱이 있고 脈弦硬數하다.

| 肝氣鬱結. 양 옆구리가 그득하고 빠근하면서 아랫배가 아프다. 우울하고 쉽게 노여움을 타며 가슴이 답답하고 한숨을 자주 쉰다. 신물을 토하거나 구역질을 하고 설사를 하며 식욕이 없다. 간기울결이 심하면 癥瘕, 積聚로 될 수 있다. [대사전]

치료법

| 肝實 經渠中封補 陰谷曲泉瀉
| 肝實 肝勝格 추정

의안

註 肝實 經渠中封補 陰谷曲泉瀉는 필사자가 勝格은 正格에서 補瀉가 바뀌는 것으로 잘못 이해한 연유로 이렇게 기재된 것으로 추정한다. 이런 補瀉가 뒤바뀐 치료법으로는 오행의 법칙에 위배된 것으로 아무런 작용을 하지 못할 뿐 아니라 내부의 기운을 문란하게 만들 수도 있는 것이다. 經渠中封補로 補金生水하고 陰谷曲泉瀉로 瀉水하여 水不克火한 것인데, 한편으로는 補水하고 다른 한편으로는 瀉水하여 水는 원점이 되어버린 것으로 相生相克의 작용이 일어나지 않으며, 따라서 치료하는 처방으로 아무런 의미가 없는 것이다. 여타의 實症에 쓰여진 補瀉가 바뀐 치법은 자체가 성립될 수 없는 것이며 勝格을 잘못 기재한 것이다.

경험례 1

30세의 한 남자가 피부색이 萎黃하고, 眼睛이 부어오르고 짓물렀으며, 大小腹이 붓고 단단하며, 兩脇의 章門(11肋骨端下緣) 아래에 손을 대면 통증으로 참지 못하고, 四肢 末端도 또한 약간 浮症이 있으며, 氣色이 오래 버티지 못할 것 같이 보였다. 처음에는 脹症으로 의심하여 감히 손을 대지 못하다가 강청에 못 이겨 木鬱로 치료하니 효과를 보았다. 생각건대 木鬱이란 脇下에 손을 가까이 하면 통증이 있는 것인데, 치료하여 쾌히 병을 물리치게 된 것은 나의 本意가 아니다.

三十歲 一男子 肉色萎黃 眼睛浮糜 大小腹浮而堅 兩脇章門之下 痛不忍近手 四末亦微浮 氣色似不能久支. 初疑脹症 不敢下手 迫於强請 以木鬱治之見效. 意木鬱者 脇下近手而痛 治之快祛 非余本意.

경험례 2

한 부인이 좌변 曲頷[62]下에 連珠瘰癧이 생겨 아래로 缺盆에까지 이르렀으며, 左脇上下에 客氣가 있어 왕래하는 것 같았고, 左股內側에 生瘡하였는데 이미 17

년이 되었다. 이것은 모두 肝經의 증후인 故로 木鬱로 치료하여 유효하였다. 이 증상에 거금 이만냥을 藥針에 허비하였다.

一婦人 左便曲頷下 生連珠瘰癧 下至缺盆 左脇上下 如有客氣往來 左股內生瘡 旣十七年. 皆肝候故 治而木鬱有效. 此症 二萬巨財 藥針虛費.

경험례 3

35세의 한 남자가 胸脇脹痛하고 寒熱往來하며, 식욕이 없어서 전혀 먹지 못하며 몹시 無氣力하였다. 脈이 弦緊數하였는데 이는 木鬱에 속하므로 木鬱方으로 치료하여 3도에 쾌차하였다. [정전]

2. 화 울 火鬱

증상

| 目瞀 小便赤 五心煩熱 身熱倦怠

⇨ 눈이 희미하고 소변이 붉고 五心煩熱하며 身熱과 권태감이 있으면서 脈滑數하다.

| 달리 熱鬱이라고 한다. 여기서는 눈이 희미하고 소변이 붉으며 오심번열이며 身熱 권태감이 있다. [대사전]

| 정서장애로 肝氣가 몰려서 오랫동안 낫지 않으면 火로 변하기 때문에 생긴다. 어지럽고 머리가 아프며 입안이 마르고 쓰며 성격이 조급해지고 가슴이 답답하며 옆구리가 그득한 감이 있다. 또 눈에 핏발이 서고 耳鳴이 있으며 가슴이 쓰리면서 신트림이 난다. [동이]

치료법

| 心實 陰谷少海補 大敦少衝瀉

62) 곡함(曲頷) : 아래턱 모서리에 해당하는 부위.

| 心實 心勝格 추정

경험례 1

한 부인이 全身에 紅疹이 걸렸으며 心中이 안개 속처럼 답답하고 喘促 咳嗽하며, 좌측 손이 무력하고 양쪽 肩部와 大椎穴 사이에 冷氣가 있으며 혹 頭痛이 있었는데, 이것은 心鬱症이므로 心正格[註 心勝格이 적합할듯]을 썼다.

> 一婦人 全身遇紅疹 心中如霧 喘促咳嗽 左手無力 兩肩大椎之際有冷氣 或有頭痛 此心鬱 用心正格.

경험례 2

42세의 한 부인이 시력이 흐릿하고 소변이 포도주색 같으며 五心煩熱하고 권태감이 매우 심하였다. 火鬱方을 사용하여 5도에 견효하였다. [정전]

3. 토 울 土鬱

증상

| 周身關節流走痛 遇陰寒尤甚

⇨ 週身關節이 流走作痛하되 陰寒을 만나면 더욱 심하고 脈弦滑하다.

| 비위에 寒濕이 몰려서 가슴이 답답하고 명치 밑이 트적지근하며 메스껍고 때로 토하며 배가 불러 오르고 대변이 묽으며 기름때 같으면서 허연 설태가 낀다. [대사전]

치료법

| 胃實 臨泣陷谷補 陽谷解谿瀉

| 胃實 胃勝格 추정

경험례 1

한 사람이 周身關節에 疼痛이 매우 심하였다. 土鬱方으로 胃勝格을 사용하니 2도에 쾌차하였다. [정전]

경험례 2

45세의 한 남자가 全身關節에 流注痛이 있는데 기상이 변화하면 수일동안 매우 심한 고통을 겪는다고 하였다. 土鬱方을 사용하여 5도에 유주통이 반감하였고 9도에 쾌차하였다. [정전]

4. 금 울 金鬱

증상

| 咳嗽氣逆 心脇脹滿 小腹痛引 舌乾嗌燥 面塵色白 吐痰綢粘

⇨ 咳嗽하고 氣逆하고 心脇이 脹痛하며 아랫배가 引痛하며 舌嗌이 건조하고 面塵하고 色白하며 끈끈한 가래를 뱉으며 脈浮滑하다.

| 肺氣上逆. 폐의 청숙하강기능이 장애되어 생긴다. 일반적으로 숨이 차고 기침이 나며 가래가 많아지고 가슴이 그득하면서 답답한 증상이 비교적 심하게 나타난다. [대사전]

치료법

| 肺實 少府魚際補 太白太淵瀉

| 肺實 肺勝格 추정

경험례

38세의 한 남자가 咳嗽氣逆, 心脇脹滿하고 舌乾嗌燥하며 面色蒼白하였는데 吐痰綢粘이 심하였다. 병원에서 폐결핵으로 진단받고 3일째 폐결핵 약을 복용 중이었다. 金鬱方으로 3도에 유효하고 9도에 쾌차하였다. [정전]

5. 수 울水鬱

증상

| 觸寒則胸痛 腰椎沈重 關節不能屈伸 有時厥逆 痞堅腹滿 面色黃黑

⇨ 몸 안에 水氣가 엉기어 있는 것으로 한기에 접촉되면 胸痛하고 허리가 무거우며 관절을 굴신하지 못하고 때로 厥逆[63]하며 명치 밑이 그득하고 단단하며 腹滿하고 얼굴색이 黃黑하고 脈浮遲有力하다.

| 몸 안에 水氣가 몰리게 되는 것은 대체로 腎의 기능장애와 관련된다. 신의 양기가 허함으로 수기가 몰려서 얼굴에서부터 몸 아래 부위까지 붓는다. 날씨가 차면 가슴이 아프고 허리가 무거우며 관절이 굴신하기 어렵다. [동이]

치료법

| 膀胱實 三里委中補 商陽至陰瀉

| 膀胱實 膀胱勝格 추정

경험례

53세의 한 남자가 腰椎가 沈重하고 關節의 屈伸이 불능하며 厥逆 腹滿하며 面色黃黑하고, 기온이 한랭하면 심하다고 하였다. 水鬱方으로 1도에 유효하고 4도에 반감하며 7도에 쾌차하였다. [정전]

6. 기 울氣鬱

증상

| 氣少倦怠 語音低弱 面色萎黃 胸痛

⇨ 기운이 없고 노곤하고 피로하며 목소리가 낮고 약하며 얼굴색이 누르고 가슴이 아프며 脈必沈澁하다.

---

63) 궐역(厥逆) : 팔다리가 싸늘해지는 증

| 기분이 우울하고 머리가 아프며 가슴이 답답하면서 옆구리가 아프고 식욕이 부진하며 배가 불러 오르고 아프며 구토와 트림이 나고 입이 마르며 혀에는 기름때 같은 설태가 엷게 낀다. [대사전]

치료법

| 肺虛 肺正格

경험례

23세의 한 여자가 面色萎黃하고 氣少倦怠하며, 手顫이 있고 握拳不利가 매우 심하였다. 右手의 맥이 沈細無力하였는데 氣鬱方으로 3도에 握拳이 자연스러워지고 手顫이 호전되었다. [정전]

7. 습 울濕鬱

증상

| 周身關節流走痛 首如物蒙 足重 遇陰寒便發

⇨ 온몸의 관절이 돌아가면서 아프고 머리는 모자를 쓴 것처럼 무겁고 어지러우며 다리가 무겁고 찬 기운을 받으면 더 심해지고 脈沈而緩, 或沈細而濡하다.

| 氣鬱이 있는데다 습이 몰려서 생긴다. 온몸이 무겁고 아프며 머리는 모자를 쓴 것처럼 무겁고 어지러우며 몸이 노곤하여 늘 누워있기를 좋아하고 설태는 기름때 같다. 날씨가 흐리거나 찬 기운을 받으면 병이 더 심해진다. [대사전]

| 날궂이 한다. 날이 궂으면 몸이 무겁고 신경통이 있다. 중완부위에 찬바람이 솔솔 난다. 특히 여자들에게 많다. 아래 윗배가 다 찰 수 있고 몸통을 돌아가면서 차다가 따뜻하기도 한다. [월오]

치료법

| 脾虛 脾正格

경험례 1

30세의 한 부인이 臍上부터 心下에 이르기까지 脹滿과 같으며 냉기가 부채질하는 것 같고 아픈 듯하나 아프지 않으며 이불로 휩싸도 항상 배가 차가움을 심하게 느꼈다. 아픈 부분이 중앙에 있고, 창만의 증상이므로 이는 모두 脾候에 속하며, 寒症도 虛이므로 脾正格을 쓰니 바로 나았다. 이것은 혈맥이 衰殘한 것은 溫陰土하여 平木케 한다는 것이다.

三十歲 一婦人 自臍上至心下 如脹滿 冷氣如扇 似痛非痛 衾包甚覺腹寒.
部分之居中 脹滿之症 皆屬於脾候 寒是虛故 用脾正格卽差.
此是血脈衰殘 溫陰土而平木.

경험례 2

한 남자가 全身이 浮腫 脹滿하고 해수가 심했는데, 문진하니 生冷物을 多食하고 滯했다고 하였다. 脾正格을 사용하니 3度에 浮症이 쾌히 없어지고 해수는 점차 줄어들었는데 濕鬱인 것이다.

一男子 全身浮脹 甚咳嗽 聞之卽 生冷物多食有滯云.
用脾正格 三度浮症快除 咳嗽漸損已 而濕鬱也.

경험례 3

75세의 한 부인이 全身關節에 流注痛이 있고 頭重眩暈으로 고통 받는데 청명한 날씨에도 流注痛과 眩暈이 나타나면 날씨가 나빠지는 등 기상예보통 같다고 하였다. 맥은 沈緩하였는데 濕鬱方 脾正格으로 6도에 견효하였다. [정전]

註 위 증상에 眩暈이 심하다면 濕暈으로 脾勝格이 유효할 것이다.

8. 열 울 熱鬱

증상

| 目蒙 口乾舌燥 小便赤濁

⇨ 눈이 어두워져 잘 보이지 않고 口舌이 건조하며 소변이 赤濁하고 脈必沈數하다.

| 肝氣가 몰려서 오래도록 낫지 않으면 火로 변해 생긴다. 어지럽고 머리가 아프며 입 안이 쓰며 성격이 조급해지고 가슴이 답답하며 옆구리가 그득한 감이 있다. 또 눈이 충혈되며 이명이 있고 가슴이 쓰리면서 신트림이 나고 대변이 굳으며 설태는 누르다. [대사전]

| 눈에 무슨 막이 덮인 것 같으며(目蒙) 口乾 舌燥하고 소변이 赤濁한 증. 열의 소통이 안 되어 차 있다. 눈 침침하다는 사람들, 눈에 무슨 막이 덮은 것 같다. [월오]

치료법

| 胃虛 胃正格

경험례 1

40세의 한 남자가 耳鳴으로 고통을 받았는데 그 소리가 방광[엉덩이]에서 腹中으로 들어와서 腦後를 찌르는 것 같았다. 혹 胸中이 鬱悶[64]하고, 혹 등뒤[背後]가 熏蒸하는 듯 하고, 혹 재채기를 자주하고, 혹 腹中이 壞亂[65]하고 擁鬱[66][壅鬱]한데, 훈증하는 듯한 기운이 조금 진정되면 左右手에 혹 浮氣로 매번 활시위처럼 되었다. 사람들은 혹 血症 운운하였는데 한쪽 손이 더욱 중하므로 병들지 않은 쪽에 胃正格 6, 7도에 나았다. 이것은 30년 宿疾로 熱鬱인 것이다.

> 四十歲 一男子 每苦耳鳴 其聲自膀胱 入於腹中 如刺腦後也. 或胸中鬱悶 或背後如熏蒸 或善嚔 或腹中壞亂擁鬱 如熏蒸氣小平 左右手或浮氣 每至弸然. 時人或稱血症云 一便手尤重故 不病便 胃正格六七度差. 此三十年宿疾 熱鬱也.

64) 울민(鬱悶) : 마음이 우울하고 괴로움
65) 괴란(壞亂) : 망가져서 어지러움
66) 옹울(擁鬱) : 속이 트이지 아니하여 답답함

경험례 2

32세의 한 남자가 面赤하고 熱氣熏蒸하며 불안하고 항상 痞滿하며 매사에 의욕도 없고 눈이 미란하였다. 맥은 沈數하였는데 熱鬱方으로 7도에 쾌차하였다. [정전]

9. 담 울 痰鬱

증상

| 胸滿動則喘急 嗜臥怠惰

⇨ 가슴이 그득하고 움직이면 숨이 차며 게을러지고 눕기를 좋아하고 脈必弦滑하다.

| 痰氣가 몰려서 생긴다. 기분이 우울하고 가슴이 답답하며 옆구리가 그득하고 아프며 목에 무엇인가 걸린 감을 느낀다. [대사전]

치료법

| 肝虛 肝正格

경험례

43세의 한 남자가 胸滿하고, 천식이 매우 심하며, 일상생활이 몹시 나태하다고 하였다. 맥은 弦滑하였으며 痰鬱方의 肝正格으로 2도에 유효하고, 6도에 반감하며, 12도에 쾌차하였다. [정전]

註 천식을 치료하는 처방은 아니다. 가래가 많이 차서 호흡이 곤란한 경우를 천식으로 표현한 듯하다.

10. 혈 울血鬱

증상

| 四肢無力 小便赤 大便紅 成癥

⇨ 사지가 무력하고 소변이 붉고 대변도 붉으며 복강내에 癥瘕가 나타나고 脈必芤而促結하다.

| 가슴과 옆구리가 찌르는 듯이 아프고 팔다리에 힘이 없으며 소변이 방울방울 떨어지면서 잘 나오지 않고 대변에 피가 섞여 나오기도 한다. 심하면 입술과 혀가 파래지며 월경이 장애되고 피색은 어둡다. [대사전]

| 사지가 무력하고 음식이 소화가 안 되며 小便淋하고 대변이 붉은색을 띠는 증. [월오]

치료법

| 小腸虛 小腸正格

경험례

40세의 한 여자가 無氣力하고, 소화가 안 되며, 小便淋하고, 大便赤하고, 안면에 虫行感이 있었다. 이 증상은 血鬱로 小腸正格 3도에 호전되었다. [정전]

11. 식 울食鬱

증상

| 噯酸 不能食 腹悶痞塊

⇨ 트림과 신물이 나고 소화가 안 되며 복만하고 痞塊가 있고, 脈必滑而緊盛하고 심하면 結代促한데 오직 胃氣가 있어야 치료가 가능하다.

| 명치 밑이 트적지근하고 헛배가 부르며 식욕이 부진하고 메스꺼우며 가슴이 쓰리고 트림과 신물이 올라오며 음식을 먹을 수 없고 대변이 고르지 못하며

심하면 황달, 고창이 생긴다. [대사전]

| 噯酸 惡食 黃疸 鼓脹 痞塊 및 氣口脈盛 등증을 訴한다. [요결]

치료법

| 脾胃虛 石門迎後正 陽谷少府補 大敦臨泣瀉

| 脾胃虛 脾正格+胃正格 或加 中脘正 추정

의안

註 食鬱에서 黃疸 鼓脹 痞塊로 진행되었다면 실증이 된 것으로 간경화나 암이 진행된 것으로 보인다. **肝勝格 膽勝格 胃勝格** 등을 고려할 것이다.

경험례

39세의 한 남자가 噯氣 呑酸 惡食하며 鼓脹感이 있어서, 양방과 한방의 여러 치료에도 효과가 없었다. 맥은 滑而緊盛하였다. 이는 食鬱에 속하므로 脾胃正格 8도에 쾌차하였다. [정전]

8장. 담 음痰飮

대체로 痰氣가 鬱滯하면 肺氣가 濁해지고, 火熱이 몰려서 축적되면 胃氣가 淸해진다. 이로 인해 頭目이 眩暈하고 口眼이 蠕動하는 것은 心中의 火痛이며 懸飮[心勝格]이라 명명하고, 四肢에 풍사가 유주하여 似痛非痛한 것은 반드시 胃中의 熱을 이끌어 내서 아픈 것으로 留飮[胃正格]이라 한다. 齒頰이 瘙痒하며 牙床이 부종한 것은 肝弱하여 受邪한 것으로 支飮[肝正格]이라 하며, 噯氣 呑酸 嘈雜 嘔噦은 肺濁하여 賊邪를 만난 것이니 반드시 痰飮[肺勝格]이라 의심해야 한다. 用藥하여도 효과가 없고 뜸을 떠도 낫지 않으니, 그러므로 五行의 經絡을 통하여 補母寧子(正格, 勝格)하고 八卦의 道路(理致)를 논하여 君臣이 聖賢토록 한다.

蓋痰氣憒鬱 皆作肺濁 火熱結積 咸爲胃清 以此頭目眩暈 口眼蠕動
正是心中之火痛 命曰懸飮. 四肢遊風 似痛非痛 必引胃間之熱 患號留飮.
齒頰瘙痒 牙床浮腫 此肝弱而受邪 可謂支飮.
噯氣呑酸 嘈雜嘔噦 正是肺濁之逢賊 必疑痰飮.
用藥無效 手灸不痊 是以通五行之經絡 補母寧子 論八卦之道路 君聖臣賢

1. 현 음懸飮

증상

| 頭風眼昏 眩暈耳鳴 口眼蠕動 眉陵耳輪瘙癢 飮後水流在脇下 動搖歷歷有聲 咳唾引痛 懸懸思水

⇨ 두풍으로 눈이 침침하고 眩暈症과 耳鳴症이 있으며 입과 눈 주위가 씰룩거리며 眉陵과 耳輪이 가렵고, 물을 먹은 후 수액이 흘러 옆구리에서 꼬르륵 소리가 나며, 기침하거나 가래를 뱉으면 옆구리가 땅기고 아프며, 懸懸思水(잊지 않고 물을 자주 찾음)하고 脈沈而弦한다.

註 飮後水流在脇下 動搖歷歷有聲 咳唾引痛 懸懸思水 : 이 구절은 肝水이며 支飮에 해당된다.

| 수음이 횡격막 위에 머물러 폐에 작용하여 생긴다. 기침이 나고 숨이 차서 반듯이 눕지 못하고 벽에 기대어 숨 쉬며 가슴이 답답하고 그득하며 몸은 부석부석해 보인다. 초기에는 표증을 겸하는 수도 있고, 숨이 찬 것이 심하면 입술이 파래지며 설태는 기름때 같다. [대사전]

註 이 증상은 지음이 아니고 懸飮이다.

| 水毒이 胸部 또는 心下部에 정체하는 것으로 증상은 咳嗽頻發하여 호흡이 促迫하므로 물체에 기대어 호흡하며 橫臥할 수 없게 된다. 신체는 微浮腫狀이 있는 것. 수분이 많으므로 해수가 극렬하고 신체를 엎드릴 수 없으며 호흡은 짧고 息苦한 것. 金櫃要略에 咳逆倚息하며 氣短하여 臥할 수 없고 그 외관은 부종과 같은 것이라 하였다. 즉 심장기능부전, 심장성천식, 폐수종, 흉수 등이 해당되며 심장성부종을 말한다. [신연구]

註 이 증상은 지음이 아니고 懸飮이다.

치료법

| 心火 丹田迎 少海陰谷補 大敦少衝瀉

| 心火 心勝格 추정

의안

| 懸飮少府太白補오 亦用陰谷少海瀉라. [신침가. 66]

註 신침가에서 補瀉가 바뀌었으며 少府는 神門의 오기이다. 頭目眩暈 口眼蠕動에 心勝格이 유효하다.

| 목마르고, 입 마르고, 가래가 많이 끼고, 얼굴이 붉을 때는 심한격[心熱症方]이다. [동이]

경험례

35세의 한 남자가 目昏眩暈하고 耳鳴이 심하며, 眉陵耳輪이 瘙癢하여 많이 긁어서 피부가 짓물러 있었다. 맥은 寸脈이 沈弦하였는데 懸飮方 3도에 目昏眩暈과 耳鳴症이 유효하고, 12도에 眉陵耳輪의 瘙癢症도 쾌차하였다. [정전]

2. 유 음留飮

증상

| 水停心下 其人短氣而渴 四肢遊風腫硬 似痛非痛 或四肢歷節走痛 或背如手掌大氷凍之寒痛

⇨ 수액이 心下에 정류하여 숨이 밭고 목이 마르며 사지가 유풍으로 붓고 딴딴하며 아픈 것 같기도 하나 아프진 않고, 혹은 사지 관절이 유주동하고 혹은 등에 손바닥 크기의 얼음이 있는 것 같은 寒痛이 있고 脈必沈하다.

| 비위의 양기가 허하여 수음이 일정한 부위에 오랫동안 머물러 있는 병증. 갈증이 나며, 팔다리의 관절이 시큰거리고 아프며, 등이 시리고, 숨결이 밭다. 유음이 머물러 있는 부위에 따라 증상이 다르게 나타난다. 유음이 가슴에 있으면 숨이 차고, 옆구리에 있으면 옆구리의 통증이 결분혈(쇄골위)까지 뻗친다. 등에 있으면 등이 시리고, 경맥에 있으면 팔다리 관절이 아프다. 脾에 있으면 배가 붓고 몸이 무거우며, 腎에 있으면 음낭과 정강이가 붓는다. [대사전]

| 몹시 氣短하고 갈증을 訴하며 四肢歷節이 모두 아프고 맥이 沈細하다. [요결]

| 留飮이란 胃內停水라고도 한다. 위액분비과다증을 말한다. 담음이 한 곳에 정

류하는 것. 만성 카타르성 위염, 수분이 심하부에 留함으로 인하여 변조를 일으켜 수족관절에 통증을 일으키는 것이다. [신연구]

치료법

| 胃虛(淸) 陽谷三里補 臨泣陷谷瀉

| 胃虛(淸) 胃正格 또는 胃正格+三里補 추정

의안

| 留飮然谷三里補오 臨泣陷谷瀉後安이라. [신침가. 67]

註 然谷은 陽谷의 오기이다.

경험례 1

65세의 한 부인이 항상 胃內停水音이 나고 갈증을 느끼면서 四肢歷節痛이 있으며 肺腧部에 한랭감을 느낀다고 하였다. 右手의 關脈이 沈滑하였는데, 이는 留飮으로 留飮方 1도에 沈滑脈이 회복되고, 12도에 諸症이 쾌차되었다. [정전]

경험례 2

註 10대의 한 학생이 위완통이 발생하여 통증이 심하고 간혹 토하는데 내용물이 나오지 않고 대변을 보려고 해도 나오지 않았다. 위완통이 심해 칼로 도려내는 듯하였다. 이것은 위경련이 일어난 것이다. 胃正格을 쓰고 10여분이 지나니 아직도 통증은 남았다고 하므로, 三里補를 추가하여 10여분이 지나니 통증이 없어졌다. 1회 치료로 통증이 재발하지 않았다.

3. 지 음 支飮

증상

| 咳嗽 氣息短氣而不能臥 齒頰痒痛 牙床浮腫而痛不一 四肢骨節煩疼 幷無常所 乃

至手痲臂痛狀如閃挫

⇨ 기침이 나고 숨이 차서 반듯이 눕지 못하고, 이빨과 뺨이 가렵고 아프며, 잇몸이 붓고 아픈게 하나가 아니며, 사지골절이 아픈게 일정하지 않고, 점차 손이 痲木되고 臂痛狀이 좌섬통같다.

註 咳嗽 氣息短氣而不能臥 : 이 구절은 心水이며 懸飮에 해당된다.

| 水飮이 옆구리에 머물러 있는 병증. 옆구리가 그득하고 부어오르며 기침할 때나 가래를 뱉을 때 옆구리 아픔이 심해지며, 몸을 돌릴 때나 숨을 쉴 때 켕기면서 아프다. 심할 때는 가슴과 옆구리가 그득하고 열이 나며 숨이 차고 머리가 아프다. 삼출성 늑막염 때에 볼 수 있다. [대사전]

註 이 증상은 현음이 아니고 支飮이다.

| 肋間에서 물소리가 나면서 땅기고 아프기도 하며 기침을 하는 것. 心下가 불편하며 그득한 것 같고 脇下에서 켕기어 아프며 손가락으로 이 부위를 눌러보면 깜짝 놀라 아프거나 기침이 나며 몸을 움직여 손을 올리는 순간 뜨끔하게 숨이 받여 아픈 것으로 胸間心下에 水飮이 걸려 내려가지 않기 때문에 생기는 것이다. 또한 수음이 脇下에 걸려있고 기침을 하거나 담을 뱉을 때 아픔을 느끼는 것을 流飮이라하여 체액이 腋間에 있어 동요하여 땅기어 아프거나 기침을 하면 늑간에 격통이 일어나는데 이것은 胸間에 水毒이 懸(매달림)해진 것이며 습성늑막염과 같고 胸肋部에 괴인 水毒 때문이다. [신연구]

註 이 증상은 현음이 아니고 支飮이다.

| 風寒濕이 痰涎宿食을 끼고 난 병으로 手足이 뻣뻣하며 팔이 아파서 들 수가 없고 잠이 많고 어지러우며 소변이 澁하고 대변이 秘結하며 무릎이 차고 뻣뻣한 증을 訴하며 맥이 數하다. [요결]

치료법

| 肝虛 肝正格

의안

| 飮冷物滯肝正格이라. [신침가. 48下]

| 支飮肝正應如響이라. [신침가. 33下]

註 심장성부종 등의 증상을 支飮에 연관시키고 습성늑막염을 懸飮에 연관시키는 것은 잘못이다. 懸飮[飮後水流在脇下 咳唾引痛 謂之懸飮. 金櫃168]과 支飮[咳逆倚息 短氣不得臥 其形如腫 謂之支飮. 金櫃168]은 문헌의 내용이며 사암선생은 다르게 표현하고 있다. 사암선생이 말한 懸飮은 肝水가 아니라 心水이고, 支飮은 心水가 아니라 肝水인 것이다. 다시 말하면 懸飮을 支飮으로 보았고, 支飮을 懸飮으로 본 것이다. 따라서 懸飮(心水)에 心勝格으로 支飮(肝水)에 肝正格으로 치료를 한 것이다.

정전의 내용에도 현음과 지음이 정확히 구분되지 않았고, 대사전의 내용과 신연구의 내용은 懸飮과 支飮의 내용을 금궤의 내용을 그대로 옮겨 놓은데 불과하며, 이를 정리하면 아래와 같다.

| **懸飮** : 咳逆倚息 短氣不得臥 其形如腫. 心水 : 心勝格

| **支飮** : 飮後水流在脇下 咳唾引痛. 肝水 : 肝正格

경험례 1

40세의 한 남자가 냉수를 마시고 체하였는데 오래 지나도 낫지 않았다. 肝正格을 써서 支飮으로 치료하니 유효하였다.

四十歲 一男子 飮冷水滯 久而不愈. 用肝正格 支飮治之 有效矣.

경험례 2

25세의 한 여자가 우측 頸部에 밤만한 이물질이 생겨나서 고통감이 있고, 咳逆하며 齒頰이 痒痛하였다. 六脈이 弦滑하였는데, 이는 支飮이므로 肝正格 1도에 頸部의 밤만한 이물질이 은행만하게 줄어들었고, 3도 후에 쾌차하였다. [정전]

경험례 3

신경을 써서 체한 데다 늑간신경통이 나타나면서 脇背部가 모두 아픈데 肝正格을 놓으니 다 나았다. [연구]

4. 담 음 痰飮

증상

| 水停腸胃歷歷有聲 令人暴(素)肥暴瘦 胸脇支滿目眩 嘈囃噯氣 呑酸嘔噦

⇨ 水飮이 腸胃에 고여서 꼬르륵 소리가 나고, 평소 살진 사람이 갑자기 수척해지며 胸脇支滿[67]하고 현기증이 나며 嘈囃噯氣 呑酸嘔噦하고 脈必弦數하다.

註 暴肥는 金櫃의 내용과 같이 素肥이며 전서의 오기로 보인다.

| 좁은 의미에서 四飮의 하나. 위장에 수음에 몰려 있는 것. 가슴과 옆구리가 그득하고 명치 밑에서 진수음이 들리고 멀건 침을 토하며 어지럽고 가슴이 두근거리며 숨이 차고 식욕이 부진하며 몸이 여윈다. [대사전]

| 其人素盛今瘦 水走腸間 瀝瀝有聲 謂之痰飮 [金櫃 168]

| 건구역질을 하며 숨이 차고 좌측 가슴에 손을 대면 심장의 박동을 느낄 수 있다. 숨쉬기가 곤란하여 눕지를 못한다. 거품 섞인 가래를 뱉어낸다. 가슴과 옆구리가 땅기고 아프다. [월오]

| 거품 섞인 가래와 비린 가래에 쓴다. [동이]

치료법

| 肺濁 肺勝格

의안

| 痰飮少府魚際補오 亦用尺澤陷谷瀉라. [신침가. 68]

註 陷谷은 陰谷의 오기이다.

경험례 1

呑酸, 嘔噦, 嘈囃은 각각 치료하는 바가 있으나, 만약 三症을 겸했다면 반드시 肺濁이 분명하다. 屢試屢驗하였다. 여자가 더욱 많았다.

呑酸 嘔噦 嘈囃 各有所治 若一人三症兼 則必肺濁也.

67) 흉협지만(胸脇支滿) : 가슴과 옆구리가 그득하고 괴로운 증.

用肺勝格 累試累驗 女子尤多.

경험례 2

33세의 한 여자가 前頭痛이 있고, 腹滿, 嘈雜, 嘔噦가 반복되는 환자였는데 肺脈省하였다. 痰飮方으로 3도 치료하니 증상의 90%가 호전되었다. [정전]

경험례 3

46세의 한 여자가 수해로 장남과 사별하고부터 嘈雜 噯氣 呑酸이 나타나고 정신도 鬱悶하였다. 痰飮方으로 嘈雜 噯氣 呑酸은 쾌차하였다. [정전]

5. 열담熱痰 (화담火痰)

증상

| 多煩熱 便燥結 頭面烘熱 或爲眼爛 喉閉 癲狂懊憹 怔忡驚悸 如畏人將捕 痰色黃

⇨ 煩熱이 많고 대변이 燥結하며 얼굴이 몹시 뜨겁고 혹 눈이 짓무르고 인후가 폐색되며 癲狂懊憹하며 怔忡驚悸하고 누군가 나를 잡으러 오고 있다고 행동하며 痰色은 누렇고 粘稠하며 혹 痰色雖白하여도 膠粘難出하고 舌紅苔黃하고 脈滑數하다.

| 가래가 누러면서 걸쭉하고 뱉어도 잘 나오지 않으며 번열증이 나고 가슴이 두근거리며 입이 마르고 대변이 굳다. [대사전]

치료법

| 心脾實 大敦隱白補 神門太白瀉

| 心脾實 脾勝格+心勝格[大敦隱白陰谷少海補 商丘經渠神門太白瀉] 추정

의안

| 熱痰無痰喘息長이니 補大敦隱白瀉神門太白이라. [신침가. 69]

註 補大敦隱白은 脾勝格을 瀉神門太白은 心勝格을 줄여서 표현한 것이다.

경험례

30세의 한 여자가 煩熱燥結하고, 面赤하며, 懊惱, 怔忡, 驚悸 如畏人將捕하고 腹腔에 停水聲이 심하였다. 六脈은 滑數하였는데, 이는 熱痰으로 心脾勝格 5도에 停水聲이 해소되고 餘症은 12도에 쾌차하였다. [정전]

6. 주 담酒痰

증상

| 飮酒不消 或酒後多飮茶水 但得酒次日又吐 飮食不味 嘔吐酸水

⇨ 음주가 풀리지 않거나 혹 음주 후 찻물을 많이 먹어서 술만 먹으면 다음날 또 토하고 음식을 먹으려 않고 신물을 토한다.

| 술을 많이 마셔 생긴 담증. 술은 열과 습을 성하게 하는 성질이 있기 때문에 가래를 잘 생기게 한다. 식욕이 부진하고 쓴물을 토하며 술을 마시면 심해진다. [대사전]

치료법

| 脾肺虛 太白太淵補 大敦隱白瀉

의안

註 주담방의 太白太淵補 大敦隱白瀉는 合方이면서 법칙을 따르고 있다. 脾經의 太白補는 土土穴이므로 이와 배합될 수 있는 혈은 足太陰脾經과 같은 太陰經인 手太陰肺經의 陰土穴인 太淵穴로 보해야 에너지원을 유발시키는 임계점에 도달시킬 수 있다. 따라서 太白太淵補 大敦隱白瀉인 酒痰方은 土氣를 임계점까지 상승시키고 木氣를 임계점까지 하강시켜서 脾經의 기운을 土旺하게 만들어서 土克水토록 하여 酒痰을 다스릴 수 있도록 한 것이다.

脾正格은 脾經의 經氣를 보충한 것이고, 酒痰方은 脾經의 經氣를 무장상태로 변화시켜서 강력하게 酒痰을 다스리도록 한 것이다.

경험례 1

50세의 한 남자가 右脇下에 肺積같은 것이 있었는데 오래 되어도 풀리지 않았다. 그 사람이 嗜酒無度하였으므로 酒痰方으로 유효하였다.

五十歲 一男子 右脇下如肺積 久而不解也.
其人 嗜酒無度故 太白太淵補 大敦隱白瀉 有效.

경험례 2

48세의 한 남자가 평소에 음주를 전혀 못하나 準驢가 있으며 가끔 噯氣가 있었다. 酒痰方 1도에 準驢가 少減하고, 2도에 半減하고, 3도에 80% 정도로 치료되고 噯氣가 없어졌다. [정전]

경험례 3

註 주취 해독에 酒痰方으로 누차 효과를 보았다.

7. 습 담濕痰

증상

| 身重而軟 四肢倦怠 或腹痛腫脹 泄瀉 胸悶腹滿 痰滑易咯 面黃

⇨ 몸이 무겁고 휘청거리며 사지가 권태롭고 혹 복통 부종창만하고 설사하며 가슴이 답답하고 배도 불러오며 담은 매끄러워 쉽게 객출되며 얼굴은 누렇고 脈緩滑 舌苔厚膩하다.

| 水濕이 오랫동안 머물러 있어서 생긴 담증. 대체로 脾의 운화기능이 장애되어 수습이 한 곳에 오랫동안 몰려 있어서 생긴다. 희고 멀건 가래가 많이 나오고

가슴이 답답하거나 메스껍고 숨이 차며 기침을 하고 배가 더부룩하고 설사하며 누런 기름때 같은 설태가 끼는 증상이 있다. [대사전]

치료법

| 肺傷 尺澤陰陵泉補 太白太淵瀉

| 又方 脾傷 脾正格

의안

| 담음에 脾正格을 놓는다. [연구]

> **註** 尺澤陰陵泉補 太白太淵瀉는 陰陵泉 | 肺熱症方(水旺克火方)으로 추정되나, 습담은 火熱과는 관계가 없는 것으로 위의 처방은 무익한 것이다. 습담의 기본방은 脾正格이며, 습담이 實한 지경이면 脾勝格이 적합할 것이다.

경험례 1

65세의 한 부인이 胸悶腹滿과 四肢倦怠하며 기압이 변화시에 身重이 더욱 심하여 고통스럽다고 하였다. 右手脈이 沈滑無力하였는데 이는 濕痰으로 脾虛에 속하므로 脾正格 3도에 견효하였다. [정전]

경험례 2

20대 초반의 한 여성이 수일째 계속 소화불량 상태와 더불어 心下痞滿하고 복진상 心下部에 덩어리 같은 것이 뭉쳐있어서 食痰으로 진단하여 脾正格을 활용하니 1도에 쾌차하였다. 아주 수척한 체질이어서 太陰濕土가 부족한 것으로 본 것이다. [활투]

1) 백 탁白濁

• 白濁不淸肥豊滿이니 正是脾實勝格當이라. [신침가. 13]

⇨ 소변이 뿌옇고 맑지 못한 것은 몸이 살지고 풍만해서 그런 것이니 脾勝格

을 쓰는 것이 타당하다.

8. 적담積痰 (식적담食積痰)

증상

| 因飮食不消 或挾瘀血 遂成窠囊 多爲癖塊痞滿

⇨ 음식이 소화되지 않거나 혹 어혈과 결탁하여 窠囊을 이루게 되는데 癖塊가 되어 痞滿한 경우가 많다.

| 食積으로 생긴 담증. 음식이 잘 소화되지 않아서 가슴이 그득하고 막힌 것 같으며 입에서 냄새가 나고 때로 설사하기도 한다. [대사전]

치료법

| 脾胃虛 丹田迎 中脘三里少府補 大敦陷谷瀉

| 脾胃虛 脾正格+胃正格 或加 三里中脘丹田迎 추정

경험례

32세 부인이 입맛이 없어 음식을 많이 먹지 못하는데 먹으면 소화가 불량한지 수개월이 되었고, 더불어 가슴이 답답하고 명치 아래도 답답하다 하기에 만져보니 명치 아래 적덩어리가 감지되어 積痰方으로 12회 정도 치료하니 모든 증상이 사라졌다. [동이]

9. 풍 담風痰

증상

| 頭目眩暈 悶亂 或癱瘓奇症 或搐搦瞤動 痰色靑有光彩

⇨ 頭目이 眩暈하고 悶亂하며 혹 癱瘓奇症이 있으며 혹은 搐溺하고 瞤動하는데 痰色은 푸르고 光彩가 있다.

| 담이 간경에 몰려 생긴다. 어지럽고 눈앞이 캄캄해지며 얼굴색이 검푸르고 가슴이 답답하며 옆구리가 그득한 감이 있다. 멀건 가래에 거품이 섞이는 수가 많다. [대사전]

| 痰이 맑고 거품이 많은 것이 특징이며 맥이 弦한게 보통이다. [요결]

치료법

| 肝實 經渠中封補 陰谷曲泉瀉

| 三里曲池補 魚際陷谷瀉 [요결]

| 肝實 肝勝格 추정

의안

註 요결의 三里曲池補 魚際陷谷瀉는 대장정격을 말하는 것이며, 大腸硬結이 있는 사람에겐 大腸正格을 쓴다.

경험례

49세의 한 남자가 頭目眩暈하고 심하게 無氣力하며 口渴이 있고 白髮이 많았다. 六脈이 弦滑하였는데, 風痰方의 肝勝格 3도에 頭目眩暈이 유효하고, 9도에 쾌차하였다. [정전]

10. 울담鬱痰 (조담燥痰, 노담老痰)

증상

| 痰鬱於心肺之間 久則凝滯胸滿 稠粘難喀 多毛焦而色白 面如枯骨 口燥咽乾 咳嗽喘促

⇨ 담이 심폐간에 울체되어 오래 되면 응체되어 흉만하고 찐득하여 뱉어내기

어렵다. 皮毛는 곱슬거리고 희며 얼굴은 말라 뼈만 앙상하고 口燥咽乾하며 咳嗽喘促한다.

| 火邪가 상초에 작용하여 폐기가 몰리고 진액이 걸어져 아교처럼 된 담을 말한다. 이것이 목구멍에 붙어있어 뱉어도 잘 나오지 않고 삼켜도 넘어가지 않는다. 목구멍과 입이 마르며 기침을 하고 숨이 차며 얼굴은 창백하다. [대사전]

치료법

| 先補後瀉 太白太淵補 陰谷尺澤瀉

| 肺經先補正格 後瀉勝格 [요결] 추정

경험례

45세의 한 여자가 苦喘短氣하고 面如枯骨[68]하며 胸滿하고 咽喉에 매핵기가 있고 口燥咽乾하였다. 맥은 沈澁하였는데 이는 鬱痰에 속하므로 鬱痰方 2도에 유효하고 9도에 쾌차하였다. [정전]

11. 한 담 寒痰

증상

| 寒邪聚於腎 多足膝痠軟 腰背强痛 肢節冷痺骨痛

⇨ 한사가 신장에 모이면 대체로 足膝이 痠軟하고 腰背가 强痛하며 肢節이 冷痺하며 骨痛이 있는 경우가 많다.

| 담이 있는데다 한사를 받거나 비신의 양기가 허하고 한습이 성해서 생긴다. 한사를 받았을 때에는 멀건 흰 가래가 나오고 숨이 차며 기침이 나고 목안이 가렵다. 때로 오한이 나면서 열이 나고 머리가 아프다. 비신의 양기가 허하고 한습이 성할 때는 다리와 무릎에 맥이 없고 나른하며 등허리가 뻣뻣하고 아프며 관절이 시리고 저리다. [대사전]

---

68) 면여고골(面如枯骨) : 얼굴에 뼈가 앙상함.

치료법

| 腎虛 腎正格

| 或 腎寒 腎寒症方[少府然谷補 陰谷少海瀉] 추정

경험례 1

59세의 한 남자가 足膝痿軟하고 腰背强痛하며 肢節이 寒冷하고 痲痺感이 있었다. 맥은 弦數한데, 이는 寒邪가 腎經에 모여 발생된 寒痰으로 腎正格 12도에 쾌차하였다. [정전]

경험례 2

註 50대의 한 부인이 양 무릎 아래가 차가워서 치료하였는데 신정격으로 7회를 치료하여도 개선이 되질 않아서 치료를 중단한 적이 있다. 그 후에 60대 부인이 같은 증상으로 치료를 하였는데 腎寒症方으로 3회 치료 후에 차갑던 무릎 아래가 온기가 도는 것 같다고 하였으며 5회 더 치료를 받고 냉기가 없어졌다고 하여 치료를 종료하였다. 그 후에 몇 번 더 경험하였는데 모두 효과를 보았다. 한증이 심하면 腎寒症方을 써야 한다.

9장. 해 수 咳嗽

咳는 소리는 있되 痰이 없는 것이고, 嗽는 소리가 없되 痰이 있는 것이다. 그러므로 脾濕이 망동하면 痰이 생기고, 胃熱이 고요하면 咳를 하니, 濕이 心에 있으면 熱痰[熱痰咳. 心腎虛]이고, 濕이 肝에 붙으면 風嗽[肝風嗽. 肝虛]이며, 濕이 肺에 居하면 氣咳[肺氣咳. 肺虛]이고, 濕이 腎에 머물러 있으면 寒喘[腎寒喘. 腎虛]이다. 무릇 해수는 秋冬에는 實症이고, 春夏에는 虛症이다.

夫咳者 有聲無痰 嗽者 無聲有痰.
是故脾濕動而生痰 胃熱靜而作咳 濕在心而熱痰 濕托肝而風嗽 濕居肺而氣咳
濕留腎而寒喘 凡咳嗽者 秋冬則實 春夏則虛

해수는 원래 心肺肝腎 4症이 있는데 脾에 濕이 붙어서 질환의 빌미가 되는 것이다. 혹 어혈이 있으면 어혈을 치료하고, 혹 勞瘵가 있으면 勞瘵를 치료하는데, 元方으로 察色하여 分治[心肺肝腎]하면 많은 효험이 있다.

咳嗽者 元有心肺肝腎四症 脾奇作祟(崇)矣.
或有瘀血者 治瘀血 或有勞瘵者 治勞瘵 元方察色分治 多有效驗

1. 간풍수肝風嗽

증상

| 風乘肺則兩脇下痛 鼻塞聲重 口乾喉痺 言未竟而咳

⇨ 풍이 폐를 침범한 즉 양쪽 옆구리 아래가 아프고 鼻塞聲重하고 口乾喉痺[69] 하며 말을 마치기 전에 기침을 한다.

| 肝咳. 기침이 나면서 양 옆구리가 땅기고 심하면 몸을 돌릴 때 양 옆구리 밑이 결린다. 설태는 누르며 약간 촉촉하다. [대사전]

치료법

| 大敦湧泉補 太白太衝瀉 [필사본]

| 大敦湧泉補 曲泉太白太衝瀉 [신침가. 54]

| 肝虛 肝正格

2. 열담수熱痰嗽

증상

| 傷於暑熱得咳心痛 喉中介介如硬 煩熱引飮口燥 或吐涎沫 聲嘶喀血

⇨ 暑熱에 상하여 기침하고 心痛하며 목에서 막힌 것처럼 캑캑 소리를 내며 煩熱이 나고 引飮口燥하며 或 涎沫을 토하며 목이 쉬며 喀血한다.

| 열담으로 생긴 기침. 기침하면서 얼굴이 벌겋게 되고 가슴과 배와 옆구리가 늘 달아오르며 발만 때때로 차지고 맥이 洪滑하다. [대사전]

치료법

| 心腎虛 大敦少衝補 太白太谿瀉 天突斜

| 大敦中封補 天突太白太淵瀉 [신침가. 53]

---

69) 후비(喉痺) : 목안이 벌겋게 붓고 아프며 막힌 감이 있는 인후병을 통틀어 이르는 말

| 心腎虛 心正格+腎正格[大敦少衝經渠復溜補 陰谷少海太白太谿瀉] 或加 天突斜 추정

경험례

60세의 한 남자가 해수가 있고 음경이 발기하여 시들지 않으며, 밤마다 應色하기 6, 7회나 음경은 여전하여, 주야로 잠을 이루지 못하고 兩足이 痿躄하며 손도 또한 燥澁[70]하였다. 心腎虛의 상관으로 생각하고 大敦少衝補 太白太谿瀉하기 數度에 쾌차하였다. 이것은 해수는 아니지만 診症이 명확하면 혹 이 처방을 쓸 수도 있다.

六十歲 一男子 有咳嗽 陰莖長而不屈 每夜應色六七度 陰莖亦然 晝夜不能成寢 兩足痿躄 手亦燥澁. 意心腎虛相關 大敦少衝補 太白太谿瀉 數度快差矣. 非咳嗽 診症明則或用此方.

3. 폐기해 肺氣咳

증상

| 氣積傷成咳嗽 痰涎凝結 或如敗絮 或如梅核 滯塞咽喉 喀之不出嚥之不下 婦人有多

⇨ 氣의 손상[七情]이 누적되면 해수가 나고 痰涎은 응결되어서 혹 敗絮[71]같으며 혹 매화씨 같은데 인후를 막아서 뱉어내려고 해도 나오지 않고 삼키려 해도 넘어가지 않으며 부인에게 많이 발생한다.

| 濕이 폐에 있는 것이니 기침하면 가뿐 소리가 나며 심하면 피를 뱉는다. [요결]

치료법

| 經渠陰谷補 太白陰陵泉瀉 天突瀉 [필사본]

---

70) 조삽(燥澁) : 마르고 까칠함

71) 패서(敗絮) : 너무 오랫동안 사용하지 아니하고 두어서 못 쓰게 된 솜. 묵은 솜뭉치.

| 經渠陰谷補 天突尺澤陰陵泉瀉 [신침가. 55]
| 肺虛 肺正格

경험례 1

35세의 한 여자가 痰涎이 응결하여 喀不出 嚥不下하고 面色이 창백하며 氣虛가 심하였다. 右手脈이 浮大無力하였는데, 이는 肺虛에서 발생하는 肺氣咳이므로 肺正格 6도에 쾌차하였다. [정전]

경험례 2

55세의 한 여자가 매핵기가 있고 음성이 不出하며 무력감이 심하여 기진맥진하였다. 肺氣咳로 다스려서 1도에 쾌차하였다. [정전]

경험례 3

8세때 홍역 후부터 64세까지 기침이 계속됨. 肺正格이 기가 막히게 잘 듣는다. 1주일 치료 후 좋아졌다. [월오]

경험례 4

27세된 여자가 몇 개월째 계속 乾咳를 하면서 체중감소를 동반해서 내원하였다. 본래 선천적인 체질이 수척한 것으로 보아서 太陰濕土의 기능이 부족하다고 여겨져 肺正格으로 4회만에 乾咳가 완전히 소실되있나. [활투]

경험례 5

53세 남자. 매 주일마다 낚시를 다녔으며 밤낚시 음주 등으로 인해 너무 무리가 와서 소화기능도 나빠지고 대변도 묽으며 재채기가 많이 났다. 차의 창문만 열어 놓아도 재채기를 하고 공기가 약간만 차도 재채기를 하루에도 수 없이 하는데 10여 일 동안 肺正格을 놓았더니 완치되었다. [연구]

註 심한 경우에는 肺寒症方이 유효할 것이다.

경험례 6

19세 여자. 갑자기 재채기가 나기 시작하더니 하루에도 수없이 했는데 肺正格 1회로 거짓말처럼 나았다. [연구]

4. 신한천腎寒喘

증상

| 寒傷腎咳則 腰背相引而痛 胸緊聲啞 憎寒壯熱 無汗惡寒 煩燥不渴 遇寒而咳

⇨ 腎臟이 寒邪에 상하면 기침을 하는데 腰背가 引痛하고 가슴이 조이며 목소리가 잠겨 나오지 않고 憎寒壯熱하며 無汗惡寒하고 煩燥不渴하며 추위에 노출되면 기침을 한다.

| 濕이 腎에 있는 것이니, 기침하면 腰背가 서로 땅기며 아프고 심하면 咳涎[72]이 많다. [요결]

치료법

| 腎虛 腎正格

의안

註 溫腎作用은 腎寒症方[少府魚際補 陰谷少海瀉]이 더욱 적합할 것이다.

경험례

50세의 한 여자가 연속해서 야간에 3일 동안 기침이 심하여 고통스러웠는데, 腎正格 1도에 쾌차하였다. [정전]

72) 해연(咳涎) : 끈적한 침

5. 기타 경험례

경험례 [어혈방]

60세 한 남자가 咳嗽引痛한 지 7~8일이 되었으며 懸飮으로 치료하였으나 湧泉處에 상처가 있어 물으니 30년 전의 상처라 하므로 瘀血로 치료하니 1차에 유효하였다.

註 30년 전의 상처를 어혈로 보아 瘀血方으로 해수가 치료되었다고 보기 어렵다. 또한 懸飮[心勝格]이 引痛을 치료하는 적절한 처방은 아니며 肝正格이 적합할 것으로 보이며, 혹 瘀血方으로 유효하였다면 瘀血方의 肺正格으로 유효했을 것이다.

六十歲 一男子 咳嗽引痛 至七八日 治以懸飮 湧泉處有傷痕 問之
三十年前有傷處 以瘀血治之 一次有效.

6. 기타 의안

| 기침이 심하고 가래가 많이 나오면 天突혈과 肺兪혈에 뜸을 뜬다. [단심]
| 기침소리가 갈리고 목이 쉬었을 때는 천돌혈에 뜸 50장을 뜬다. [득효]

10장. 효 천 哮喘

대체로 哮는 喘急하며 喉中에 水鷄聲같은 소리가 나는 것을 哮라 하고, 喘은 호흡이 促急해서 연달아 숨을 쉴 수 없는 것을 喘이라 한다. 이것은 熱이 三焦에 있고[三焦勝格] 濕이 胃中에 있는 것[胃正格]이다.

大抵 哮者喘急 喉中如水鷄聲 謂之哮 喘者氣促 連屬不能息 謂之喘
是以熱在三焦 濕在胃中
哮喘者最末疾 五臟治之好也

1. 효 천 哮喘

증상

| 喉中如水鷄聲 連續不能平息

⇨ 喉中에 水鷄聲같이 담이 그르릉거려서 연속적으로 평상호흡을 할 수 없다.

치료법

| 天突斜 丹田迎 液門解谿補 中渚陷谷瀉 [同신침가. 57]

| 三焦勝格+胃正格 或加 天突斜 丹田迎 추정

의안

註 三焦勝格[通谷液門補 三里天井瀉]은 土不克水하여 水旺克火하는 처방이며, 三焦熱症方[通谷液門補 支溝陽輔瀉]은 補水制火하는 처방이다. 필사의 내용에서 液門補中渚瀉는 三焦勝格을 표현한 것이다.

경험례 1

한 사람이 暑濕으로 吐瀉한 후에 哮喘으로 소리가 사방의 이웃까지 진동하였는데, 그 소리를 들은 사람들은 매우 위중하다고 했다. 液門解谿補 中渚陷谷瀉하니 1도에 見效하였다. 그러나 본증 외에는 단장취의[73]하여 如神의 효과를 본 것은 없으므로 하나만 기록한다.

一人 暑濕吐瀉之後 哮喘聲震四隣 聞之衆人 甚危云. 液門解谿補 中渚陷谷瀉 一度見效. 然而非本症 斷章取義 如神之效 故不記單一.

경험례 2

34세 여자. 감모에 심하게 이환되어 야간에 해수증상이 발작적으로 진행되어 수면이 불리할 정도였으며 특히 천명음이 유발되어 환자의 표현대로라면 쇳소리를 능가하는 굉음이 발생한다고 호소를 하였다. 특히 오전과 야간에 심하였으며 소화불량 服滿 구역감이 동반되어 三焦勝格과 胃正格을 시행하였다. 즉시 인후의 불리와 해수감이 소실되었으나 치료 후에도 야간에 해수 및 천급감은 잔존하여 상기한 치료 이후에 피내침으로 천돌혈에 고정하여 1주일 만에 본인의 음성을 되찾고 효천이 소실되었다. 천돌혈에 피내침을 고정해주면 치료효과가 신속하고 강력하게 나타나는 경우가 많다. [침법]

73) 단장취의(斷章取義) : 문장의 일부를 끊어서 본래의 의미와는 달리 자기 입장에 맞도록 사용함.

2. 기타 의안

| 숨이 찰 때는 肺兪혈에 뜸 11장을 뜨고 天突혈에 7장을 뜬다. [득효]

| 상한으로 기침이 심할 때는 천돌혈에 뜸을 뜨면 곧 낫는다. [자생]

11장. 학 질 瘧疾

內經에 여름철의 暑熱에 손상되면 가을철에 痎瘧이 발생한다 하였다. 先寒後熱이면 寒瘧이고, 先熱後寒이면 溫瘧이며, 단지 發熱하되 不寒이면 癉瘧이다. [정선]

內經曰 夏傷於暑 秋爲痎瘧也. 先寒而後熱者 名曰寒瘧, 先熱而後寒者 名曰溫瘧, 但熱而不寒者 名曰癉瘧.

무릇 학질은 日辰 이외에 특별한 처방이 없다. 風寒熱의 3가지 학질로 비록 分治하나, 日辰을 통하는 치료법이 가장 신효하다.

凡瘧疾 日辰外 無他別方. 風寒熱三瘧 雖是分治 通日辰 最爲神效.

1. 소음학 少陰瘧

증상

| 寒熱嘔吐 舌乾口燥

| 子午卯酉日에 발생하는 학질 [요결]

치료법

| 京骨腕骨補 三里中脘瀉

경험례 1

30세의 한 남자가 二日瘧으로 고생한 지 이미 1년이 되었는데 得痛日辰은 알 수 없으나 子午卯酉日에 앓게 되므로 소음학으로 치료하니 一度에 유효하였다.

三十歲 一男子 苦二日瘧 旣一年 不知得痛日辰 方痛以子午卯酉日故 以少陰瘧治之 一度有效.

경험례 2

한 사람이 학질로 3년 앓은 후 항시 客症을 兼發하는데, 이러한지가 이미 17~ 8년이었는데 始痛日辰으로 치료하니 병이 나았다.

一人 痛瘧三年之後 每日客症兼發 如是者 旣十七八年 以始痛日辰 治之病已.

2. 궐음학 厥陰瘧

증상

| 惡寒發熱 寒多熱少 或腹痛引陰 如淋狀 善恐

| 寅申巳亥日에 발생하는 학질 [요결]

치료법

| 陽池丘墟補 合谷太衝瀉

경험례

38세의 한 남자가 二日瘧이 걸린지 이미 3~4회가 지났는데, 始病日이 寅日이므로 厥陰瘧으로 치료하니 2도에 쾌차하였다.

> 三十八歲 一男子 二日瘧 旣徑三四回 始於寅日故 以厥陰瘧治之 二度快差.

3. 태음학太陰瘧

증상

| 寒熱嘔吐 不嗜食 或腹滿自利

| 辰戌丑未日에 발생하는 학질 [요결]

치료법

| 衝陽合谷補 承山曲池瀉

경험례

20세의 한 남자가 학질 수년에 거의 죽을 지경이고, 또한 始痛日辰을 모르고 方痛日이 辰戌丑未이므로 太陰瘧으로 치료하니 1도에 유효하였다.

> 二十歲 一男子 痛瘧數年幾死 亦不知始痛日辰 方痛以辰戌丑未日故
> 以太陰瘧治之 一度有效.

4. 한 학寒瘧

증상

| 先寒以後熱者

치료법

| 後谿三里補 支溝崑崙瀉

5. 열 학 熱瘧

증상

| 先熱而後寒者

치료법

| 氣海迎 通谷液門補 商陽至陰瀉

6. 장 학 瘴瘧

증상

| 但熱而不寒者

치료법

| 中脘迎 臨泣陷谷補 後谿解谿瀉

| 胃勝格 추정

경험례

| 瘴瘧, 婦瘧(부녀자의 학질)도 또한 日辰療法 1~2도에 쾌차하였는데, 기록하지는 않는다.

瘴瘧 婦瘧 亦用日辰治法 一二度 快已者 不記也.

12장. 곽 란 霍亂

무릇 곽란은 歲運이 不調한데다 사람들이 섭생을 잘못한 것이다. 경증은 腹痛이며 冷氣가 脾土를 범한 것이고, 중증은 轉筋이며 熱氣가 上蒸하여 心火에 누적된 것이다. 憎寒壯熱 頭痛眩暈 乾嘔暴泄 四肢麻痺의 증상에 (吐瀉霍亂은 淸氣在下 濁氣在上이므로) 淸風을 상승시켜서 濁氣가 하강토록 하여서 霍亂이 물러날 길을 터주도록 五行으로 補瀉한다.

凡霍亂者 歲運之不調 人身之失攝. 輕則腹痛 冷氣觸於脾土, 重則轉筋 熱蒸積於心火. 憎寒壯熱 頭痛眩暈 乾嘔暴泄 四肢麻痺 引淸風而上升 使濁氣而下降 霍亂却路 補瀉五行

診症이 만일 未得하였거든 먼저 四關을 통하고 음식에 상한 자는 脾正格을, 暑熱에 상한 자는 胃正格을 쓴다.

萬一診症未得 宜先通四關 傷於飮食者 用脾正格 傷於暑熱者 用胃正格

1. 곽란민란 霍亂悶亂 (급성중독성위염)

증상

| 霍亂悶亂 心腹卒痛 嘔吐 此心火炎上 故嘔吐也

⇨ 霍亂悶亂은 心腹卒痛하고 嘔吐하니 此는 心火炎上인 故로 嘔吐하는 것이다.

| 갑자기 토하고 설사하는 병증을 통틀어 이르는 말. 주로 무겁고 습한 여름철에 찬 것 날것이나 변질된 음식을 잘못 먹어 생긴다. 콜레라, 세균성 식중독, 급성 위장염 등에 해당한다고 본다. [대사전]

| 별안간에 心腹脹痛 嘔吐泄瀉 憎寒壯熱 頭痛眩暈等症을 訴하는 것이니, 혹은 먼저 心痛이 있고 뒤에 토하거나, 혹은 心腹이 함께 아프고 吐瀉가 交作하기도 한다. [요결]

치료법

| 心熱 中脘正 陰谷少海補 少府大都瀉

| 心熱 心熱症方[陰谷少海補 少府然谷瀉]+中脘正 추정

의안

| 悶亂陰谷少海補오 中脘陽谷少府瀉라. [신침가. 87]

註 陽谷은 然谷의 오기로 추정된다.

2. 곽란전근 霍亂轉筋

증상

| 心腹卒痛 轉筋 此風急甚則 故轉筋也

⇨ 心腹卒痛하고 轉筋하니 此는 風이 急甚한 故로 轉筋한다.

| 구토와 설사로 다리의 근육 주로 비장근에 경련이 이는 병증. [대사전]

| 上症을 悉具하고 근맥이 躁動하고 땅겨 살이 뒤틀려 돌아간다. [요결]

치료법

| 肝熱 丹田正 四關迎 十宣瀉

| 轉筋心熱丹田正하고 四關迎後十宣瀉라. [신침가. 85]

의안

註 肝熱이면 肝熱症方[陰谷曲泉補 少府行間瀉]이 적합하지 않을까?

3. 곽란폭설 霍亂暴泄

증상

| 心腹卒痛 暴泄 此脾濕下流 故暴泄也

⇨ 心腹卒痛하고 暴泄하는데 此는 脾濕下流한 故로 暴泄하는 것이다.

| 별안간 설사하는 증 [요결]

치료법

| 脾寒 三里少府補 大敦隱白瀉

| 脾寒 脾正格+三里補 추정

4. 곽란흉만 霍亂胸滿 토혈장명 吐血腸鳴

증상

| 문자 그대로 가슴이 답답하고 피를 토하며 腸鳴의 증

치료법

| 中脘正 氣海迎 三里補

5. 곽란두통霍亂頭痛 호흡천명呼吸喘鳴

증상

| 두통과 함께 호흡이 喘急한 증

치료법

| 天突 丹田迎 三里瀉

6. 곽란이사霍亂已死 이유난기자而有暖氣者 [요결]

치료법

| 三里 太衝補 合谷瀉 [同. 신침가. 86]

13장. 설 사 泄瀉

內經에 濕勝하면 濡泄하고, 봄에 風邪에 손상되면 여름에 飧泄로 고통하며, 暴泄로 下迫하는 것은 脾熱에 속하고, 배설되는 水液이 맑고 서늘한 것은 모두 寒症에서 나타난다고 하였다. 그러므로 濕은 본래 五泄(濡泄, 暴泄, 濕泄, 熱泄, 氣泄)을 일으키는 경우가 많으니 經脈을 따라 補瀉하고, 冷은 痢疾을 잘 발생하며 熱은 上蒸하여 적체되므로 하강된 冷氣는 上昇시키고 상승된 熱氣는 下降시켜야 한다. (소변이) 赤澁한 것은 熱症이고 白濁한 것은 寒症이다.

內經曰 濕勝濡泄. 春傷夏痛 暴注下迫 屬於脾熱 水液澄澈 皆出於寒也.
是故濕本多成五泄 從經脈於補瀉 冷好生痢 熱蒸積於升降. 赤澁爲熱 白濁是寒.

| **陰陽應象大論** : 濕勝則濡瀉. 春傷于風 夏生飧泄
| **至眞要大論** : 暴注下迫 皆屬于熱. 諸病水液 澄澈淸冷 皆屬于寒

증을 진찰하여 만약 정확한 진단이 안 되면 먼저 四關을 통한 후에 飮食傷이면 脾正格을 暑濕傷이면 胃正格을 쓴다.

診症未得其宜 先通四關 傷於飮食者 用脾正格 傷於暑濕者 用胃正格

1. 유 설濡泄

증상

| 身重而腹不痛 如水傾下腸鳴

⇨ 몸이 무겁고 복통은 없으며 물이 내려가는 듯한 腸鳴이 있다.

| 土가 허하여 制濕을 못하므로 소화가 되지 않아서 몸이 무겁고 힘이 없으며 배에서 꾸룩꾸룩 소리가 나고 맥이 遲緩한 증 [요결]

치료법

| 腎傷 腎正格

의안

| 濡泄經渠陰谷補하고 太白太谿瀉自安이라. [신침가. 62]

註 陰谷은 復溜의 오기이다.

註 腎虛한 자의 설사이다. 신수혈에 압통이 있으며 설사하는 경우이며 대체로 1~2회의 시술로 치료된다. 여름철에 찬 음식을 과도하게 먹거나, 여름철의 냉방병으로 인하거나, 혹은 찬바람을 많이 쐰 후의 설사에 해당하는 경우가 많다.

경험례

새벽 설사 五更泄의 예인데 50대 남자가 술을 몹시 즐기며 면색은 검고 새벽에 은은하게 통증이 올 때는 설사를 하지 아니하고는 견딜 수가 없으며 근래에는 설사하고 나면 몹시 쳐져 힘이 많이 든다고 하기에 이 사람은 腎傷으로 진단하고 腎正格 5회로 완치되었다. [동이]

2. 폭 설 暴泄

증상

| 煩渴 尿赤 暴瀉 自汗

⇨ 갈증이 심하고 소변이 붉으면서 갑자기 설사를 하며 땀을 흘린다.

| 갑자기 물 같은 설사를 심하게 하는 병증. 물 같은 설사를 급하게 많이 하는데 오리똥 같은 것이 섞여 나오기도 한다. 손발이 싸늘하고 소변은 맑다. [대사전]

| 夏月에 물을 내쏘며 煩渴 尿赤 面垢[74] 自汗 等證을 訴하는 것이니 즉 暑泄이다. [요결]

치료법

| 脾傷 脾正格

의안

| 暴泄脾正格이오 濕泄胃正格이라. [신침가. 61]

| 입맛이 없다. 소화가 안 된다. 오리똥 같은 설사를 한다. 속이 더부룩하고 배고픈지 모른다. [월오]

경험례 1

40세 남자가 열체질지로 평소 냉물을 많이 먹는다고 한나. 시난해부터 설사를 하는데 항문이 헐어서 화장지를 사용하지 못하고 설사할 때마다 뒷물을 치는데 사회활동이 어렵다고 하기에 脾正格 3회로 완치되었다. [동이]

경험례 2

68세 여자. 과일을 먹고 복통과 설사가 발생하였는데 양약을 먹었더니 설사는 멈추었으나 복통은 여전하다고 한다. 노인이고 과일이 찬 음식이기 때문에 허증으로 보고 補脾針[脾正格]을 놓으니 바로 나았다. [연구]

---

74) 면구(面垢) : 얼굴이 지저분한 것

경험례 3

25세 교사. 월경이 있으면 대변을 자주 보게 되는데 3일간은 설사처럼 한다고 한다. 이는 經行泄瀉라 하며 원인은 脾經이 약해서 온 것이다. 經行 첫날에 補脾鍼을 놓으니까 바로 효과가 나기 시작해서 2일 시침하니 완치되었다. [연구]

3. 습 설濕泄

증상

| 身重 胸滿 飮食不味 口不渴 腹不痛

⇨ 몸이 무거우면서 가슴은 답답하고 식욕이 없고 입은 마르지 않으며 복통이 없다.

| 멀건 물 같은 설사를 하루에도 여러 차례하며 배가 끓고 몸이 무거우며 가슴은 답답하고 갈증은 없으며 배는 아프지 않거나 약간 아프다. 소변은 누르고 벌거면서 적게 나오며 설태는 기름때가 낀 것 같다. [대사전]

치료법

| 胃傷 胃正格

경험례

17세 학생이 배가 저미는 듯 刺痛하고 그득하며 아침 등교 전에 일찍 밥을 먹고 설사를 한 후에 등교를 하는데, 아침 설사는 생활화 되었다고 한다. 胃正格 4회로 완치한 예이다. [동이]

4. 화설 火泄 (열설 熱泄)

증상

| 口渴喜冷 痛一陣 瀉一陣 暴速稠粘後重

⇨ 입이 마르고 찬 것을 좋아하고, 한 차례 배 아프면 한 차례 설사하며 그 증이 暴速하고 稠粘 後重한다.

| 배가 끓으면서 아프다가 설사하는데 대변에는 곱이 섞이고 냄새가 나며 설사한 다음에도 뒤가 무직하고 항문이 얼얼한 감이 있다. 또한 입과 목이 말라서 찬물을 마시기 좋아하며 소변색은 벌겋거나 누르고 설태는 누르다. [대사전]

| 熱로 인하여 泄하는 것으로서 입이 마르고 찬 것을 좋아하며 변색이 黃赤하고 베에서 소리가 나며 한축(一陣 : 한바탕) 아프고 나면 한번 泄하고 其證이 暴速하며 稠粘 後重 脈數等證을 訴하는 것 [요결]

치료법

| 心燥 陰谷少海補 大敦少衝瀉

| 心燥 心勝格 추정

5. 기 설 氣泄

증상

| 痛甚瀉後減 少頃又痛呈

| 기울이 있으면서 설사하는 병증. 가슴이 더부룩하면서 답답하며 배가 끓으면서 아프고, 그러나 설사한 뒤에는 복통이 덜해진다. 성을 내거나 기분이 나쁘면 증상이 한결 더 심해진다. [대사전]

| 배가 울고 氣가 왔다 갔다 하며 胸膈이 痞悶하고 배가 급작스럽게 아프다가 瀉하면 조금 안정되며 조금 있다가 또 급한 증 [요결]

치료법

| 肺傷 肺正格

6. 냉설冷泄 (한설寒泄)

증상

| 惡寒身重 腹脹切痛 雷鳴溏泄 完穀不化

| 찬 기운이 장위에 침입하여 생긴다. 배가 끓으면서 아프고 멀건 물 같은 것을 설사하고 팔다리는 싸늘하며 입은 마르지 않고 소변은 맑다. 설태는 희고 맥은 침지하다. 대변이 묽으며 퍼렇고 허연 것이 마치 오리똥 같다하여 압당(鴨溏) 또는 목설(鶩泄)이라고도 한다. [대사전]

| 惡寒이 나고 몸이 무거우며 배가 더부룩하고 점이는 것 같이(切痛) 아프며 배가 끓고 青白色의 不消化物을 瀉하고 맥이 沈遲한 것 [요결]

치료법

| 肝傷 肝正格

경험례 1

한 부인이 産後 몸 조섭을 잘하지 못해 하루 5~6차 설사한 지가 이미 거의 數十年이고 肌膚가 수척하고 겨우 마당만 드나들 뿐이었다. 肝正格 치료 1일에 바로 설사가 멈추고 4~5일에 快祛하였다.

> 一婦人 産後失攝 一日泄瀉五六次 旣近數十年 肌膚瘦瘠 僅行戶庭而已.
> 治肝正格 一日瀉止 四五日快祛.

경험례 2

35세가량의 한 부인이 夏月에 해산을 하고 당일에 하혈을 무수히 하였고, 복통으로 참을 수 없고, 눈이 나빠져 볼 수 없었는데, 三陰交를 補하니 지혈이 되고 바로 깨어나고 수일 후에는 기동을 하게 되었다. 어느 날 갑자기 腹痛 上衝하며 설사가 無度하고 元氣가 하함하여 겨우 五六步를 걸을 정도였다. 肝正格을 썼더니 食頃[75]에 효과가 있었다.

近三十五歲 一婦人 夏月解娩 當日下血無度 腹不忍痛 眼弊不見 補三陰交 止血卽醒 數日後起動. 忽然腹痛上衝 泄瀉無度 元氣陷下 僅行五六步. 用肝正格 食頃而有效.

경험례 3

7년간 설사함. 움직이면 설사가 삐질삐질 나와서 기저귀 찬다. 갑상선 있다. 대개는 脾正格이나 비허증의 증상이 없었다. 肝正格 1주일 치료 후 갑자기 뒤가 시원해지고 항문과 눈알이 바로 박히는 듯한 느낌이 들며 그 후로 설사가 그치고 한 달 정도 치료 후 완치되었다. [월오]

7. 기타 경험례

경험례 1 【大腸症 설사】

10세 미만의 한 소아가 평소 설사로 고통 받았는데 혹 白濁하고 혹 濡泄하고 面目에 浮腫이 있으며 혹 半日 간격으로 先濁하고 後淸한 변을 설사하고 혹 心下에 伏梁이 있었는데 大腸症候[耳下硬結]가 많이 보이므로 大腸正格으로 치료하니 유효하였다. 그러면 胎熱이 내부에 있으면, 진액을 擁遏(壅遏. 막음)하여 大腸이 傳導하지 못한 때문일까? 泄瀉門에는 본래 大腸治法이 없어서 치료자가 생각해 내기 어려운 부분이기에 腹痛門의 寒邪入腸에서 인용하여 밝혀둔다.

十歲未滿 一小兒 常苦泄瀉 或以白濁 或以濡泄 作面目之浮 或間半日 先濁後淸

75) 식경(食頃) : 한끼 먹을 만한 시간

或心下有伏梁 多見大腸之候 故治大腸正格有效.
然則胎熱之在內者 擁遏津液 大腸不能傳導故耶?
泄門本無大腸 以治之者難及處 故引腹痛門 寒邪入腸 明之也.

경험례 2

85세 할머니. 항문이 열려서 대변이 줄줄 나오고 혈변이 있고 소변도 흘렀다. 大腸正格 보름 치료 후 나아졌다. [월오]

14장. 이 질 痢疾

무릇 痢疾은 行血시키면 便膿血이 저절로 낫고, 和氣시키면 裏急後重이 저절로 없어지고, 腹痛은 和法이 마땅하고, 身重이면 除濕하며, 身冷自汗이면 補火而溫陰土[脾止格]한다. 風邪가 밖에서 (정기를) 속박하면 마땅히 발한시키며, 表病은 마땅히 發散하고 裏症은 和解시키며, (邪氣가) 상초에 있으면 涌吐시키고, 하초에 있으면 竭[76]한다. 그러므로 泄瀉는 脾에 속하고 痢疾은 腎에 속하니 激心火하여 調肺한다. 先水瀉而膿血者는 脾傳腎賊邪[77]로 難愈하고, 先膿血而後水瀉者는 腎傳脾微邪[78]로 쉽게 낫는다.

凡痢者 行血則便膿自愈 和氣則後重自除 腹痛宜和 身重除濕 身冷自汗
補火而溫陰土 風邪外束宜汗之 表病宜發 裏症和解 在上者湧之 在下者竭之
是故瀉屬脾痢屬腎 激心火而調肺. 先水瀉而後膿血者 此脾傳腎 賊邪難愈.
先膿血而後水瀉者 此腎傳脾 微邪易愈

---

76) 갈(竭) : 병이 하초에 있을 때 설사를 나오게 하거나 소변이 많이 나오게 하여 치료하는 것을 이르는 말.

77) 적사(賊邪) : 오행의 상승관계로 병이 전해갈 때의 邪氣를 말한다. 예를 들면 肝木에 생긴 병이 脾土에 전해갈 때의 사기 등이다.

78) 미사(微邪) : 오행의 相侮관계로 병이 전해갈 때의 邪氣를 말한다. 예를 들면 脾土에 생긴 병이 肝木에 전해갈 때의 사기 등이다.

1. 허 리 虛痢

증상

| 氣弱困倦 穀食不化 腹不痛 或大痛

⇨ 기가 약하고 몸이 노곤하며 소화가 안 되고 복통은 없으나 혹 심하기도 하다.

| 이질이 오래도록 낫지 않거나 허한 사람이 이질에 걸렸을 때 생긴다. 피고름이 섞인 대변을 설사하는 외에 몸이 노곤하고 음식을 소화시키지 못하며 배가 약간 아프거나 때로 몹시 아프며 뒤무직감은 없다. [대사전]

치료법

| 腎虛 腎正格

2. 사 리 瀉痢

증상

| 身熱口渴 小便澁少 大便急痛

치료법

| 脾虛 脾正格

3. 비전신 脾傳腎 적사 賊邪

증상

| 先水瀉而後膿血

치료법

| 脾實腎虛 隱白經渠補 大都太白瀉

| 脾實腎虛 腎正格+脾勝格 추정

4. 신전비 腎傳脾 미사 微邪

증상

| 先膿血而後水瀉

치료법

| 腎實脾虛 大都太白補 隱白經渠瀉

| 腎實脾虛 脾正格+腎勝格 추정

15장. 구 토 嘔吐

內經에 嘔는 膈火[心火. 心勝格]에 속하고 有聲有物이며, 吐는 傷脾[脾正格]하여 나타나고 無聲有物이며, 噦는 胃虛[胃正格]에 속하고 有聲無物인데, (胃는) 음식물의 소화를 맡아 총괄하는 곳이며, 濕은 脾膈에 있으니 모든 滯積이 칩거하는 곳이라 하였다. 그러므로 坎水를 격앙시켜 離火(心火)에 령을 내리고[心勝格] 補土生金하는데[胃正格, 脾正格], 三焦를 통하여 順下하고, 五行을 이끌어 調中하며, 丹田을 迎한다는 것을 믿지 못한다면 碧海[79]로 보내서 죽거든 歸葬[80]하여야 한다.

內經曰 嘔者 屬於膈火 有聲無物, 吐者 出於傷脾 無聲有物, 噦者 屬於胃虛 有聲無物 物腐總司之鄉 濕在脾膈 滯積都蟄之地. 是以激坎令離 補土生金 通三焦而順下 啓五行而調中 迎丹田者 未信送碧海之歸葬

1. 구 嘔

증상

| 有聲有物 ⇨ 왝왝 소리와 함께 음식물을 토하는 증

---

79) 벽해(碧海) : 짙푸른 바다

80) 귀장(歸葬) : 타향에서 죽은 사람의 시체(屍體)를 고향(故鄕)에 가져 와서 장사(葬事) 지냄

치료법

| 心火 陰谷少海補 大敦少衝瀉

| 心火 心勝格 추정

경험례

35세의 한 남자가 매년 여름이면 더위와 고전 분투하는 사람으로 금년 여름에도 예외 없이 吐瀉가 교차하고 元氣가 탈진하였다. 여름이면 더위가 몹시 두렵다고 하는 사람이다. 寸脈微而數하였는데 心火로 치료하니 1도에 半減하고 3도에 회복되었다. [정전]

2. 토吐

증상

| 無聲有物 ⇨ 울컥 토하면서도 왝왝 소리가 없는 증

치료법

| 傷脾 脾正格

의안

| 嘔吐脾正卽如常이오 [신침가. 31上]

| 內傷食積脾正格이오 [신침가. 50上]

경험례 1

한 남자가 매양 여름이면 吐瀉를 頻作하여 幾死之境이었다. 脾正格을 썼더니 數度에 병이 나았다.

一男子 每夏吐瀉頻作 幾死之境. 用脾正格 數度病已.

경험례 2

42세의 한 남자가 간경화 치료를 받았고 식욕을 절제하지 못해 구토하면 無聲有物한다고 하였다. 맥은 寸浮而數하였고, 脾正格으로 3도에 완쾌되었다. [정전]

경험례 3

43세 부인이 가슴이 답답하면서 평소 위완부가 그득하고 소화도 불량하다고 한다. 어쩌다 과식하면 곧 구토를 하는데 음식물과 같이 쏟아낸다기에 脾正格을 썼더니 차츰 안정되어 구토 횟수가 줄었다고 한다. 이후 3회를 더 치료하니 완치되었다. [동이]

경험례 4

23세 여자. 급성위염이 유발되어 복통과 특히 반복적으로 구토가 유발되어 완전히 체력이 고갈되어 내원하였는데, 당시에는 더 이상 토할 것이 없어서 乾嘔가 반복되다가 음수를 조금이라도 한다면 그것을 재차 토하는 상황이었다. 脾正格을 자침하자 구역감이 안정되었고 中脘에 간접구를 하자 더 이상 구토를 하지 않았다. [침법]

3. 얼 噦

증상

| 有聲無物 ⇨ 왝왝 소리를 내면서도 아무것도 토하는 것이 없는 증. 헛구역.

치료법

| 胃虛 胃正格

경험례

한 남자가 평소 噦氣가 있으며 수개월 간격으로 胃脘痛이 발작하여 十數日씩 거의 죽었다가 살아났다. 胃噦로 치료하니 數度에 병이 나았다.

> 一男子 常有噦氣 數月間膈(隔) 作胃脘痛 十數日式 起死回生.
> 胃噦治之 數度病愈.

16장. 열 격 噎膈

內經에서 三陽經에 熱結하면 噎膈[81]症이 된다고 했는데, 三陽經이 굳건하면 噎膈이 平定된다. 大腸 金氣가 탁해지면 補胃土하여 陽生金하고[三里補, 大腸正格], 小腸이 火燥하면 養膽木하여 洗小腸하고[臨泣補, 小腸正格], 膀胱이 虛冷하면 補陽金하여 却虛冷한다[至陰補, 膀胱正格]. 三陽이 이미 熱結하였으면 迎三焦募[石門]하여 陽火를 하강시킨다.

內經曰 三陽結而噎膈 三陽建而平膈 大腸金濁 補胃土而陽金生 小腸火燥 養膽木而洗小腸 膀胱虛冷 補陽金而却虛冷 三陽旣結 迎三焦募陽火降

1. 대장열 大腸噎

증상

| 大腸熱結 則不能便 嘔吐

⇨ 대장에 열이 맺혀서 음식이 위에 들어가면 곧 토하고 겸하여 대변이 불능한 증

81) 열격(噎膈) : 음식이 목구멍으로 잘 넘어가지 못하고 이내 토하는 병증. 목안과 가슴이 막힌 감과 함께 답답하고 음식을 먹으려 하여도 넘기기 힘들며 억지로 넘겨도 목이 막혀 못 내려가고 곧 토한다. 병이 점차 심해짐에 따라 횡격막 부위의 통증과 함께 몸이 여위고 대변이 굳는다. 식도암, 식도협착, 식도경련, 분문경련 등에서 볼 수 있다.
註 단, 아래의 침치법인 正格으로 식도암은 치료되기 어렵다.

치료법

| 大腸虛 大腸正格

경험례

20세의 한 남자가 안색이 萎黃하고 약간 부었으며 肌膚가 반대(胖大)[82]하였는데 평소 食滯가 있다고 하여서 식체로 보고 內庭瀉로 치료하였으나 효험이 없어서 다시 耳下를 진찰하니 大腸經의 結核이 있었다. 바야흐로 大腸噎임을 알고 치료하였더니 쾌히 나았다.

> 二十歲 一男子 面色萎黃而微浮 肌膚胖大 常患食滯以食滯例 治內庭瀉不驗 更診耳下 大腸經有結核. 方覺大腸噎 治之快已.

2. 소장열 小腸噎

증상

| 小腸熱結 則血脈燥 嘔吐

⇨ 소장에 열이 맺혀서 血脈이 燥(血虛)하고 구토한다.

치료법

| 小腸虛 小腸正格

경험례

부인에게 많은 血虛腸痛(腹痛)과 心下痞滿은 小腸噎로 치료하여 효과를 보는데 누시누험하였다.

> 多有婦人 血虛腸痛 心下痞滿者 治小腸噎見效 累試累驗.

---

82) 반대(胖大) : 살이 쪄서 몸집이 크고 뚱뚱하다.

3. 방광열膀胱噎 (혹, 삼양열三陽噎)

증상

| 膀胱熱結 則津液涸 嘔吐

| 三陽이 熱結하여 맥이 洪數有力하며 대소변이 不通하며 음식이 들어가지 않으며 혹 들어갔다가도 다시 토하는 증 [요결]

의안

註 필사본에는 4번을 三陽噎이라고 하였으나 경험례에서 보듯이 膀胱噎을 나타내기도 하였으니 이에 따라서 소제목을 변경하였다.

치료법

| 膀胱虛 膀胱正格

경험례 1

30세의 한 남자가 평소 嘔吐를 하므로 脾正格을 써도 효험이 없더니 오랜 시간 뒤에 背腫이 많이 있음을 알고 비로소 三陽噎인 것을 깨닫고 치료하니 병이 나았다.

三十歲 一男子 常患嘔吐 用脾正格不驗 久後多有背腫 始知三陽噎 治之病愈.

경험례 2

36세의 한 남자가 방광암 환자로 구토가 심하고 혈뇨가 있었는데 膀胱正格 3도에 구토가 반감하고, 5도에 구토가 그쳤다. [정전]

註 방광암이 호전된 것이 아니다.

4. 열 격 噎膈

증상

| 三陽旣結 前後閉塞 嘔吐.

⇨ 三陽에 이미 열이 맺혀서 대소변이 不通하고 구토한다.

치료법

| 石門迎 中脘正 三里陽陵泉瀉

5. 기타 의안

| 반위증 때 肩井혈에 뜸을 3장 뜨면 곧 낫는다. 이것은 신기하게 낫는 뜸법이다. [회춘]

| 또는 水分혈과 氣海혈에 뜸을 떠도 된다. [자생]

17장. 애 역 呃逆

內經에서 모든 上逆 衝上은 다 火에 속한다고 했고, 丹溪는 呃病은 氣逆한 것이니 그 氣가 臍下에서 곧장 上衝하여 입으로 上出한 것을 이름한 것이라고 했다. 이 병은 다섯 개 이며, 呃는 氣가 上逆한 것이고, 金濁하여 弱해진 것이다.

內經曰 諸逆衝上 皆屬於火. 丹溪曰 呃病氣逆 以其氣自臍下直沖上出於口之名. 此病有五 呃氣逆 金濁弱

呃逆은 물속에서 아무런 까닭 없이 泡沫이 생기는 것과 같은데, 다른 증상과 함께 치료한 경우가 무수히 많았다.

呃逆者 如水中之無然作泡者也. 與他症合治者 不可勝計也.

1. 애역 呃逆 (폐애 肺呃)

증상

| 因氣逆上衝 呃逆 ⇨ 딸꾹질. 횡격막 경련

치료법

| 大腸濁 大腸正格

| 諸呃宜用大腸正이오 久病呃時心正格이라. [신침가. 59]

경험례

31세의 한 남자가 6시간 동안 고통스러운 딸꾹질을 하였고, 건강상태는 내우 쇠약하였다. 대변소통도 나쁘며 七傷으로 보아 大腸虛로 보고 大腸正格을 쓰니 1도에 쾌차하였다. [정전]

2. 풍 애 風呃

증상

| 因肝氣不足 呃逆

치료법

| 肝木傷 肝正格

경험례

36세의 한 부인이 9시간 동안 딸꾹질을 하였고, 여러 방법을 동원하여도 변동이 없었고, 무척 지쳐 보였다. 六脈이 虛弦하고, 항결핵제를 복용중 이었다. 肝虛에 속하므로 肝正格 1회에 쾌차하였다. [정전]

3. 심 애 心呃

증상

| 因心氣不順 呃逆

치료법

| 心火燥 心正格

경험례 1

32세의 한 남자가 체중이 100kg 정도로 매우 비만하였고, 특별한 까닭 없이 딸꾹질이 발생하여 7시간 동안 고생하였다. 脈沈而數하므로 심화로 치료하니 1도에 쾌차하였다. [정전]

경험례 2

32세 부인이 딸꾹질이 한 번 시작하면 좀처럼 멈추지를 않는다고 한다. 남편으로부터 스트레스를 많이 받으며 남편을 보는 순간부터 가슴이 답답하고 속이 울렁거리며 잠도 잘 이루지 못한다고 하기에 心熱로 진단하고 大敦少衝補 曲泉少海瀉[註 心正格이 적합할 것이다.] 했더니 딸꾹질이 조금 멈춘 것 같으며 우선 가슴이 많이 편해졌다고 해서 이후 10회를 더 치료하니 모든 것이 호전되고 잠도 잘 잔다고 한다. [동이]

경험례 3

40대 초반의 한 남자가 한번 딸꾹질을 하면 수일동안 멈추지 않는 것이 수년간 되었다. 약간 신경을 쓰고 사려과다하면 소화 장애와 더불어 딸꾹질이 난다 하여 心呃로 보고 少衝大敦補하니 一度에 쾌차하였다. [활투]

4. 습 애 濕呃

증상

| 因脾氣虛寒 呃逆

| 脾胃虛寒에서 유발되는 呃逆이다. [활투]

치료법

| 脾土敗 脾正格

경험례

37세의 한 남자가 퇴근하고 냉수로 샤워를 하고 나서 저녁 식사 후에 수박을 먹고 딸꾹질이 발생해서 저녁 11시쯤 찾아왔다. 발병한 정황을 보니 脾土와 연관되므로 脾正格으로 1도에 쾌차하였다. [정전]

5. 냉 애 冷呃

증상

| 因寒氣所襲 呃逆

| 입을 벌릴 때에 양기가 적당 상승하였다가 寒氣所襲으로 인하여 陽不得越이 되어 發하는 딸국질을 지칭한다. [요결]

치료법

| 腎水渴 腎正格

경험례

58세의 한 남자가 찬 맥주를 과음하고 6시간 동안 딸꾹질을 하였다. 六脈沈遲하였고, 腎正格 1도에 쾌차하였다. [정전]

6. 기타 의안

| 딸꾹질이 날 때에는 關元혈에 뜸 7장을 뜨면 곧 낫는다. [강목]

18장. 탄 산 呑酸

內經에서 모든 吐酸 呑酸[83]은 다 寒熱이 交作하여 順下하지 못하기 때문이라고 하였다. 또 酸은 肝木의 맛인데, 火盛하여 金을 억제한 연유로(金弱하여) 平木하지 못함으로 肝木이 저절로 심해져서 呑酸이 된다고 하였다. 뜨거운 음식을 먹으면 呑酸이 되기 쉽고, 肝熱이 있으면 口酸이 된다.

內經曰 諸吐呑酸 皆是寒熱交作 不能順下故也. 又曰 酸者肝木之味
由火盛制金 不能平木 則肝自甚 故呑酸也.
如飮食熱 則易於酸 是以肝熱則口酸也

1. 간열산 肝熱酸

증상

| 肝木自甚 口中有酸 面赤(靑) ⇨ 肝熱이 심하여 口中에 呑酸하고 面靑하다.

치료법

| 肝虛 肝正格

83) 탄산(呑酸) : 위의 신물이 목구멍까지 올라왔다 내려가는 증. 과산성 위염을 비롯한 위장병 때 볼 수 있다.

의안

| 呑酸肝正亦要知라. [신침가. 31下]

> 註 肝熱이 심하면 肝熱症方[陰谷谷泉補 行間少府瀉]이 유효할 것이다.

경험례 1

32세의 한 남자가 직장의 격무로 인하여 呑酸症이 있어서 오랫동안 병원치료를 받았고, 지금은 위궤양도 있다고 하였으며, 多怒하고 무척 수척하였다. 六脈이 弦滑하였으며, 肝熱酸으로 치료하니 2도에 유효하고 9도에 90%정도 호전되었다. [정전]

경험례 2

55세 남자가 주량이 많고 면색은 붉으며 소화력이 강해 음식도 잘 먹고 하는데 식전 공복에 쓴물을 게우게 된 지 1년이 넘었다고 한다. 양약을 계속 복용하였으나 먹을 때만 괜찮다가 끊으면 다시 쓴물을 게우고 속은 처음보다 더 쓰리다고 하기에 심열산방으로 3회를 치료했으나 별 효험이 없어서 다시 肝熱酸方으로 2회 치료했더니 많이 호전되었다기에 다시 5회를 더 치료하여 완치시켰다. [동이]

2. 심열산 心熱酸

증상

| 心火自甚 口中有酸 面赤 ⇨ 心火가 심하여 口中에 呑酸하고 面赤하다.

| 위산과다로 쓴물을 게우고 얼굴에 열이 올라 붉은 색을 띈다. [동이]

치료법

| 心虛 大敦少衝補 曲泉少海瀉

| 心虛 心正格, 心火者 心勝格, 心熱者 心熱症方 추정

경험례 1

20세의 한 남자가 心下가 울체되어 괴롭고 매일 呑酸이 있으며 스스로 식체가 있다고 말하였는데 夏節을 당하면 더 심하였다. 비로소 心熱酸인줄 알고 치료하니 一도에 快祛하였다. 五六年 宿疾이었다.

> 年二十 一男子 心下鬱悶 每日呑酸 言自有食滯 當夏則甚.
> 始知心熱酸 治之一度快祛. 五六年宿疾.

경험례 2

29세의 한 여자가 面赤하고 呑酸症이 있었다. 胸中의 熱氣가 上衝하면 面赤과 呑酸症이 더 심하여서 안정하지 못한다고 하였다. 寸脈이 洪數有力하여서, 心熱性 呑酸症이었다. 心熱症方으로 치료하니 1도에 유효하였고 10도에 80%정도 호전되었다. [정전]

3. 식열산食熱酸

증상

| 飮食熱則 易於酸也 ⇨ 뜨거운 음식을 먹은 후 口中에 酸水가 나온다.

치료법

| 胃實 臨泣陷谷補 陽谷解谿瀉

| 胃實 胃勝格 추정

19장. 조잡嘈囃 애기噯氣

무릇 胃는 水穀之海로 받아들이지 않는 음식이 없으니 만약 濕麵(국수), 魚腥[84], 水果(과일), 生冷物 및 삶고 지져서 끈끈하고 매끄러워 소화되기 어려운 음식물을 절제 없이 함부로 먹으면 痰飮이 생성되는 고로 嘈囃, 噯氣가 된다.

凡胃 水穀之海 無物不受 若夫濕麵魚腥水果生冷 以及烹飪粘滑 難化之物 恣食無節 以生痰飮 故成嘈雜噯氣

1. 조 잡嘈囃

증상

| 似飢不飢 似痛不痛 有懊憹 不自寧之狀

| 명치 아래가 쌀쌀하면서 괴로운 증. 배가 고픈 듯 하면서 고프지 않고 배가 아픈 듯 하면서 아프지 않으며, 가슴이 몹시 답답하고 괴로워 안정하지 못한다. [대사전]

치료법

| 脾傷 脾正格.

84) 어성(魚腥) : 익히지 않은 생선

의안

| 嘈囃傷脾脾正格이오. [신침가. 60上]

| 嘈囃胃正效如神이오. [신침가. 33上]

⇨ 속이 닦는 것 같이 쓰릴 때에는 胃正格을 쓰면 그 효험이 귀신같다.

註 보통 脾正格을 쓰나 위경련으로 진행된 것은 胃正格으로 효과를 보기도 하고 혹은 心正格으로 치료되는 경우도 있다.

경험례 1

한 남자가 식사 후 조금 뒤에는 먹은 음식물이 도로 올라와서 입에 가득했는데 뱉어 낼 때도 있었고 다시 삼킬 때도 있었는데 이와 같은 지가 여러 해 되었다. 脾正格으로 치료하니 1도에 나았다. 이것은 단순한 조잡인 것이다.

> 一男者 食後小間 所食之物 還出滿口 有時而去 有時而還下 如是者累年矣.
> 治脾正格 一度而差. 此單嘈囃者也.

경험례 2

한 부인이 菜毒에 걸린 지 거의 10년이며 몸이 수척하고 萎黃하였다. 脾正格을 쓰니 1도에 신효하였다.

> 一婦人 菜毒近十年 瘦瘠萎黃. 用脾正格 一度神效.

경험례 3

40세의 한 남자가 6월에 蕪菁(蔓菁)을 먹고 菜毒이 생겼는데, 혹 붓고 혹 설사하였다. 脾正格을 쓰니 유효하였다.

> 四十歲 一男子 食六月蕪菁 生菜毒 或浮或下. 用脾正格有效.

경험례 4

한 남자가 평소 腹痛과 上衝[85]하는 질환이 있었는데, 식사 후 조금 있으면 먹

85) 상충(上衝) : 위로 치밀어 오름

은 음식을 도로 올려서 입에 가득해서, 혹 토해 내거나 혹 삼켰는데, 이와 같은 지가 5~6년이 되었다. 脾正格으로 치료하니 1도에 쾌차하였다.

> 一男子 常患腹痛上衝 食後小頃 還出滿口 或吐或呑 如是者 五六年矣. 治脾正格 一度快差.

2. 애 기 噯氣

증상

| 或兼噯氣 或兼痞滿 或兼惡心 漸至胃脘作痛 乃痰火之爲患

⇨ 혹 트림을 겸하고 혹 痞滿을 겸하며 혹 惡心을 겸하는데 점차 위완통이 된다. 이것은 痰火가 일으키는 질환이다.

| 트림. 목에서 게액하는 소리가 나면서 胃에서 기체가 입으로 올라오는 증. [요결]

치료법

| 反胃 中脘陽谷補 臨泣陷谷瀉

| 反胃 胃正格+中脘 추정

3. 기타 의안

| 위가 허약하여 음식생각이 없는 데는 足三里와 三陰交에 놓는다. [강목]

| 삼초에 사열이 있어서 음식 맛을 잃은 데는 關元혈에 놓는다. [강목]

| 전혀 음식생각이 없는 데는 然谷혈에 침을 놓아 피를 빼면 입맛이 난다. [동원]

| 음식이 소화되지 않는 데는 足三里에 놓는다. [동원]

| 탄산 및 토산에는 章門과 神光혈(日月)에 놓는다. [동원]

20장. 종 창 腫脹

內經에서 濕病으로 인해 발생하는 浮腫, 脹滿은 脾胃에 속한다고 했는데, 熱脹 水脹[冷脹은 오기임]은 心腎[肝은 腎의 오기이다. 勝格임을 강조함. 熱脹은 心勝格, 水脹은 腎勝格이다]에 속한다. 脾虛하여 制水하지 못하면 水氣가 마침내 흩어지고 妄行하여 전신이 쉽게 붓는 것을 水脹[水腫은 오기임]이라 부른다. 心實하여 방자해지면 金을 혼탁시키고, 金이 혼탁되면 잘못 주행하여 四肢가 점차 붓는데 이를 熱脹이라 하는데 胸腹에 있던 冷한 水氣가 頭目으로 상충한 것이다. 天運을 이끌어 升降시키고 地氣를 헤아려 補瀉하며 의사는 虛實을 파악하는데 능숙하다면 병이 어찌 골수에 이르겠는가!

內經曰 濕腫滿於脾胃 熱冷(水)脹於心肝(腎) 脾虛不能制水 水終潰於妄行 通身易浮 名曰水腫(脹)也. 心實自恣濁金 金始濁於失走 四肢漸浮 號爲熱脹 在胸腹冷氣 上衝於頭目矣. 引天運於升降 量地氣於補瀉 醫能虛實 病何致骨!

무릇 비장이 허하여 능히 수분을 제어하지 못하면 양쪽 눈자위와 수족으로 망행하여 부종이 나타나는데 이를 일러 水腫이라고 한다. 또한 배가 북같이 부어 올랐으나 양쪽 눈자위와 사지가 붓지 않는 것을 일러 脹滿 또는 鼓脹이라 한다. 腫은 가벼운 증상이나 脹은 무거운 증상이다. 의사가 능히 허실을 알면 병이 깊다 하여도 어찌 다스리지 못하랴. [동이]

腫脹[86]은 가장 치료하기 어려운 병증이어서 응수하지 않으려 하였으나 부득이

한 관계로 몇 사람에게 시침하여, 혹 시침한 후에 미미하게 유효한 자, 혹은 시침한 후에 다시 재발되는 자가 있어 완치를 기대하기 어려우니 세간에서 소위 말하는 末疾인 것이다.

腫脹者 最難治症 非應酬然 不得已之關係 於針幾人 或施針後 微微有效者 或始針後 再發者有之 期完治難 俗所謂末疾矣.

1. 습창濕脹 (위창胃脹)

증상

| 腹滿胃脘痛 鼻焦臭 不能食煩渴 小便赤澁 大便秘結

⇨ 배가 더부룩하고 胃脘이 아프며 코에서 단내가 나서 음식에 방해가 되며 煩渴하고 小便赤澁하고 大便難하다.

| 胃脹은 배가 불러 오르면서 배가 그득하고 명치 밑이 아프며 입에서 냄새가 나고 식욕이 부진하다. [대사전]

치료법

| 胃敗 氣海迎 陽谷補 臨泣陷谷瀉

| 胃敗 胃正格+氣海迎 추정

경험례

49세의 한 남자가 腹滿 胃脘痛이 있고 간혹 口噦이 있으며 식사를 못하고 下肢와 面部에 부종이 있었다. 맥은 右關脈이 弦大하였는데, 이는 胃虛症의 濕脹이다. 濕脹方 1도에 복만과 위완통이 해소되고, 3도에 口噦이 없어지고, 9도에 下肢와 面部의 부종이 치료되고 식사도 잘 할 수 있었다. [정전]

86) 종창(腫脹) : 온몸이 붓고 배가 창만한 것을 통틀어 말한다.

2. 열창熱脹 (실창實脹) 음수면홍飮水面紅

증상

| 此陽實陰虛 陰虛不能宣導 飮食如古 腹中脹滿

⇨ 이것은 陽實하고 陰虛한 것으로 陰虛로 宣導되지 못하여 음식은 여전같이 식사하나 배가 창만하다.

| 음식 먹는 것은 평상시와 같으나, 배가 불러올라 트적지근하며 입이 마르고 찬 것을 즐기며 대변이 굳고 소변은 벌겋다. [대사전]

| 내부에서 脹症이 시작되어 외부에까지 번진 것으로서 소변이 赤澁하고 대변이 秘結되며 氣色이 洪亮하고 聲音이 高爽하며 맥이 數滑有力하다. [요결]

치료법

| 心實 石門迎 陰谷曲泉補 太白神門瀉

| 心實 心勝格+石門迎 추정

의안

| 男女全身脹滿證엔 大敦少衝補 陰谷瀉[心正格]라. [신침가. 44]

| 熱脹陰谷曲泉補하고 丹奪太白神門瀉라. [신침가. 97]

⇨ 熱脹에는 陰谷曲泉을 補하고 太白神門을 瀉하고 丹田穴을 奪한다.

註 曲泉은 少海의 오기이며 心勝格을 말하는 것이다.

註 夏月腫滿에는 心正格이 유효하고, 面紅熱脹에는 心勝格을 쓴다. 心正格의 腫滿은 열증이 없고 全身이 腫滿하며, 心勝格의 腫滿은 열증이 두드러지고 腹中脹滿이 심하다.

경험례 1

10세 전후의 한 남아가 여름철에 全身이 腫滿하여 心正格 치료로 불과 數三度에 병이 나았는데 이 같은 경우가 많아서 몇인지 모를 정도이다. 남자의 陰莖과 여자의 陰門이 겸하여 腫脹한 것은 이것이다. 본증 이외에도 傷暑하여 心經이

受邪하면 이 처방을 사용한다.

> 十歲前後 一南兒 夏月全身腫滿 治心正格 不過數三度病愈 如是者 不知幾人. 男子之陰莖 女子之陰門 幷脹者是也. 本方之外而傷暑則 心經受邪 用此方也.

경험례 2

37세의 한 남자가 腹中脹滿하고 식사는 如前하나 上肢와 面部, 上腹部에 부종이 자주 나타난다 하였다. 맥은 左手脈이 洪數하였는데 이는 心實症의 熱脹이다. 熱脹方 1도에 腹中脹滿이 유효하고 2도에 上肢와 面部, 上腹部의 부종이 少減하고, 7도에 諸症이 쾌차하였다. [정전]

3. 기 창 氣脹

증상

| 七情鬱結 氣道壅塞 不得升降 身體腫大 四肢瘦削

⇨ 七情이 울결되어 氣道가 폐색되어 승강되지 않아 신체는 腫大하고 四肢는 마른다.

| 칠정으로 기가 몰려서 생긴다. 배가 몹시 불러 오르고 두드려보면 속이 빈 소리가 나고 트림이나 방귀가 나간 다음에는 속이 좀 편안해지며 팔다리가 여위고 식욕이 부진하다. 위장관에 가스가 가득 찼을 때 볼 수 있다. [대사전]

| 물먹기를 싫어하고 얼굴빛이 희며 배가 크고 사지가 瘦削하다. [요결]

치료법

| 肺虛 肺正格

의안

| 氣脹少府勞宮迎이오 膏正涌泉然谷瀉라. [신침가. 98]

註 의미 미상이라. 脹滿이 심한 肺實이면 肺勝格이라야 한다. 가스가 찬 팽만인 경우면 肺正格이 합당할 것으로 보인다.

경험례

42세의 한 남자가 직장에서 七情鬱結이 반복되었는데 胸滿이 심하고 복수가 있으며 수척하였다. 맥은 細弦滑했는데, 氣脹으로 肺正格 1도에 胸滿이 해소되고, 8도에 복수가 쾌차하고 氣虛도 회복되어 건강도 좋아졌다. [정전]

4. 수 창 水脹

증상

| 脾土受濕 水漬於腸胃 溢於皮膚 腹中歷歷有聲 怔忡喘急

⇨ 脾土가 濕邪의 침범을 받아 水飮이 腸胃에 쌓이고 피부로 범람하니 배에서 꼬르륵 소리가 나고 怔忡이 있고 숨이 차다.

| 먼저 배가 불러 오르고 물소리가 나며 후에 온몸이 붓고 가슴이 두근거리며 숨이 차다. 복막염에 의한 복수 때 볼 수 있다. [대사전]

치료법

| 腎溢 太白太谿補 經渠復溜瀉 水分[87]斜 [同. 신침가. 99]

| 腎溢 腎勝格+水分斜 추정

경험례 1

한 남자가 전신이 腫脹하여 外候는 극도로 선명했으며 陰莖과 陰囊도 또한 腫脹하였는데, 이때는 여름철이며 心受邪한 동일한 증인데 이로 인해 痢疾에서 餘

87) 수분(水分) : 제상 1촌. 복수, 부종, 효천, 피부소양증 등에 쓴다. 수분을 자침하여 사람을 죽이는 경우가 있는데 수분은 뜸만 뜨는 것이 가장 요긴한 것이다. 어떤 사람이 수종에 水分과 氣海[제하 1.5촌]를 뜸뜨니 그 이튿날 얼굴이 부은 것이 다 내리고 나았다고 한다. [자생]

症[88]으로 腎水가 泛溢한 것이다. 腎勝格 1도에 病減하고 2도에 쾌차하였다.

一男子 全身腫脹 外候盡清 陰莖陰囊亦然 此時夏月心受同症 是以痢疾餘症 腎水泛溢. 腎勝格 一度而病減 二度快差矣.

경험례 2

55세의 한 남자가 腹中에 停水聲이 있고 喘急하며 전신의 피부가 윤택스러운 정도로 水腫이 있었다. 맥은 尺脈이 沈實하였는데 이는 腎實의 水脹으로 水脹方 2도에 腹中의 停水聲이 해소되고, 5도에 喘急과 전신의 水腫이 쾌차하였다. [정전]

경험례 3

註 60대 한 남자가 당뇨를 오래 앓았으며 兩下肢가 부어서 손으로 누르면 움푹 패였는데 이런 지가 오래 되었다. 신수혈에 압통이나 경결이 없었다. 당뇨의 합병증으로 腎水가 범람한 것이므로 우측에 腎勝格으로 치료하였다. 다음날 보니 양쪽 하지의 부종이 거짓말처럼 싹 없어졌다. 1회의 치료로 나아졌다는 것이 믿어지지 않았다. 50대의 한 부인도 하지부종이 있어서 腎勝格을 쓰니 단 1회의 치료로 개선되었다.

5. 곡 창 穀脹

증상

| 皮膚膨脹 痞悶作酸 臍中突出 朝食能食 暮食不能

⇨ 피부가 팽창하며 痞滿證이 있고 신물이 넘어오며 배꼽이 돌출하고 조식은 먹을 수 있으나 석식은 먹을 수 없다.

| 명치 밑이 그득하고 단단하며 아프고 가슴이 답답하며 신트림이 나고 식욕이 부진하다. [대사전]

88) 여증(餘症) : 한 가지의 질병에 곁들여 일어나는 다른 질병. 합병증

치료법

| 肺濁 神門太淵補 魚際大都瀉 中脘正 [同. 신침가. 100]
| 脾胃 少府陽谷補 大敦臨泣瀉 中脘正
| 肺濁 肺勝格 中脘正 추정
| 脾胃 脾正格+胃正格+中脘正 추정

경험례 1

40세의 한 남자가 元氣는 壯大하며 酒餠(술과 떡)의 類를 多食했는데 갑자기 食滯 같은 증상으로 數日 편치 않더니 이어 腫脹이 되어 頭面四肢가 모두 부어서 坐臥에 轉側이 不能하였다. 처음에 식체로 의심해서 內庭瀉 數次에 낫지 않아서, 穀脹方으로 치료하니 1도에 병이 나았다.

> 四十歲 一男子 元氣壯大 多食酒餠之類 卒如食滯 數日不平 仍爲腫脹
> 頭面四肢亦浮 坐臥不能轉側.
> 初疑食滯 故瀉內庭數度不差 用穀脹方治之 一度病快.

경험례 2

18세 남학생이 식생활이 불규칙하며 밤늦게까지 공부하느라 매일 라면을 꼭 먹고 잔다고 한다. 그런데 손목 횡문에 동전크기의 핵이 돌출되었는데 뼈같이 단단하며 아프지는 않으나 손목 힘을 쓸 수 없어 병원에 갔더니 수술을 권유받았으나 졸업 후로 미루었다고 한다. 근래에는 헛배가 부르고 답답하며 소화에도 문제가 있다고 해서 처음 비정격으로 치료하니 별 차도가 없어서 다시 穀脹方을 쓰니 1회에 헛배가 시원해졌다고 한다. 겸해서 肺正格을 함께 썼더니 손목에 힘이 생기는 것 같다고 하여 10회를 더 치료하니 손목의 핵이 물렁해지면서 신기하게 작아지더라. [동이]

註 손목의 핵 : 위치가 분명치 않다. 폐정격으로 나았다면 분명 폐경락에 위치한 결핵이었을 것이다. 폐승격도 폐경락의 결핵에 유효하다.

6. 기타 의안

| 배가 팽팽하게 불러 오른 데는 內庭혈을 쓴다.

| 水蠱에는 偏歷혈을 쓴다.

| 모든 창만에는 다 足三里를 쓰는 것은 이 혈이 창만치료에 중요한 혈이기 때문이다. [강목]

21장. 적 취 積聚

대저 積은 五臟의 陰에 속하고 聚는 六腑의 陽에 속하니, 陰症의 脈은 沈而伏하고 陽症의 脈은 浮而動한다. 그러므로 積은 始發할 때 滯處가 있으면서 그 통증은 그 부위를 벗어나지 않고, 聚는 시종 根本이 없으며 통증이 발생할 때 定位가 없다. 그러므로 定位가 없는 것은 六腑에 기인(起因, 棄는起의 오기로 보인다)하고, 滯處가 있는 것은 五臟을 치료한다.

夫積者 五臟之陰 聚者 六腑之陽 陰沈而伏 陽浮而動. 是故積者 其始發有滯處 其痛不離其部 聚者 其始終無根本 痛發無所定位. 無定者棄六腑 有滯者治五臟

五積의 구별은 가장 간단하나 그 병에 치법을 모르면 만에 하나라도 살릴 수 없는 병증이다. 내가 사는 남부지방은 지세가 우묵하게 빠져서 水道가 정축(渟滀)[89]하여 오랫동안 오염되어 맑고 깨끗하지 않아서, 이 물을 마시면 사람이 受病하게 된다. 왜냐하면 心은 陰火인지라 受傷하기 쉬우므로 水氣의 손상에는 반드시 心에 먼저 침입한다. 원래 水土不服의 처방이 없고 다만 心積伏梁이라 운운하였으니 어찌 사람들이 어찌 그 이치를 알겠는가. 한 집에서 三四人이 있어도 견해가 달라서 혹은 滯症이니 혹은 痰飮이니 하여 消滯 發散하여도 공효를 못보고 도리어 요절의 화를 초래하는 것은 딴 까닭이 아니라 邪之所湊 其氣必虛인 것이다. 陰水가 乘心하면 心氣가 必虛하나니 消之 散之한들 어찌 감당하겠는가. 大敦少衝補하고 少海陰谷瀉하여 心氣를 補하고[大敦少衝補. 木生火] 腎

89) 정축(渟滀) : 물이 흐르지 않고 흥건하게 괴어 있는 곳

氣를 瀉한다면[少海陰谷瀉. 水不克火] 어찌 쾌차하지 않겠는가. 이것은 求命의 제일방이다. 目黃如疸하면 然谷瀉하고 咳嗽하면 太白太谿瀉하라 心咳症을 참고하여 보라.

五積之別最簡 其病不知治法 萬無一生之症. 吾南地勢陷下 水道渟滀 久久洿穢 不能清活 服之令人 受病可也. 心是陰火 善受傷故 水氣之所傷 必先於心也. 元無水土之處方 但曰心積伏梁云 何人亦不知其理.
一室之內 有三四人 或曰滯也 或曰痰云 消之散之 不見功效 尚來夭命之禍 非無地故 邪氣所湊 其氣必虛也. 陰水乘心 心氣必虛 消之散之 何以堪支.
大敦少衝補 少海陰谷瀉 補心之氣 瀉腎之氣 豈不差哉. 此求命之 第一方也.
目黃如疸則 瀉然谷 咳嗽則 瀉太白太谿 見心咳症.

1. 간적肝積 (비기肥氣)

증상

| 在左脇下 大如覆杯 有頭足 久不愈 令人發咳嘔逆痎瘧 連歲不已

⇨ 左脇下에 술잔을 거꾸로 엎어놓은 크기의 硬物에 頭足이 있고 오래도록 낫지 않으면 咳嗽 嘔逆 痎瘧(학질)이 발생하는데 이 증상은 세월이 지나도 낫지 않는다.

| 얼굴색이 퍼렇고 양 옆구리 아래에 덩이가 만져지며 아픈데 통증은 아랫배로 뻗치며 발이 차고 오래도록 낫지 않는다. 간비종대 등이 이에 속한다. [대사전]

치료법

| 肝虛 肝正格

경험례

30세의 한 남자가 左積이 있어 胸腹이 撑滿(膨滿)하기 열 달 임산부와 같고 겸하여 雀目이 있었는데, 時醫는 脹症이라 지칭하였으며 백약이 무효하였다. 肝積方으로 數度에 見效하였다.

三十歲 一男子 有左積 胸腹撑滿 如十朔孕婦 兼有雀目 時醫指稱脹症 百治無效. 用肝積方 數度見效.

의안

註 積聚를 암 혹은 악성종양으로 보기는 어렵다. 五積의 증상을 보면 장내 가스나 동맥경직이나 근육의 뭉침, 내장의 腫大 정도일 것이다. 암의 치료법으로 勝格을 써서 經氣를 깊숙이 넣어줘야 치료효과가 나타날 것으로 본다.
폐암은 폐승격, 간암 간경화는 간승격, 위암은 위승격, 대장암은 대장승격, 자궁 난소암은 소장승격 혹은 간승격, 유방암은 위승격, 췌장암은 비승격, 방광암은 방광승격, 담낭암은 담승격, 신장암은 신승격, 임파선전이는 삼초승격이 유효할 것으로 추정된다. 분명 뛰어난 치료효과가 있을 것이다.
經氣가 부족한 자는 선정격 후승격으로 치료한다. 혹 치료법으로 위와 다른 배속은 있을 수 있지만 모두 승격의 범주에 있을 것이다. 앞으로 연구하고 발전시킨다면 암의 치료에 획기적인 변화가 반드시 올 것이다.

2. 심적 心積 (복량伏梁)

증상

| 起臍畔 或臍上 大如手臂 上至心下 久不愈 令人煩心 夜眠不安 股脛腫不能行步
⇨ 臍畔 或은 臍上에 팔뚝만한 경물이 위로 心下까지 나타나고 오래 낫지 않으면 心煩 夜眠不安 股脛浮腫하여 不能行步의 증상이 나타난다.

| 뱃속이 달아오르고 얼굴빛이 벌거며 목안이 마르고 팔뚝같이 단단한 것이 배꼽에서 일어나 명치까지 뻗치고 오래도록 낫지 않으며 가슴이 그득하고 답답하다. 심하면 경련이 인다. [대사전]

치료법

| 心虛 心正格

경험례 1

10세의 한 남아가 心積이 臍上에 가득하고 中段이 가장 길었다. 伏梁方으로 치료하니 3~4도에 쾌차하였다. 그 아비에게 원래 자식이 6명 있었는데 모두 이 증으로 죽었다고 하였다.

十歲 一男兒 心積滿臍上 中段最長也. 治以伏梁方 三四度快差.
其父曰 素以六子 皆以此症 死去云.

경험례 2

30세의 한 남자가 蔽骨下(心下)에 積氣가 있는데 左脇으로 퍼져서 범하였으므로 뭇사람들이 肝積이라 하였으며 치료하였으나 효과가 없었다. 후에 나에게 올 때는 目黃하고 또한 小便黃하며 매일 2번씩 설사하였다. 伏梁으로 치료하니 1도에 설사가 멈추고 4도에 쾌차하였다.

三十歲 一男子 積氣在蔽骨 延犯左脇故 衆人肝積 治以不驗.
後來余時 目黃 小便亦黃 每日泄瀉二次. 伏梁治之 一度瀉止 四度快差.

경험례 3

30세의 한 남자가 兩足內踝 앞에 골이 어긋나 골절된 것 같으나 그 연유를 알 수 없었다. 그 사람이 거주하는 마을에 물맛이 좋지 않다 하므로 만져보니 心積이 있었다. 心積方으로 치료하니 3도에 足病이 효과가 있어서 평일에 비해 약간 차이나며, 계속 치료하니 점차 나아져서 음식도 잘 먹고 기력도 보통 때처럼 되었다.

註 兩足內踝의 골절된 것 같은 증상이 치료되었다는 말은 없다. 骨傷이므로 해당 경락의 승격으로 치료한다.

三十歲 一男子 兩足內踝前 骨似違折 不知緣由. 其人所居之里 水性不美

故按之有心積. 治以心積方 三度足病效 小異平日 復治漸差 能食氣平.

경험례 4

15세의 한 남아가 夏末秋初에 卒然히 浮腫 脹滿이 생겨서 面目 四肢 胸腹 陰囊 陰莖이 硼脹(腫脹)하고 兩眼이 감겨 뜨지 못하였는데 이미 4~5일이 되었다. 처음에는 心經의 受邪로 心正格을 쓰니 1도에 兩眼을 조금 뜨고 4~5도에 부기가 낫지 않아서 다시 진찰하니 心下에 伏粱이 있으므로 다시 반달을 치료하니 쾌히 나아 소생하였다.

註 水脹 경험례에서 全身腫脹 外候盡淸 陰莖陰囊亦然 腎勝格 二度快差矣라 하였는데 부종 치료에는 腎勝格이 적합한 것으로 추정된다.

十五歲 一男兒 當夏末秋初 卒然浮脹 面目四肢 胸腹陰囊 陰莖爲硼脹
兩眼合而不開 旣四五日. 初疑心經之受邪 用心正格 一度兩眼微開 四五度
浮氣未快 更診心下 有伏梁 復治半月 快痊蘇醒.

경험례 5

14세의 한 남아가 一日瘧으로 앓은 지가 이미 4~5개월이고 형체가 수척하였는데 진찰하니 蔽骨下(心下)에서 臍近處로 積이 있었다. 伏粱으로 치료하니 2도에 통증이 멈추고 4도에 쾌차하였다. 이 아이의 어미에게 자식이 둘 있고 아비가 없었는데, 그 형이 脹病이 걸려 나에게 와서 울며 애걸하였으니, 차마 거절하지 못하고 4~5일간 치료하면서 경과를 보다가 위로하여 돌려보낸 후 수십일 만에 죽었다. 그리고 오래지 않아 그 동생이 또 병들어 나에게 보내와 쾌차하여 갔다. 남자에게도 이처럼 어려웠는데 하물며 여자에게서야! 萬人을 조사한바 이것이[脹病] 첫째가는 재앙으로 보인다.

註 말미에 남녀를 구분한 것으로 보아 형제 중에 형은 여자일 것이다. 이전에는 남녀의 구분 없이 형제라고 하였다.

十四歲 一男兒 痛一日瘧 旣四五朔 形體瘦瘠 診之有積 自蔽骨下 至於近臍.
伏梁治之 二度痛止 四度快差. 此兒之母 有二子而無父 其兄脹病來我 乞哀呼泣
不忍斥之 治四五日 經過試之 慰送之後 數十日死. 不久其弟又病

卽送我快痊而去. 男子猶難如此 況女子乎. 所閱萬人 只見一難.

경험례 6

42세의 한 남자가 안면홍조가 있고 臍上部에서 검상돌기까지 手臂狀의 硬結物이 있으며, 不眠하고 煩心과 소화 장애가 있었다. 맥은 沈而芤하였는데, 이는 心積이므로 心正格 1도에 안면홍조가 해소되고, 5도에 臍上部에서 검상돌기까지 硬結物이 완화되고 不眠도 해소되며, 9도에 煩心과 소화 장애도 모두 쾌차하였다. [정전]

경험례 7

49세의 남자가 얼굴이 술 취한 사람모양으로 진하게 붉으며 가슴은 항상 답답하고 심하면 경련이 일어나고 후끈거리며 자주 열이 난다고 한다. 복진을 하니 명치쪽으로 바나나 크기의 적이 뻗어 올랐는데 복량으로 진단하고 心積方으로 치료하니 5회에 많이 호전되고 이후 25회를 더 치료하니 시원하게 낫더라. [동이]

註 위 경험례는 심적이 있지만 전반적으로 心實한 증상이다. 초기에 심적으로 心正格을 쓰지만 이후에는 心勝格으로 치료하며 경과를 보아 心熱症方도 시술해야 적합할 것으로 보인다.

3. 비적脾積 (비기痞氣)

증상

| 在胃脘右側 大如覆盤 久不愈 令人四肢不收 發黃疸 飮食不爲肌膚

⇨ 胃脘 우측에 잔을 엎어놓은 것 같은 크기의 腫物이 있는데 오래 낫지 않으면 四肢不收하고 黃疸이 발생하며 음식이 살로 가지 않는 증상이 나타난다.

| 얼굴빛이 누렇고 위완부위에 잔을 엎어 놓은 것이 있어 막혀 통하지 못하는데 배가 고플 때에는 줄어들고 배가 부를 때는 그득하고 구역질이 나며 설사를 하고 점차 살이 빠지며 오래되어도 낫지 않으면 팔다리를 가누지 못한다. 간비종대 때 胃에 생긴 腫物 때 본다. [대사전]

치료법

| 脾虛 脾正格

경험례 1

30세의 한 남자가 胃脘에 積이 있고 누르면 痛症이 심하였고 2~3개월 사이로 혹 血便을 보았는데 脾積方을 쓰니 유효하였다. 그러면 혈변은 脾傳腎賊하여 그런 것인가? 그 밖의 것은 기록하지 않는다.

> 三十歲 一男子 胃脘有積 按則痛甚 間二三朔 或作便血 用脾積方有效.
> 然則便血 脾傳腎賊而然耶? 餘外不記.

경험례 2

36세의 왜소한 부인이 음식이 기분에 따라 잘 체하고 술도 기분이 좋을 때는 독주를 많이 마시는 편이며, 근래에는 설사를 자주하고 현기증까지 있다고 한다. 복진을 하니 냉적이 발달이 된 냉 체질자로 상복부에 제법 큰 적이 있어서 脾積方 3회에 적이 반으로 줄고 설사가 멎었으며 이후 4회를 더 치료하니 전반적으로 증세가 다 호전되었다. [동이]

4. 폐적 肺積 (식분 息賁)

증상

| 在右脇下 大如覆杯 令人洒淅寒熱 喘咳 發肺癰

⇨ 右脇下에 술잔을 엎어놓은 것 같은 크기의 腫物이 있는데 오싹오싹하니 惡寒發熱이 나고 해수 천식의 증상이 있다가 肺癰이 발생한다.

| 얼굴빛이 허옇고 오른쪽 옆구리 밑에 잔을 엎어 놓은 것 같은 것이 있어 숨이 찬데 오래도록 낫지 않으며 오싹오싹 춥고 열이 나며 기운이 치밀어 오르고 등까지 아프며 눈이 어둡고 잊어버리기를 잘하며 심하면 피부 속으로 벌레가 기어

다니는 것 같이 스물 스물하고 혹 침으로 찌르는 것 같이 아프기도 한다. [대사전]

치료법

| 肺虛 肺正格

5. 신적 腎積 (분돈 奔豚)

증상

| 在小腹 上至心下 如奔豚狀 或上或下無時 久不愈 令人喘逆 骨痿少氣

⇨ 小腹에서 생겨서 위로 心下에 이르며 豚의 奔突狀 같으며 或上或下를 때없이 한다. 오래 낫지 않으면 喘逆 骨痿 少氣의 증상이 생긴다.

| 얼굴빛이 검고 통증이 아랫배에서 발작하여 명치 밑까지 치밀어 오르는 것이 마치 돼지새끼가 뛰어다니는 것처럼 오르내린다고 하여 분돈이라고 하였다. 배가 고플 때에 나타나고 배가 부를 때에는 작아지며 허리가 아프고 시력이 나빠진다. 오래 낫지 않으면 숨이 차고 기운이 치밀어 골위가 되는 수도 있다. [대사전]

치료법

| 腎虛 腎正格

22장. 허 손 虛損

內經에서 음식의 飽食이 심하면 (胃가 가득 차서 氣가 蒸騰하므로) 胃에서 汗出하고, 빨리 달리면 (筋을 손상하고) 몹시 두려워함은 (魂을 손상시키므로) 肝에서 汗出하고, 놀람으로 정신을 빼앗기면 (心神의 精氣가 浮越하므로) 心에서 汗出하고, 몸을 쓰는 과도한 노동은 (四肢百骸를 손상하므로) 脾에서 汗出하고, 원기가 쇠잔하면 肺에서 汗出하고, 무거운 물건을 지고 먼길을 가면 (骨氣가 손상되므로) 腎에서 汗出한다고 하였다.

內經曰 飮食飽甚 汗出於胃, 疾走恐懼 汗出於肝, 驚而奪精 汗出於心, 搖體勞苦 汗出於脾, 元氣衰殘 汗出於肺, 持重遠行 汗出於腎也.

虛損은 허약하여 손상된 것이다. 음식을 먹으면서 땀을 흘리는 것은 胃가 손상된 것이고, 질주하여 땀을 흘리는 것은 肝虛이고, 무거운 짐을 져서 땀을 흘리는 것은 腎虛이고, 원기가 허약하여 땀을 흘리는 것은 肺虛이다.

虛損者 觸傷於虛也. 飮食而汗者 胃之傷也, 疾走汗者 肝虛也, 持重汗者 腎虛也, 氣弱汗者 肺虛也.

1. 간 허肝虛

증상

| 面乾黑 目暗 筋緩 甚則頭目昏眩

⇨ 얼굴이 건조하고 검어지며 눈이 밝지 못하며 자주 눈물을 흘리고 筋이 약해져 가누기 어려우며 심하면 頭目이 昏眩하다.

| 머리가 어지럽고 아프며 눈이 깔깔하고 잘 보이지 않으며 귀에서 소리가 나거나 들리지 않으며 겁이 많다. [대사전]

| 筋骨이 拘攣하고 심하면 頭目이 어둡고 眩暈한다. [활투]

치료법

| 肝虛 肝正格

| 甚者 肝勝格 추정

경험례

신경을 쓰면 소화가 잘 되지 않고 머리가 어지러우며 가슴이 답답하고 빈혈이 많고 첫째 눈이 메마른 것 같고 눈에 피로가 오며 눈까지 흐린 여성에게 肝正格을 놓으면 머리가 개운하고 눈이 시원하며 잠이 잘 온다고 하는데 침 꽂은 채로 잠드는 경우가 많다. [연구]

2. 심 허心虛

증상

| 顔無精光 怔忡驚悸 盜汗 夢遺

⇨ 안면에 윤기가 없고 怔忡驚悸 盜汗夢遺가 있다.

| 가슴이 두근거리고 아프며 숨결이 밭고 건망증이 심하며 가슴이 답답하여 잠을 잘 때 불안해하고 잘 놀라며 식은땀이 나고 얼굴에 윤기가 없어지는 증상

이 주로 나타나며 虛脈이나 結代脈이 나타난다. [대사전]

| 面目에 精光이 없으며 驚悸, 盜汗, 夢遺 等證을 訴하고 極한즉 가슴이 아프고 목구멍이 붓는다. [요결]

| 血少하고 얼굴빛이 창백하고 驚悸하고 盜汗이 나고 夢遺하는데 심하면 心이 疼痛하고 咽腫이 된다. [활투]

치료법

| 心虛 心正格

경험례 1

50세 여성. 오랫동안 신경을 많이 써서 혈압이 높고 한숨을 쉬며 얼굴이 붉어지고 가슴이 답답하며 복통이 있다. 한숨, 面赤, 煩心 등을 心虛熱로 보고 心正格을 놓으니 다음 날부터 한숨을 덜 쉬고 面赤이 차츰 나아져 3회 치료하니 매우 효과가 좋았다. [연구]

경험례 2

60세 여자. 肥大型. 중풍 후유증으로 가끔 혈압이 오르고 가슴이 답답하며 얼굴이 붉어지는데 心正格을 놓자 평안해졌다. [연구]

경험례 3

여자. 항상 掌中熱이 있고 怔忡 健忘이 자주 발생하기에 心虛熱로 보고 心正格을 놓으니 즉석에서 나았다. [연구]

경험례 4

43세 허약한 남자가 꿈을 많이 꾸고 수족에 열이 많으며 건망도 심하고 정신도 몽롱한 지가 오래 되었다고 한다. 설질은 붉으면서 소진된 것으로 보아 심허로 진단하고 心正格으로 치료하니 차도가 있다고 하기에 15회 치료로 전반적으로 호전되었다. [동이]

1) 경 계驚悸 [활투]

(1) 증상

- 사물로 인하여 크게 놀라서 心이 躁動하여서 편치 못한 것이다.
- 놀라서 가슴이 두근거리거나 가슴이 두근거리면서 잘 놀라고 무서워하며 불안해하는 병증인데 심계보다 경한 것이다. [대사전]

(2) 치료법

- 心虛 心正格

2) 정 충怔忡 [활투]

(1) 증상

- 마음속이 躁動하여 불안하고 깜짝깜짝 놀라며 무엇에 쫓기는 것 같은 현상을 말하는 것이다. 부귀에 급급하고 빈천을 슬퍼하며 소원이 성취되지 않는 데서 온다.
- 가슴이 몹시 두근거리는 병증. 가슴이 몹시 두근거릴 때는 불안해하고 심할 때는 배꼽 부위까지 두근거리는 증상이 미치는 수가 있다. 정충은 心悸 驚悸와 대체로 증상이 비슷한데 심계와 경계는 병이 비교적 경한 것으로서 두근거리며 불안해하는 자각증상이 일시적인 것이지만 그것이 낫지 않고 오래되면 정충으로 된다. [대사전]
- 膽虛症은 머리가 어지럽고 눈이 아찔하고 잘 보이지 않으며 놀라기를 잘하고 무서워하며 잠을 잘 자지 못하고 입이 쓰며 메스껍고 토하며 가슴이 답답하고 한숨을 잘 쉰다. 설태는 얇고 번지르르하다. [대사전]
- 겁이 많고 깜짝깜짝 잘 놀라거나, 한숨을 쉬며 가슴이 답답하거나, 마음이 허전하고 텅 빈 것 같아 잠을 못자는 경우에 膽正格을 쓴다. [월오]

(2) 치료법

- 膽虛 膽正格

- 肺虛 肺正格

  註 或 心虛 心正格

(3) 경험례

예식장 주인이 3일 전에 놀란 후 不安 胸悶 怔忡 頭痛 不眠한데 膽正格을 놓으니 즉석에서 효과가 나타났다. [연구]

3) 건 망健忘 [활투]

(1) 증상

- 일을 하되 처음은 있고 끝은 없으며 言談을 하여도 首尾를 짐작하지 못하여 멍청하게 자기가 한 일을 잊어버리는 것이다.

(2) 치료법

- 心包正格
- 心正格 [월오]

3. 비 허脾虛

증상

| 不思飮食 吐瀉 飮食不化 四肢關節肩背痛

⇨ 음식 생각이 없고 토하거나 설사하며 소화가 안 되고 四肢關節과 肩背가 아프다.

| 얼굴색이 누렇게 되고 몸이 여위며 팔다리에 힘이 없고 식욕이 부진하며 소화가 잘 안되고 배 끓는 소리가 나면서 아프며 대변이 묽어지거나 설사를 하며 붓는다. [대사전]

| 속이 더부룩하고 먹지를 못하며 極하면 위로 吐하고 아래로 瀉하며 살이 빠지고 四肢가 느릿하며 關節과 肩背가 아프다. [요결]

| 脹滿하고 음식을 잘 먹지 못하며 심하면 吐瀉하고 살이 빠지고 四肢가 권태하다. [활투]

치료법

| 脾虛 脾正格

경험례

40세 부인이 음식이 부절제하여 소화기능이 떨어지고 가끔 설사도 하는데 피로도 많이 느낀다고 한다. 근래에는 신경성 위염으로 양약을 복용하고 있다기에 맥상을 살펴보니 細弱하고 면색이 누렇고 해서 脾正格을 썼더니 상당히 호전되었다. 이후 10회를 더 치료하였더니 완쾌되었다. [동이]

4. 폐 허 肺虛

증상

| 咳嗽痰盛 氣急唾血 甚則毛焦 津液燥也

⇨ 咳嗽 痰盛하고 숨이 가쁘고 唾血이 있으며 심하면 털이 곱슬곱슬하고 진액이 마른다.

註 唾血은 腎虛이고, 咳血은 肺虛이므로 咳血이라야 할 것이다.

| 기침이 나고 숨결이 밭으며 묽은 가래가 나오고 권태감이 심하며 말하기 싫어하고 조열과 식은땀이 나고 입안이 마르거나 목이 쉬는 증상이 있다. [대사전]

| 氣가 떨어지고 心腹이 冷痛하고 심하면 모발이 마르고 진액이 타고 咳嗽하고 鬨熱한다. [활투]

| 기운이 없고 게으르며, 얼굴이 마르고 창백하며, 말소리에 힘이 없고 나지막하며, 바람을 싫어하고 땀을 잘 흘린다. [월오]

치료법

| 肺虛 肺正格

경험례 1

20세의 한 남자가 평소 虛汗이 나며 元氣를 蕩失[90]하여 10里도 가기 어렵고 살이 빠지고 피부가 薄弱하였다. 肺正格으로 치료하니 유효하였다.

> 二十歲 一男子 常作虛汗 元氣蕩失 行步不能十里 肉脫皮薄. 治肺正格有效.

경험례 2

30세의 한 남자가 背部의 肩胛骨사이 心肺分野에서 盜汗이 심하고, 氣虛하며 소화 장애도 있었다. 맥은 浮大無力하였으며, 心腧穴과 肺腧穴 부분의 盜汗은 肺虛症이므로 肺正格을 쓰니 3도에 쾌차하였다. [정전]

경험례 3

50대 후반의 남자. 외형적으로 건장하였는데 식사 때에 머리에 땀이 많아서 손수건으로 땀을 닦곤 하였는데 肺正格 1회로 나았다. 이 처방은 상체의 땀, 목, 뒷머리, 정수리의 땀에도 유효함을 경험하였다. [월오]

경험례 4

68세 노인이 사정이 여의치 못해 노동을 하는데 밤이면 기침을 수년째 해 왔으며 병원에서는 만성 기관지염이라 하였다. 가끔 객담에 피가 섞여 나오고 노력이 심할 때는 어지럼증도 있다고 해서 살펴보니 폐허증으로 영양이 부실하여 肺正格으로 2개월을 치료했더니 모든 증상이 사라졌다. [동이]

경험례 5

50대 남자. 과로로 氣虛下陷이 되었다. 補氣하는 肺正格을 놓으니 잠시 후 잠이 오면서 좋아졌다. 百病이 氣에서 일어나되 특히 이와 같은 氣虛下陷에는 매

90) 탕실(蕩失) : 탕진하여 잃어버림

우 좋은 것으로 보여진다. [연구]

경험례 6

53세 남자. 밤낚시 음주 등으로 인해 너무 무리가 와서 소화기능도 나빠지고 대변도 묽으며 재채기도 많이 났다. 차의 창문만 열어도 재채기하고 공기가 약간만 차도 재채기를 하루에도 수 없이 하는데, 10여 일 동안 肺正格을 놓았더니 완치되었다. [연구]

경험례 7

19세 여자. 과로로 늑막염이 걸렸는데 한약으로 효과를 보는 도중에 이상하게 재채기가 나기 시작하더니 하루에도 수없이 했는데 肺正格 1회로 거짓말처럼 나았다. [연구]

5. 신 허 腎虛

증상

- 腰脊痛 遺精白濁 面垢
- 정신이 몹시 피로하고 어지러우며 귀에서 소리가 나고 건망증이 오며 식은땀이 나고 허리가 시큰거리는 증상이 있다. 그 밖에 遺精과 陰痿가 올 수 있다. [대사전]
- 허리가 아프고 遺精白濁을 訴하며 極하면 얼굴이 지저분하고 등성마루가 아프다. [요결]
- 腰脊이 疼痛하고 遺精白濁하고 심하면 얼굴에 때가 끼고 脊髓가 아파지는 증이다. [활투]

치료법

- 腎虛 腎正格

경험례

한 남자가 나이 30에 혹은 夢泄 혹은 遺精하기 벌써 십여 년이러니 腎正格을 썼더니 유효하더라. [요결]

6. 위 허 胃虛

증상

| 飮食飽甚胃虛 故飮食不爲肌膚

⇨ 음식을 포식하면 胃虛하므로 음식이 肌膚를 자양하지 못한다.

| 식욕을 잃고 먹어도 소화가 안되며 명치 밑이 트적지근하고 때로 트림을 한다. [대사전]

| 음식을 먹으면 소화가 잘 안된다. 음식을 먹어도 살이 찌지 않는다. 식욕이 없고 소화가 잘 안되고 잘 체하고 여윈 증상에 胃正格을 쓴다. 식욕이 없고 속이 더부룩하고 중완부위가 차가우면 脾正格을 쓴다. [월오]

치료법

| 胃虛 胃正格

23장. 노 극 勞極

內經에 陰이 저절로 허해지면 勞가 되고, 陽이 竭盡되어 躁動하면 極이 된다고 했으며, 「內經·痺論」에서 (陰氣가) 안정되면 神氣가 內藏되고 (陽氣가) 躁動하면 神氣가 소멸되어 없어지며 음식물을 과다하게 섭취하면 腸胃가 고달프다고 했으며, 內經에서 勞役이 매우 심하면 形氣가 衰敗한다고 했다. 이것은 곧 嗜慾(性慾)이 무절제하고 起居가 때에 맞지 않으면, 七情에 손상되어 罔極之痛[91]이 되고, 虛勞의 六極(勞極)이 되는 것을 어찌 알겠는가? 眞元枯渴과 元氣衰弱을 火動이라 하며, 咳嗽 遺精 鬼交는 外賊이고, 蒸熱 恍惚 神魘은 內傷이다.

內經曰 陰自虛者爲勞 陽盡動者爲極 靜則神藏 動則消亡 飮食自倍 腸胃乃傷 勞役太甚 形氣之衰敗. 此則嗜慾無節 起居不時 傷七情而罔極 勞六極而何知? 眞元枯渴 元氣衰弱 云其火動 咳嗽 遺精 鬼交之外賊 蒸熱 恍惚 神魘之內傷.

勞極은 俗間에서 이른바 滅門의 질환으로, 치료는 반드시 주의하여야 하는 가히 重症이 아님이 없으니 그 병의 經過를 묻고 그 나타난 바를 알아서 강권하여 치료해야 되는데, 이른바 察之如毫 臨之如氷[92]이라 했다.

勞極者 俗所謂滅門之疾 治病者 必不注意的 不可而重症 問其經過 知其所見 强而治之 所謂察之如毫 臨之如氷也.

91) 망극지통(罔極之痛) : 그지없는 큰 슬픔
92) 察之如毫 臨之如氷 : 터럭 하나라도 잘 살피고 얼음 위에 임한 것처럼 조심하라.

1. 상 정 傷情

증상

| 潮汗 咳嗽幷不食 精神昏暗 嗜臥 遺精 骨節痠痛

⇨ 七情의 손상으로 潮汗, 痰嗽와 함께 먹지를 못하고 정신이 昏暗하며 눕기를 좋아하고 유정이 되며 뼈마디가 痠痛한 증

치료법

| 大敦陰谷經渠太白少府補 三里陽池瀉

| 肝+心+脾+肺+腎正格 三里 丹田灸 추정

의안

註 증상에 따라 肝, 心, 脾, 肺, 腎正格중에서 선택하는 것으로 이해된다. 또는 처방된 정격을 시일을 두고 순차적으로 시침하는 것일 수도 있다. 勞極과 眞元枯渴도 같은 방법으로 시침하는 것으로 추정된다.

2. 노 극 勞極

증상

| 嗜慾無節 起居不時 故爲勞極 兼如上症

⇨ 嗜慾(性慾)이 무절제하고 起居가 불규칙하여 勞極이되며 위의 증상을 겸한다.

치료법

| 經渠少府太白補 心腧氣海瀉

| 腎+脾+肺正格 心腧 氣海灸 추정

3. 진원고갈 眞元枯渴

증상

| 因傷精 勞極日久 爲眞元枯渴

⇨ 傷精과 勞極이 오래되면 眞元(腎陽)枯渴이 나타난다.

치료법

| 中脘正 經渠通谷補 陽谷陽池瀉

| 腎+膽+大腸正格 中脘灸 추정

4. 원기쇠약 元氣衰弱

증상

| 因傷精 勞極日久爲 元氣衰弱

⇨ 傷精과 勞極이 오래되면 元氣衰弱이 나타난다.

치료법

| 太白太淵補 支溝然谷瀉

| 肺正格+支溝然谷瀉 추정

경험례

40세의 한 남자가 원기가 蕩失되고 혹 惡寒이 나고 피부색이 淡白하였다. 太白太淵補 支溝然谷瀉 2도에 쾌차하였다.

> 四十歲 一男子 元氣蕩失 或作惡寒 肉色淡白也.
> 太白太淵補 支溝然谷瀉 二度快差.

5. 유 정 遺精

증상

| 因傷精 勞極日久爲遺精 ⇨ 傷精과 勞極이 오래되면 遺精이 나타난다.

치료법

| 腎正格

| 夢泄腎正然谷瀉오 遺精腎虛用正格이라. [신침가. 39]

경험례

30세의 한 남자가 夢泄 혹 遺精하기 이미 十餘年이었다. 腎正格을 쓰니 유효하였다.

三十歲 一男子 夢泄或遺精 旣十餘年. 用腎正格有效.

1) 조 루 早漏 註

(1) 증상

- 腎陰의 부족으로 相火가 치밀어서 생긴다. 음경이 발기되자 곧 정액을 배설되며 때로는 夢泄과 滑精이 있고 어지러우며 눈앞이 아찔해지면서 잘 보이지 않고 가슴이 울렁거리며 耳鳴이 나고 입안과 목안이 마른다. [대사전]

(2) 치료법

- 腎虛三焦火 腎正格+三焦勝格[經渠復溜液門通谷補 太白太谿三里天井瀉] 추정
- 肝虛 肝正格 추정

6. 귀 교 鬼交

증상

| 因傷精 勞極日久爲夜夢之鬼交

⇨ 傷精과 勞極이 오래되면 꿈에 鬼交症이 나타난다.

치료법

| 期門日月膻中補 太白太谿瀉

| 腎正格+期門日月膻中補 추정

7. 황 홀 恍惚

증상

| 因傷精 勞極日久爲 恍惚 ⇨ 傷精 勞極이 오래되면 정신이 명료하지 않다.

치료법

| 石門迎 氣海斜 陽谿補 太白瀉

| 石門迎 氣海斜 胃正格+腎正格 추정

8. 신 염 神魘 (가위눌림)

증상

| 因傷精 勞極日久爲夜夢之神魘 ⇨ 傷精과 勞極이 오래되면 神魘이 나타난다.

치료법

| 小腸正格

9. 노채 勞瘵 (폐결핵, 속칭 선후천부족先後天不足)

증상

| 因傷精 勞極日久爲 喀血盜汗潮熱 ⇨ 傷精 勞極이 오래되면 喀血 盜汗 潮熱한다.

치료법

| 膏肓 膈腧 膽腧 腰眼灸

10. 기타 의안

| 5勞로 몸이 여위는 데는 삼리에 침을 놓는다.

| 허로로 골증과 식은땀이 나는 데는 음극혈에 침을 놓는다. [강목]

| 骨蒸勞熱에는 膏肓 三里혈에 (뜸을) 놓는다. [강목]

| 골증노열로 형기(形氣)가 빠지지 않은 환자는 최씨사화혈(崔氏四花穴)[93]에 뜸을 뜨면 다 낫는다. [정전]

| 몸이 열로(熱勞)로 여위는 데는 魄戶혈에 놓는다. [강목]

| 두손이 몹시 달아 불에 넣은 것 같은 것은 骨厥이라 하는데 涌泉혈에 3~5장 뜸을 뜨면 낫는다. [해장]

| 골증열로 앞니가 마르는 데는 大椎혈에 뜸을 뜬다. [강목]

| 몸은 불같이 달며 발은 얼음같이 찬 데는 陽輔혈에 뜸을 뜬다. [역로]

---

93) 최씨사화혈(崔氏四花穴) : 제3흉추의 극돌기하와 밑으로 환자의 일구치(一口寸)가 되는 곳을 가점(假點)으로 잡는다. 다시 중지(中指) 길이의 반을 두 가점에 대고 두 끝이 닿는 곳이 혈자리이다.

24장. 현 운 眩暈

內經에서 風症으로 흔들리면서 어지러운 것은 肝病에 속하고, 濕症으로 腫滿하는 것은 脾病에 의거한다고 했으며, 風氣가 流行하면 반드시 脾土를 침입한다고 했고, 濕冷이 가려고만 한다면 가히 腎水에 도달한다고 하였다. 이것은 木賊破土[木克土]하여서 飧泄 精弱의 症이 나타나고, 土官殺水[土克水]하면 善恐症[94]이 나타난다. 眩暈과 冒昧는 위험한 증상임이 痙[95]塞[96]과 같으며 痿黃(萎黃[97])을 바로 잡아야 하니, 비록 六氣의 변화로 인하여 되었더라도 마침내 병이 깊어지는 起端(發端)이 된다. 이 때문에 虛하면 晦朔[98]의 질환에 걸리는 것을 면하기 어렵고, 實하면 틀림없이 眩望[99]으로 고통을 당할 것이니, 陰火가 하초에 머물다가 衝上하면[風眩] 老陽數(老人, 九數批之)의 치료를 더하고, 濕痰이 상초에 근거하다가 下流하면[濕眩, 痰眩] 少陽數(少年, 七數批之)를 더 해준다. 이 증상은 배나 마차에 앉아있는 같고 雲霧에 앉은 것 같으니 먼저 順氣하여 미리 돌아가도록 하여 風痰이 없어지게 하고[濕眩, 痰眩], 후에 降火의 마땅한 치료를 하면[風眩] 眩暈이 흔쾌히 낫는다.

內經曰 風掉眩而屬肝 濕腫滿而寄脾 風氣流行 必入於脾土 濕冷欲去

94) 선공증(善恐症) : 무서움증이 자주 나타나는 병증
95) 경(痙) : 痙은 痓라고도 하며, 項背强急 口噤 四肢抽搐 角弓反張 등을 주증으로 한다.
96) 색(塞) : 황제내경사전에 의하면 塞因塞用에서 앞의 塞은 塞法으로 補養固澁法을 가리키고 뒤의 塞은 塞證으로 本虛表實의 脹滿症을 가리킨다고 한다.
97) 위황(萎黃) : 面色萎黃. 얼굴이 어두운 누런색을 띠면서 윤기가 없는 것을 말한다. 脾胃虛弱으로 기혈이 부족했을 때 주로 생긴다. 만성소모성질병, 출혈, 빈혈, 만성이질 등에서 볼 수 있다.
98) 회삭(晦朔) : 눈앞이 깜깜해지는 병
99) 현망(眩望) : 어지러운 채로 봄. 眩暈

可到於腎水. 此則木賊破土 是飧泄精弱 土官殺水 玆而善恐.
眩暈冒昧殆同痙塞 定之痿黃 雖爲氣化之所使 終作病深之起端.
是以虛則難免晦朔之患 實則必然眩望之痛. 陰火居下而衝上 益治老人
濕痰據上而流下 加給少年. 此症若坐舟車 如坐雲霧.
先預歸於順其氣 以絶風痰 後當治以降其火 快痊眩暈

1. 현 운 眩暈

증상

| 頭目昏眩 暈厥

| 어지럼증. 동맥경화증, 고혈압, 저혈압과 같은 심장혈관계통의 질병, 각종 빈혈, 백혈병과 같은 혈액질병, 머리의 외상과 그 후유증, 뇌염, 뇌종양과 같은 중추신경계통질병, 갑상선 기능저하, 저혈당, 간성혼수 같은 내분비 및 대사성 질병, 미로염을 비롯한 이비인후과 질병, 그 밖에 약물중독과 부작용 등과 같은 많은 질병에서 볼 수 있다. [대사전]

치료법

| 三里迎 百會補 氣海風池瀉

2. 풍 현 風眩

증상

| 胸中不利暈厥 惡風自汗

| 어지러우면서 눈앞에서 꽃 같은 것이 어른거리고 땀이 나며 목덜미가 뻣뻣하고 구역질을 한다. 심하면 손발이 싸늘해지거나 온몸이 아프기도 한다. [대사전]

| 眩暈에 風熱로 인한 것으로서 胸中이 不利하고 어지러워서 넘어질 것 같으며 바람이 싫고 땀이 저절로 난다. [요결]

치료법

| 肝實 肝勝格

의안

| 風眩肝勝格이오 濕眩中脘正이라. [신침가. 9]

| 癎疾發作時動左手는 乃是肝實用肝勝格하라. [신침가. 11]

경험례 1

20세의 한 남자가 현기증으로 정상이 아니어서 한 달에 1, 2차씩 발작할 때는 10여 일간 생사지경을 헤매는데(한때 죽었다가 한때 살아난다) 涎沫을 토하고 겸하여 癱瘓하였는데 이미 12년이 되었다. 風眩方을 사용하여 4달은 효험이 없었는데 6~7달을 치료하니 다시 발작하지 않은지 이미 1년이 되었다. 혹 다시 발작해도 치료가 가능하니 어찌 우환이 되겠는가.

> 二十歲 一男子 眩氣異常 月一二次 發作之時 死生十餘日(一頃而死 一頃而生) 吐沫兼癱瘓 旣十二年矣. 用風眩方 四朔不驗 治六七朔 更不復作 旣周年矣. 或有更作 可治何憂.

경험례 2

25세의 한 남자가 15세 때 처음 간질이 발작하였는데 최근에는 발작 횟수가 늘어났다. 風眩方치료 10도에 완치되었고, 2년이 지난 지금도 무병하게 지내고 있다. [정전]

경험례 3

50세의 한 여자가 眩暈으로 눈을 뜨지 못하며 脈弦有力하였다. 肝勝格 1도에 즉효하였다. [정전]

경험례 4

46세 여자. 신경과다와 혈압의 상승으로 현운증을 호소하는 환자로 안구의 피로감, 오심, 두통이 동반되었으며 이미 미약하나마 중풍으로 인한 일과성 뇌허혈에 대한 진단을 받은 적이 있었다. 특히 근래에는 眩暈症이 심하여 조금이라도 동작이 진행되면 어지러움증이 유발된다고 호소하였다. 脈弦細하였고 설질은 다소 紅絳하였다. 간승격을 활용하니 즉시 현운은 사라졌으나 오심을 호소함으로 족삼리에 자침하였고 중완에 간접구를 추가하였다. 필자가 가장 많이 활용하는 침법중의 하나가 肝勝格이다. 간경이 유주하는 부위의 實痛에도 효과적이지만, 무엇보다도 肝實로 인한 현운 두통 안면신경의 이상 및 末梢中樞를 떠나 신경학적인 이상징후를 신속하게 해결해주는 조합이 바로 간승격인 경우가 많기 때문이다. [침법]

경험례 5

註 30대 초반의 한 여자가 **眩暈**이 있어 천정이 빙글빙글 돌며 안색이 창백하고 胃가 메슥거리고 저혈압인데 이런 지가 한 달이 넘었다. **肝勝格** 1회로 메슥거리는 것이 진정되고 어지럼증도 덜해져서 이젠 살 것 같다고 하였다. 1번의 치료로도 효과를 본다는 것에 놀랐다.

3. 습 운濕暈

증상

| 因冒雨傷濕暈厥 鼻塞聲重[100]

⇨ 冒雨傷濕으로 인하여 眩暈의 증상이 있고 코가 막히고 소리가 重하다.

| 眩暈과 함께 몸이 무겁고 구역이 나며 게거품을 토하고 코가 메고 목소리가 탁하며 설태는 기름때가 낀 것 같다. [대사전]

---

100) 성중(聲重) : 語聲重濁. 목소리가 무겁고 탁한 것.

치료법

| 脾實 大敦補 少府瀉 中脘正

| 脾實 脾勝格+中脘正 추정

4. 담 현 痰眩

증상

| 痰盛嘔吐 頭重不擧

⇨ 眩暈하고 痰盛嘔吐하며 머리가 무거워서 잘 들지 못한다.

| 심한 현기증과 함께 머리가 무거워서 들 수 없으며 가슴이 울렁거리고 메스껍거나 토한다. [대사전]

치료법

| 肺實 少府魚際補 太白太淵瀉

| 肺實 肺勝格 추정

의안

| 痰眩少府魚際補오 太白太淵瀉肺實이라. [신침가. 10]

| 右邊手足先動搖도 乃是肺實亦當勝이라. [신침가. 12]

경험례 1

한 남자가 평소 右脇痛으로 거동이 불편하므로 右脇痛으로 생각하고 肺正格으로 數度를 치료했는데 홀연 右脇이 아프고 당겨서 호흡이 불능하며 점차 엄엄(奄奄)[101]하게 되었다. 다시 宿疾을 물으니 1달 내지 2달 간격으로 癎疾처럼 眩暈한다 하였다. 비로소 痰眩인줄 알고 痰眩方을 쓰니 數度에 쾌차하였다.

註 右病屬肺.以下同一

101) 엄엄(奄奄) : 숨이 곧 끊어지려고 하거나 몹시 약한 모양

一男子 右脇常痛 運身不便 意右脇痛 治肺正格 數度忽然 右脇痛引 不能呼吸 漸至奄奄. 更問宿祟(崇)則 一月乃至 二月間隔 眩暈如癎疾云. 始知痰眩 用痰眩方 數度快差.

경험례 2

15~16세의 한 남자가 右手가 갈고리처럼 구부러져 있고 힘이 없으며 면색이 창백하며 겸하여 癎疾이 있었다. 痰眩方을 썼더니 右手指의 구부러짐이 펴지고 眩暈도 또한 나았다.

十五六歲 一男兒 右手鉤而無力 面色蒼白 兼有癎疾. 用痰眩方 伸而右手指之鉤 眩氣亦愈.

경험례 3

한 남자가 평소 眩暈을 앓았는데 1달에 2~3번씩 속칭 癎疾이 있는데, 아플 때에는 昏倒하고 右手가 오그라들어서 잡아당겨도 펴지지 않았다. 痰眩方을 쓰니 4~5도에 효과가 나고 8~9도에 나았다.

一男子 常患眩暈 一月二三次式 俗所謂有癎 方痛之時昏倒 右手攣掣[102] 挽之不得. 用痰眩方 四五度效 八九度差.

경험례 4

한 남자가 몸이 우측으로 지나치게 기울어졌고 상태가 雲霧에 사는 것처럼 어지러웠는데 속칭 말하는 간질로 매일 2, 3차씩 발작하며 性情(意識)이 昏恍[103]하였다. 肝實方으로 치료하니 右肩臂에 客氣가 있으며 眩暈이 나타나므로 비로소 痰眩임을 깨닫고 치료하니 一度에 나았다.

一男子 身右過仄 狀如生雲霧 俗所謂癎疾 每日二三次 性情昏恍.

102) 철(掣) : 경풍 때 팔다리가 오그라들고 힘줄이 당기는 것.
103) 혼황(昏恍) : 혼수(昏睡)에 이르는 단계 가운데 그 의식의 변화가 얕은 상태. 감각이나 의식이 불분명하고 모든 정신적 과정의 진행이 늦은 상태로, 눈은 떴으나 조금도 자발적인 욕구가 없다.

治肝實方 右肩臂有客氣 露出眩暈. 始覺痰眩 治一度而快也.

5. 화 운 火暈 [비결]

증상

| 熱暈. 熱邪나 暑邪가 위로 치밀어서 생긴다. 어지러우면서 가슴이 몹시 답답하고 물이 당긴다. [대사전]

치료법

| 三焦實 通谷液門補 天井支溝瀉

| 三焦實 三焦勝格[通谷液門補 天井三里瀉] 추정

6. 침 운 針暈 註

치료법

| 昏倒卽時勿惧하라 補三里而卽醒이라. [낙랑노부시침가. 21]

⇨ 혼도한 즉시에는 겁내지 말아라. 三里를 補하면 곧 깨어난다.

경험례 【침운, 신경손상】

註 ❶ 건장한 장년의 남자가 앉아서 침을 맞았는데 5분이 지나지 않아서 졸도를 하고 의식이 불명하였다. 즉시 발침을 다하고 이어서 양측 삼리를 보하였더니 곧 의식이 돌아왔으며 20분을 유침하였다. 침운에 삼리혈이 효능이 뛰어난 것을 이후로 한 번 더 경험하였다.

식사한 직후, 식전으로 허기가 질 때, 과로한 후에 침운이 일어나기 쉬우니 조심해야 한다. 침자극이 강해도 일어나니, 침자리가 뻐근하고 찌릿하니 방산감이 있으면 침운은 아니더라도 신경손상이 있을 수 있으니 발침하거나 약자극으로 해주어야 한다.

시침 후 惡心, 안면이 창백해지고, 사지무력감이 있으면 침운이 일어날 조짐이니 바로 조치해야 한다. 초기에는 발침을 하지 않고 삼리혈을 보하면 증상이 회복되며, 증상이 심하면 발침을 하고 삼리혈을 보해 준다.

❷ 신경손상이 와서 아프고 찌릿하면 해당경락을 찾아서 반대측에 **勝格**으로 시침을 하면 바로 통증이 경감되고 감각도 돌아온다. 1, 2회로 치료된다. 예를 들면 우측에 **大腸正格**으로 시침을 하던 중 **陽谿**에서 신경손상이 와서 찌릿하고 아프다면 좌측에 **大腸勝格**으로 치료하면 유침중에 통증이 완화되고 감각도 살아난다.

이 증상에 여러 번 치료하여 즉효를 많이 보았으니 경험례에 대신한다.

7. 기타 의안

어지럼증이 있으면서 추위를 타기 때문에 봄이나 여름에도 항상 솜모자를 쓰고 있으며 모자를 잠깐만 벗어도 도지는 데는 百會 上星 風池 豊隆혈을 쓴다. [강목]

25장. 두 통頭痛

內經에서 목욕하여 風邪에 맞은 것은 首風이며 頭面에 汗多하다고 하였다[新沐頭痛. 肺正格]. 봄에 병들면 頸項痛이 심하고[頸項痛, 肝正格], 夏熱耳鳴은 병이 心에 있으며 痰厥한 것이고[痰厥頭痛, 心勝格], 秋寒骨痛은 冷이 肺에 머물러 있어서 肝(腎)이 손상된 것이고[骨痛. 腎正格], 氣痛(頭痛)은 癲癎 같으며 心痛이 狂症과 비슷한데 寒濕이 腎에 침입하여 (발생한 것으로) 통증 부위가 일정하고[寒濕頭痛, 腎正格], 半面에 痰이 있으면 風熱로 편두통이 되고, 眞頭痛은 두통이 극심하고 手足寒冷한데 死症이고, 厥逆頭痛은 골수까지 寒冷이 침범한 것으로 難治이다. 그러므로 음경병은 양경을 보하고, 양경병은 음경을 보한다.

內經曰 新沐首風 而爲頭面多汗, 春逆病 而作頸項痛甚, 夏熱耳鳴
病在心而痰厥, 秋寒骨痛 冷居肺而肝(腎)傷, 氣(頭)痛如癲 心疼似狂,
入腎寒濕 定痛, 半面在痰 風熱眞患偏頭, 眞頭痛而腦盡手足寒者死,
厥逆疼而所犯骨髓冷者 難治. 是故陰病補陽 陽病補陰.

1. 신목두통新沐頭痛

증상

| 頭面多汗 惡風爲頭痛 ⇨ 頭面汗多하고 惡風하며 頭痛이 있다.

| 머리를 감고 나면 골치가 아픈 증상 [요결]

치료법

| 肺寒 肺正格

1) 두피통頭皮痛 [월오]

(1) 증상

- 머리카락을 만지거나 건드리면 머리의 피부가 아프다.

(2) 치료법

- 肺勝格

(3) 경험례

❶ 50대 중반의 여자. 머릿살이 아파서 30년 이상 고생했는데 肺勝格 1회로 치료되었다. [월오]

❷ 50대 초반의 여자가 전기에 감전되는 것 같기도 하고 머릿살이 찢어지는 듯 아픈 두통 환자였는데 肺勝格 3회로 완치되었다. [월오]

註 혹 경락상 膽經이면 膽勝格도 유효할 것이다.

2. 경항통頸項痛 (두통頭痛)

증상

| 頸項甚痛 或吐涎沫 四肢厥冷

⇨ 頸項痛이 심하고 혹 涎沫을 토하며 四肢가 厥冷하다.

| 골치와 목덜미가 함께 아픈 것. [요결]

치료법

| 肝虛 肝正格

의안

| 婦人頭痛腎正格이오 頸項頭痛肝正格이라. [신침가. 64]

註 뒷목이 뻐근하고 두통이 있는데 대체로 저혈압이거나 맥이 無力한 경우가 많다.

경험례 1

40세의 한 남자가 頭面痛이 있으며 頸項이 더욱 심한 고로 肝正格을 쓰니 數度에 반감하고 또 數度에 快袪하였다.

四十歲 一男子 有頭面痛 頸項尤甚故 用肝正格 數度半減 又數度快袪矣.

경험례 2

고혈압으로 뒷목이 뻣뻣한 데는 膀胱正格을 쓰면 1회에 효과를 본다. [월오]

3. 담궐두통痰厥頭痛

증상

| 耳鳴 兩頰青黃 眩暈 目不欲開

⇨ 耳鳴이 있고 양쪽 빰이 青黃하며 어지러워서 눈을 뜨지 못한다.

| 머리가 몹시 아프고 어지러워서 눈을 뜨지 못하며 몸이 무겁고 마음이 불안하며 가슴과 명치 아래가 그득하고 메스꺼우며 가래나 느침을 토하고 팔다리가 싸늘하다. 설태는 기름때 같다. [대사전]

치료법

| 風池 絶骨補 風府 瘂門瀉

| 心實 心勝格 추정

의안

| 담궐두통에 豊隆혈을 쓴다. [강목]

| 耳鳴頭痛乃痰厥이니 絶骨風池補後安이라. [신침가. 19]

4. 한습두통寒濕頭痛

증상

| 因上(膀胱)實 下(腎)虛 頭痛如癲疾 ⇨ 上實下虛하여 두통이 癎疾같다.

| 머리가 아프면서 무겁고 날씨가 흐리면 두통이 이내 나타나며 가슴이 답답하고 몸이 무거우며 설태는 흰 기름때가 낀 것 같다. [대사전]

치료법

| 腎傷 腎正格

5. 미릉골통眉稜骨痛

증상

| 身重而目不可開 此三焦風痰

⇨ 몸이 무겁고 눈을 뜰 수 없는 것은 三焦風痰이다.

| 눈구멍 상연 부위가 아픈 병증 [요결]

치료법

| 三焦實 通谷液門補 中渚臨泣瀉

| 三焦實 三焦勝格 추정

경험례 1

눈썹 주위가 아파서 눈을 뜨지 못하고 항상 찡그리고 살던 사람이 三焦勝格 1회로 완치되었다. 眉稜骨痛에 三焦勝格을 1~3회로 수 없이 완치되었다. 태양혈이 욱신거리고 쑤시는 증에는 三焦勝格 또는 膽勝格을 쓰는데 膽勝格이 더욱 효과적이다. 태양혈이 아프면서 부어 있는 것 같을 때도 膽勝格으로 잘 치료된다. [월오]

경험례 2

40대 초반 아주머니. 머리는 항상 멍멍하고 두 눈썹 사이가 아프면서 관절까지 아프다고 한다. 삼초정격 15회 이상 시침을 해도 진전이 없었다. [동이]

경험례 3

註 50대 초반 여자. 우측 미릉골통이 종종 왔는데 이번엔 가라앉지 않고 지속된다고 한다. 우측으로 三焦勝格을 놓고서 통처를 누르니 통증이 덜하다고 한다. 1회 치료로 통증이 반감되었고 3회 치료로 완치되어 치료를 종결하였다.

6. 편두통偏頭痛

증상

| 頭半寒痛 久則大小便秘澁 目赤眩暈

⇨ 머리의 반쪽이 寒痛하고 오래되면 대소변이 秘澁하며 눈이 붉고 어지럽다.

| 머리 한쪽이 아픈 병증. 風邪가 少陽經에 침입하거나 肝虛로 痰火가 울결되어 생긴다. 아픔은 흔히 관자놀이, 머리의 옆모서리, 왼쪽 머리나 오른쪽 머리가 아프다. 혹 두통이 좌우로 옮겨가면서 아프고 눈까지 아프며 메스꺼움과 구토

가 겸해 나타나는 때도 있다. [대사전]

치료법

| 風池 絶骨瀉 左治右 右治左

| 輕者 膽正格 甚者 膽勝格 或加 風池 추정

의안

| 頭痛勞宮少府瀉오 偏頭列缺絶骨瀉라. [신침가. 18]

| 편두통에 膽正格을 쓴다. [동이]

註 편두통에 大杼 風門 부위나 完骨 부위에 부항을 하여 사혈을 제거해 주면 더 빠른 효과를 본다. 편두통이 있는 자에게 중풍의 발병률이 높으며 충분히 사혈을 해주면 예방과 치료의 효과가 있다.

경험례 1

40세의 한 부인이 우측 편두통이 매우 심한데 이미 십여 년이 되었는데 좌측 絶骨瀉 수도에 병이 나았다.

四十歲 一婦人 右側偏頭痛尤甚 旣十餘年矣 左側絶骨瀉 數度病已矣.

경험례 2

47세의 한 남자가 편두통이 심하고 좌측 頰部가 감각이 둔했는데 3개월쯤 되었다. 膽正格 1도에 80% 나았고 2도에 쾌차하였다. [정전]

경험례 3

17세 된 한 남학생이 항상 우측 편두통이 있어서 공부를 할 수가 없을 정도였다. 체격은 보통이며 맥은 약간 緊數한 편이었다. 左病右治의 원칙에 따라 좌측 膽勝格 2회에 쾌차하였다. [활투]

경험례 4

원기가 부족한 데다 과로하고 신경을 쓰면 편두통이 오는 환자에게 膽正格을 놓으니 효과가 있었다. [연구]

경험례 5

註 50대 여자. 신경을 쓰고서 편두통이 생겼는데 통증이 심하였고 머리카락을 만져도 통증을 느꼈다. 환측으로 膽勝格을 썼는데 발침 후 통증은 완화되었고 2회 시술로 통증은 치료되었다. 일반 편두통은 膽正格이 유효하며, 두피까지 오는 편두통과 刺痛이 있는 편두통은 실증으로 膽勝格이 유효한 것이다.

7. 진두통 眞頭痛

증상

| 腦盡痛 手足寒至骨節 ⇨ 극심하게 腦痛하고 手足의 寒冷이 骨節에 이른다.

| 腦는 髓의 海로서 眞氣의 所聚處인지라 卒然히 邪를 受치 않게 되는데 만일 邪를 受하면 불치가 되므로 早發하면 夕死하고 夕發하면 朝死하게 되는 증으로서 洋醫所謂 腦膜炎이 그것이다. [대사전]

치료법

| 中脘正 氣海瀉

의안

註 뇌막염이나 뇌종양에 해당될 것이다. 꼭 치법을 말하라면 心勝格, 膽勝格 肝勝格 정도일 것이다.

8. 골 통 骨痛 [요결]

증상

| 두개골의 전반이 둔통 양상으로 발생한다. 頭痛且空 每兼眩暈 腰痛酸軟 神疲乏力 遺精帶下 耳鳴少寐 舌絳少苔 脈細無力의 증상을 동반하는 경우가 많다. [침법]

치료법

| 腎虛 腎正格

경험례

56세 남사. 평소에 두통이 있어서 여러 치료를 하였으나 호전이 없었다고 하며 MRI촬영과 뇌파검사도 특별한 징후가 없었다고 한다. 약간의 요통과 하지무력감이 동반되었고 소변불리가 종종 있었다. 두통의 양상이 편두통과는 다르게 두개골 전반에 걸쳐 머릿속이 아프다고 한다. 腎正格을 시침하자 즉각적으로 호전반응이 보였다. 만성병변에 해당하므로 단전혈에 간접구를 추가하여 단 1회로 효과적인 반응을 보였다. 총 3회의 치료로 완치를 보여 치료를 중단하였으며, 이후에도 피로가 반복되거나 요통이 생기면 한 번씩 내원하는데 두통은 없다고 하였다. [침법]

註 신허자의 두통으로 신수혈부위에 압통이 반드시 있었을 것이다.

9. 두풍선 頭風旋 [활투]

증상

| 頭風旋이란 것은 별로 疾痛하지도 않고 스스로 알지 못하는 사이에 항상 머리가 저절로 흔들리는 증이다. 肝風이 盛하면 머리를 흔든다.

치료법

| 脈緊數하면 膽勝格
| 緊遲하면 肝勝格

의안

| 머리를 시도 때도 없이 흔드는 체머리에 心正格이 특효이다. [동이]

10. 혈허두통 血虛頭痛 [동이]

증상

| 혈이 부족해서 오는 혈허두통과 양 측면이 아프고 묵직할 때, 가슴이 두근거리고 눈썹외측에서 이마 모서리까지 아플 때 쓴다.
| 머리가 아프면서 가슴이 두근거리며 눈썹 바깥쪽에서 이마 모서리까지 당기는 듯이 아프며 잘 놀라고 얼굴이 창백하며 현기증이 나고 혀는 희읍스름하며 맥은 弦細澀하다. [대사전]

치료법

| 小腸正格

11. 두정통 頭頂痛 [동이]

증상

| 두정통과 후두통을 치료하며, 머리를 앞으로 숙이기 힘들 때와 뒷목이 뻣뻣하여 젖히기 힘들 때 효과가 크다.

치료법

| 膀胱正格

12. 궐음두통 厥陰頭痛 [동이]

증상

| 머리와 목덜미가 아프고, 헛구역이 나면서 거품 섞인 가래를 뱉으며 팔다리가 싸늘하다. 두정통과 머리가 시리고 아픈데 치료한다.

치료법

| 三焦正格

13. 기타 경험례

경험례 1

한 여자가 평소 頭痛이 있고 혹 頸項痛이 있으며 혹 左右 脚痛이 있는데, 두통이 大作할 때는 혹 크게 놀라서 눈을 뜨고 사물을 바라보지 못하였는데, 문진을 하니 10살 전에 頸項痛이 있었는데 비록 肝候와 비슷하나 大腸症[耳下硬結]이 있으므로 大腸正格을 쓰니 나았다. 두통은 본래 대장증이 없고 경항통은 반드시 肝症候로 의심해야 하는데 體氣가 허약하면 風이 반드시 傷腑[傷大腸]하는 병증을 인용하여 해명한다.

> 一女子 常患頭痛 或頸項痛 或左右脚痛 頭痛大作之時 或作驚駭 不能擧眼視物 問之卽 十歲前有頸項痛 雖似肝候 有大腸之症 用大腸正格愈.
> 頭痛本無大腸之症 頸項痛者 必疑肝候故 體氣虛弱則 風必傷腑症 引用解明矣.

경험례 2

한 사람이 한쪽 눈에 眼疾이 크게 발병하였고 그 쪽 便頭痛도 심하였는데 大敦少衝補 太白太淵瀉하니 두 가지 병이 전부 쾌차하였다.

註 처방은 心正格+肺勝格으로 추정된다. 안질에 肺勝格을 사용하였는데 이것은 眵多結硬의 병증이고, 편두통에 心正格을 사용한 것인데 효과가 있었다면 그 사람은 心虛한 사람인 것이며, 일반적으로는 膽正格이나 膽勝格을 쓰면 편두통이 진정된다.

一人 便目眼疾大作 其便頭亦痛甚 大敦少衝補 太白太淵瀉 因兩病全快矣.

경험례 3

60세의 한 여자가 1시간에 5분정도 전기가 오는 듯한 두통이 3개월이 되었다. 胃熱症方 2도에 쾌차하였다. [정전]

경험례 4

한 늙은 부인이 오랫동안 머리가 아파서 고생하기에 그의 손발을 살펴보았더니 핏줄이 모두 검붉기 때문에 침으로 빼내었는데 핏빛이 먹물 같았다. 그 다음 병이 생긴 경맥을 찾아서 침을 놓았는데 다 나았다. [강목]

26장. 위완통 胃脘痛

內經에서 胃脘痛은 心痛[心下痛]이라 했는데, 冷濕은 脾病을 일으키고, 水冷은 胃를 좋아하는데(胃病을 일으킨다), 이것은 膈을 사이에 두고 있어서 그렇다. 濕을 통하여 勝하거나 忌하는데 胃脘部는 울체를 당하면 宣發이 안되어서 肝官入脾하는데 이것은 土가 木賊에게 敗한 질환[木克土당함, 脾正格]이고, 膽의 울체가 더하여져 胃에 이르면 반드시 君遇臣傷의 질환[木克土당함, 胃正格]이 되는데, 병명을 胃脘痛이라 하며 당연히 肝膽을 치료한다[瀉大敦. 臨泣 : 脾正格胃正格].

內經曰 胃脘痛者心痛 冷濕乃脾病 水冷喜胃 是膈間而然.
通濕勝忌 脘可被鬱而不發 肝官入脾 是土敗木賊之患 膽愈至胃
必君遇臣傷之憂 病名胃脘 治當肝膽

脾胃虛寒 때는 명치 밑이 은은히 아프고 자주 신물을 게우거나 트림을 한다. 따뜻한 것을 먹거나 위완부를 덥게 하면 아픔이 멎거나 덜해진다. 몸은 여위고 손발을 싸늘해진다. 胃陰이 부족할 때는 위완부가 아프고, 입안과 입술이 마르며, 배고픈 감이 있으면서 음식을 먹으려 하지 않으며 대변은 굳다. [동이]

1. 위완통 胃脘痛

증상

| 中脘穴當處 按之右側隱隱而痛

⇨ 中脘穴 자리를 만지면 우측이 은은히 아프다.

| 명치 밑의 통증을 위주로 하는 병증. 급만성 위염, 위십이지장궤양, 위신경증 등에서 볼 수 있다. [대사전]

치료법

| 胃虛 胃正格+中脘正

경험례 1

50세의 한 남자가 평소 위완통을 앓았는데 心下에서 臍까지의 범위에서 때로 痛症이 있을 때도 있으며 통증 부위는 一定處가 아니며, 혹 虫痛과 비슷하였다. 胃正格으로 數度에 유효하였다.

> 五十歲 一男子 常患胃脘痛 自心下至臍 作痛有時 痛無定處 或如蟲痛 用胃正格 數度有效.

경험례 2

20세의 한 남자가 胃脘痛이 있어 매번 통증이 시작되는 날에는 惡寒 肢節痛이 있고, 四肢에 살아 솟아나 대추나 밤 같은 것이 무수히 많았다가 차차 소진하였으며, 혹 남아 있는 몇 개는 胃經의 兩脚 상하에 있으며 십여일 간격으로 반복하였는데 이와 같은 지 여러 해 되었다. 胃正格 5~6도에 나았다. 오른쪽이 많아서 左治하였다.

> 二十歲 一男子 有胃脘痛 每始痛之日 惡寒肢節痛 四肢肉起 如棗栗者 無數而多 次次消盡 或餘存者幾個 在胃經兩脚上下 十餘日間隔 反復累年矣.
> 用胃正格 五六度差. 右脚勝 故左治.

경험례 3

35세의 한 부인이 오랫동안 복통으로 고생해 왔는데 통증이 올 때는 숨이 멎을 것 같으며 언제부터인가 발목 앞쪽 횡문 胃經부위에 동전 크기의 멍울이 발을 굽힐 때마다 통증이 심하고 신발을 신으면 닿기 때문에 항상 슬리퍼만 신고 다닌다고 한다. 胃正格 5회로 복통은 좋아지고 발등 통증도 경감되었다기에 계속해서 20회 정도 치료했더니 멍울도 거의 사라졌다. [동이]

註 胃經 부위의 멍울은 胃正格도 가하나 낫지 않으면 胃勝格을 쓴다.

2. 식도의 통증 (역류성 식도염) [월오]

역류성 식도염은 보통 식후, 유문부 협착 혹은 위정체 증후군 및 위산 과다분비 상태로 위안의 내용물이 증가된 경우나, 눕거나 구부린 위치에서 위안의 내용물이 위 식도 연결부위에 있는 경우에 음식물이 역류될 수 있다. 또는 비만, 임신, 복수 혹은 심하게 조이는 허리띠나 거들을 하여 위압이 증가된 경우에도 역류한다. 가슴의 흉골 뒤에서 뜨겁거나 쓰라린 통증과 불쾌감이 특징적인 증상으로 식후 약 30분 이내에 나타난다. 이는 식도 점막에 역류된 위 내용물이 접촉함으로써 일어난다. 칼로 찌르는 듯한 가슴의 통증이 있을 수 있고, 어떤 경우에는 아무 증상이 없을 수도 있다.

증상

| 식도부위 가슴부위가 쓰리고 따갑고 솔로 닦아 문지르는 것 같다.

치료법

| 胃正格 또는 心正格

3. 비심통脾心痛 (비통脾痛)

췌장염은 시작될 때 심한 통증을 일으키는데, 환자가 드러누울 정도로 아프면 아주 위험한 상태이다. 일반적으로 미열이 나고 혈압은 정상보다 높다. 증상이 심하면 피부가 냉해지고 축축해지며, 맥박은 약한 상태로 빨라지고, 체온은 정상 이하로 떨어진다. 만성 췌장염인 경우에는 반복되는 발병으로 췌장의 많은 부분이 파괴되고 그 결과 췌장액 분비가 줄어든다. 췌장의 섬세포 역시 파괴되어 인슐린이 잘 분비되지 않아 당뇨병이 생긴다.

증상

| 脇下如刀劃之痛 又如鍼刺痛

⇨ 脇下가 칼로 저미는 듯이 아프거나 또는 침으로 찌르는 것처럼 아프다.

| 명치 밑이 갑자기 아프고 메슥메슥하면서 배가 더부룩하게 불러 온다. 옆구리 아래까지 칼로 에이는 것 같이 아픈 것은 이미 脾에까지 전해진 것이다. [대사전]

치료법

| 心脾虛 少府大敦補 隱白瀉 丹田迎

| 脾虛 少府大都補 隱白瀉 丹田迎 [요결]

| 脾虛 脾正格 或加 丹田迎 추정

4. 어혈 위완통瘀血胃脘痛 [활투]

증상

| 평일에 熱物을 즐겨 마셔서 死血이 胃口에 머물러 作痛하는 것으로 湯水를 마시고 止息[104]이 되는 증이다.

| 어혈로 인해서 생긴 명치 밑이 아픈 증세. 찌르는 듯한 통증이 고정되어 있고

104) 지식(止息) : 잠시 그침

아픈 부위를 누르거나 몸을 차게 하거나 음식을 먹은 다음에 더욱 심해진다. 혹 피를 토하거나 대변에 피가 섞여 나오는 수가 있으며 간혹 물을 마신 다음 곧 딸꾹질이 난다. 어혈이 심하면 설질은 암자색을 띤다. 위십이지장궤양 표층성 위염 때에 볼 수 있다. [대사전]

치료법

| 太白太淵補 曲池瀉

| 瘀血方[肺正格+曲池瀉] 추정

27장. 복 통 腹痛

內經에서 腹痛은 熱症이 없으며 寒邪로 인하여 반드시 통증이 있다고 하였다. 心虛는 火鬱痛, 胃虛는 濕腹痛, 肺濁은 氣腹痛, 腎弱은 冷腹痛, 肝衰는 鬱腹痛, 血虛는 小腸痛 등이 있다.

內經曰 腹無熱痛 因寒邪則必有疼痛 心虛火鬱痛, 胃虛濕腹痛, 肺濁氣腹痛, 腎弱冷腹痛, 肝衰鬱腹痛, 血虛小腸痛是也

部分 증후의 진찰에 경험한 바가 많으니 肺濁의 右便, 肝痛의 左便, 冷痛의 臍下, 胃虛의 無定處, 大腸의 近臍, 血虛의 小腸으로 논하는 것은 옳으며, 火鬱痛은 胃脘痛과 부분이 다르지 않으며 가장 어렵다.

外察部分多驗 肺濁之右便 肝痛之左便 冷痛之臍下 胃虛之無定 大腸之近臍 血虛之小腸可論 火鬱痛者 不異胃脘 尤爲最難.

일반적으로 배가 아플 때 날씨가 차거나 몸을 차게 하면 더 아프고, 덥게 하면 아픔이 덜해지는 경향이 있고 입안은 마르지 않으면서 설태가 얇고 흰 것은 寒症이다. 아픔이 갑자기 있었다가 갑자기 멎는 경향이 있으며, 갈증과 변비가 있으면 설태가 누런 熱症이다. 배가 불러 오르고 팽팽하고 몹시 아플 때는 누르는 것을 싫어하는 것은 實症이다. 눌러서 아픔이 덜해지거나 멎는 것은 虛症이다. 아픈 곳이 일정하지 않은 것은 氣滯이고, 찌르는 것같이 아프면서 아픔이 고정되어 있는 것은 瘀血이다. 아픔이 윗배에 있으면 脾胃에 속하고, 아픔이 배꼽 주위에 있으면 大小腸에 속하고, 아픔이 배꼽아래 가운데에 있으면 腎膀胱에 속하고, 아픔이 배꼽아래 좌우측에 있으면 肝經의 병이다. [동이]

1. 한복통 寒腹痛

증상

| 綿綿痛 無增減 腸鳴泄瀉 得溫則緩

⇨ 끊임없이 아프며 증감이 없고 장명 설사하고 따뜻하게 하면 편해진다.

| 복통이 심한데 날씨가 차거나 몸을 차게 하면 더 심해지고 더우면 덜해지는 경향이 있다. 입안은 마르지 않고 소변이 잦으면서 색은 맑고 대변은 묽거나 설사하는 수가 많다. 설태는 얇고 희며 맥은 沈緊하다. [대사전]

| 배꼽 주위가 아플 때도 쓴다. [동이]

치료법

| 大腸虛 大腸正格

의안

| 風入背部腸鳴痛과 寒邪入腸大腸正이라. [신침가. 81]

경험례 1

40세의 한 남자가 처음에 복통이 있었고 혹 요통도 있었는데, 후에 風丹이 발생하여 왼뺨이 온통 붉었는데 눈 아래에 이르고 髮際에도 있었다. 좌측 耳下를 진찰하니 結核이 있어서 大腸正格을 썼더니 병이 쾌차하였다.

四十歲 一男子 初作腹痛 或腰痛 後作風丹 左頰全紅 至目下及在髮際 診左耳下 有結核 故用大腸正格 病快差矣.

경험례 2

한 남자가 종일 옷을 걷고 물에서 勞役을 한 후에 腹痛이 크게 일어났는데 물에서의 노역은 寒盛한 것이므로 大腸正格을 쓰니 효과가 있었다.

> 一男子 終日褰衣水役後 腹痛大作. 水役寒盛 故用大腸正格 立效矣.

경험례 3

10세의 한 남아가 臍下腹痛으로 여러 날 부르짖으며 울고 몸을 구르는데 耳下를 진찰하니 大腸經에 結核이 있어서 大腸虛임을 알고 大腸正格을 썼더니 쾌차하였다.

> 十歲 一男兒 臍下腹痛 累日 號泣轉動 診耳下大腸經 有結核 知大腸虛
> 用大腸正格 快差矣.

경험례 4

한 여자가 복통이 있고 다만 風丹이 있었는데 耳下 大腸經을 진찰하니 結核이 있어서 大腸正格을 쓰니 쾌효하였다.

> 一女子 有腹痛 但風丹 故診耳下大腸經 有結核 故用大腸正格 快效矣.

경험례 5

20세의 한 여자가 평소 小腹痛이 있는데 大腸虛일까? 腎虛일까? 알지 못했는데 耳下 大腸經을 진찰하니 結核이 있어서 不病쪽 大腸正格으로 쾌차하였다.

> 二十歲 一女子 常作小腹痛 大腸虛耶? 腎經虛耶? 未知 診耳下大腸經 有結核
> 故不病便 大腸正格 卽快差矣.

2. 화울통 火鬱痛

증상

| 時作時止 痛處有熱 喜冷迫熱 婦人有多

⇨ 때때로 아프고 그치기를 반복하며 痛處는 열감이 있고 찬 것을 좋아하고 뜨거운 것은 피하며 부인에게 많이 발생한다.

| 熱心痛. 명치 부위가 불로 지지는 것처럼 몹시 아프고 더운 것을 싫어하고 찬 것을 좋아하며 통증이 때로 멎었다 발작했다 한다. 때로 얼굴과 눈이 벌겋거나 누르고 열이 나면서 번조증이 나며 손바닥이 달아오르고 변비 증상이 겸해서 나타난다. [대사전]

| 배가 아프고(천추혈 : 배꼽옆 2치) 열이 난다. [월오]

| 심하게 체하여 온몸에 열이 나고 배꼽 주위가 아프면 心正格을 쓴다. [동이]

치료법

| 心虛 心正格

경험례 1

한 남자가 평소 心下痛이 있었는데 火鬱痛方을 썼더니 유효하였다. 火鬱이 비록 心下牽과 비슷하지만, 미미하고 은은한 것은 火鬱痛이고, 吸할 때 숨이 끊어질 늣한 것은 心下牽[心正格+魚際瀉]이다.

> 一男子 常患心下痛 用火鬱痛方 有效矣. 火鬱痛 雖似心下牽 微微隱隱者 火鬱痛也 吸而欲絶者 心下牽也.

경험례 2

50세의 한 여자가 腹痛이 간간히 발생한 지 이미 2~3년이 되었고, 지금의 통증은 벌써 1달가량 되었는데, 혹 眼花[105], 兩眉骨痛, 얼굴을 들면 머리가 공허하고, 心下가 鬱悶[106]하다 하였다. 火鬱痛方을 쓰니 1도에 효과를 보았다.

---

105) 안화(眼花) : 눈앞에 불똥 같은 것이 어른어른 보이는 병

五十歲 一女子 腹痛間作 旣二三年 方痛旣月餘 或生眼花 兩眉骨痛
擧顔則頭空虛 心下鬱悶云. 用火鬱痛方 一度見效矣.

경험례 3

50세의 한 남자가 右脚이 오랫동안 아팠고 겸하여 복통이 있었는데 두부에 체하였다고 하므로 연달아 內庭瀉 3도 하였으나 불험하였다. 의심이 나서 물으니, 행인의 말을 잘못 들어 梔子 1근을 달여 먹었고 그 후에 두부를 먹었다고 하였다. 겨울은 水旺하여 心弱한 사이에 降火劑를 多服하여 心이 受邪한 것임을 알므로 少衝補 수일에 火鬱痛이 쾌차하였다. 만약 연유를 자세히 알지 못했다면 다른 병이 첨가된 것임을 어찌 알았겠는가.

五十歲 一男子 右脚久而痛 兼有腹痛矣. 言豆腐滯 故連瀉內庭三度 不驗.
疑而問之 誤聽行人之說 梔子一斤煎服 其後食豆腐云.
方知冬月水旺 心弱之際 多服降火之物 心受邪 故少衝補數日 火鬱痛快差.
若緣由非熟知 豈病上添病字(于).

경험례 4

21세 남자. 熱盛한 체질로 근래 과음과 신랄한 음식을 과다하게 섭취하고 급격한 복통이 왔는데, 복부가 痞滿脹하며 拒按하고 口渴引飮 上熱感이 심한 편이었다. 脈洪數 舌質은 紅色이었고 黃苔가 성한 편이었다. 火鬱痛의 치법으로 복통은 안정되었고 특히 脈數이 어느 정도 정상화되는 것을 바로 확인할 수 있었다. [침법]

3. 습복통濕腹痛

증상

| 痛則小便不利 大便溏泄

106) 울민(鬱悶) : 답답하고 괴로움

⇨ 복통을 訴함과 함께 소변이 不利하고 대변이 묽은 증

| 배가 아프면서 오리똥 같은 설사를 한다. 수저 놓기가 무섭게 화장실 가거나, 쫙쫙 나오는 설사에 쓸 수 있다. [월오]

치료법

| 胃虛 胃正格

경험례 1

50세의 한 부인이 복통을 앓은 지 이미 30년으로 胸腹이 脹滿하고 통증에 定處가 없었으며, 胃脘이 더욱 심하며 발에 진액이 없고 발등에 浮氣가 있었다. 胃正格 1度에 발에 진액이 생기고 복통도 감소하고 그쳤다.

> 五十歲 一婦人 患苦腹痛 旣三十年 胸腹脹滿 痛無定處 胃脘尤甚 足無津液 跗上有浮. 用胃正格一度 足生津液 腹痛減止矣.

경험례 2

87세 할머니가 배가 아프지도 않고 음식만 먹으면 수저 놓기 바쁘게 설사하기를 55년이나 되었다. 바짝 마른 체격이었다. 胃正格 1회에 절반이 낫고 3회에 완치되었다. [월오]

경험례 3

28세 여자가 음식을 먹기만 하면 가슴이 쓰리면서 설사를 한지 2개월이며 설사약을 먹어도 소용이 없다고 한다. 얼마 전부터는 얼굴이 붓기까지 한다기에 胃正格을 썼더니 설사가 거의 멎었고 5회 치료로 부종도 말끔히 나았다. [동이]

4. 기복통 氣腹痛

증상

| 胸腹脹滿 臍上綿綿痛 ⇨ 가슴과 배가 창만하고 배꼽 위가 끊임없이 아프다.

| 위완부가 답답하고 신물 토하고 딸꾹질이 날 때도 肺勝格을 쓴다. [동이]

치료법

| 肺濁 肺勝格

경험례 1

50세의 한 부인이 복통이 극심하였는데 별다른 부분증후는 없었으며, 右脇을 만지니 물체가 있는 것 같아서 氣腹痛으로 치료하니 유효하였다. 氣腹痛은 右脇痛[肺正格]과 비슷하나, 氣弱한 者는 脇痛이 많이 생기고, 氣多한 者는 氣腹痛을 잘 일으킨다.

五十歲 一婦人 腹痛甚極 別無部分 按之右脇 如有物 故治氣腹痛 有效.
氣腹痛 似右脇痛 然則氣弱者 多生脇痛 氣多者 善作氣腹痛矣.

경험례 2

72세의 한 남자가 上腹痛이 있었는데 2주 동안 치료해도 무효하여 진단이 모호하였다. 肺濁方으로 1도에 50% 호전되었고, 3~4도에 쾌차하였다. [정전]

5. 냉복통 冷腹痛

증상

| 臍下綿綿痛 無增減 ⇨ 아랫배가 끊임없이 아프고 增減이 없다.

치료법

| 腎弱 腎正格

의안

| 臍下淋痛腎正格이라. [신침가. 83下]

⇨ 소변을 누려고 하나 잘 나오지 않으면서 방울방울 떨어지며 요도와 아랫배가 켕기면서 아픈데는 腎正格이다.

경험례 1

30세의 한 남자가 여전히 小腹痛이 있으며 매일 이른 아침에 冷泄이 있었다. 腎正格을 썼더니 數度에 유효하였다.

三十歲 一男子 尙小腹痛 每有晨朝冷泄. 用腎正格 數度有效.

경험례 2

30대 부인이 아랫배가 은은하게 아프고 다리에 냉증도 심하다. 찬 것을 먹으면 온몸이 마비되는 느낌이다 하므로 원인을 냉으로 생각하고 腎正格을 썼더니 차도가 있어 이후 10회 치료로 쾌차하였다. [동이]

경험례 3

註 차가운 음식을 먹었거나 몸을 차게 하여 오는데 복통이 있으면서 신수혈에 압통이 있다. 1~2도에 치료된다. 40대의 한 남자가 여름철에 갑자기 배가 쌀쌀 아프다고 하여 근황을 물어보니 최근에 에어컨을 많이 쐬었다고 하였다.

신수혈을 만져보니 압통이 있어서 압통이 있는 쪽으로 腎正格을 쓰니 복통이 완화되었다고 하였다. 다음날엔 약하게 통증이 남았다고 하여 1회 더 치료하니 복통이 없어져서 치료를 종료하였다.

6. 울복통鬱腹痛

증상

| 痛在臍下 小腹牽引痛 ⇨ 臍下가 아프고 아랫배가 땅기고 아프다.

치료법

| 肝虛 肝正格

의안

| 肝衰引痛肝正格이오. [신침가. 84上]

경험례

한 부인이 복통으로 죽을 것 같은 지가 수십일 이더니, 복통이 조금 나은 뒤에는 음식이 내려가지 않아 食滯 같으며, 좌측에 통증이 많았고 겸하여 설사가 있었다. 鬱腹痛方으로 2도에 유효하였다.

> 一婦人 腹痛欲死 數十日 少減之後 飮食不下 如食滯 多有左便痛 兼泄瀉.
> 用鬱腹痛方 二度有效矣.

7. 혈허 복통血虛腹痛

증상

| 隱隱痛 拔細筋 如芒刺

⇨ 은은히 아픈데 마치 가시로 찌르는 듯이 細筋을 잡아 뽑는 통증이 있다.

| 배가 은은히 여기저기 아프고 배고프거나 과로하면 아픔이 더 심해지며 얼굴이 누르무레하고 피곤해 한다. [대사전]

치료법

| 小腸虛 小腸正格

의안

| 血虛定痛小腸正이라. [신침가. 84下]

| 임신부의 자궁수종에 小腸正格 자침으로 자궁수종이 없어지고 순산함. 임신부에는 조심할 것. [월오]

경험례 1

30세의 한 부인이 아직도 行經이 안되고 매번 大腸痛이 있는데, 日望(일출) 후에는 少減하는데 진찰하니 血虛의 病症이므로 臨泣三間補 通谷前谷瀉 1도에 行經하고 腸痛이 점차 유효하였다.

三十歲 一婦人 尚未行經 每有大腸痛 日望後少減 診血虛作祟(崇) 臨泣三間補 通谷前谷瀉 一度行經 腸痛漸效.

경험례 2

18세 여학생이 냉한 것을 즐겨 먹고 설사가 심하고 배뇨도 시원치 않으며 생리통까지 있다고 하기에 脾氣虛弱으로 脾正格 치료 4회에 매우 호전되었으며, 이후 小腸正格 3회로 생리통까지 완치되었다. [동이]

경험례 3

30대 후반의 여성으로서 마른 편이며 예민한 성격으로서 자궁출혈을 호소하며 내원하였는데, 월경이 끝나도 계속해서 자궁에서 출혈이 비친 지가 수개월 되어 기타 여러 치료를 했으나 증상이 그대로였다. 小腸正格을 3회 시술한 후에 출혈이 멎었는데, 한 달 후에 다시 출혈이 보여서 1회 더 시술하고는 완치되었다. [활투]

8. 식구 복통食狗腹痛

증상

| 食狗肉後 爲腹痛 ⇨ 狗肉을 먹은 후 복통한다.

치료법

| 少衝補. 滯하였으면 合谷瀉.

| 狗肉滯少衝補合谷瀉오 [신침가. 50上]

9. 괴질 복통怪疾腹痛

조선 의학사에서 가장 끔찍했던 것은 1821년(辛巳年, 순조 21) 괴질, 즉 콜레라의 대유행이다. 신사년 가을에 이 병이 유행하여 10일 이내에 평양에서 죽은 자가 수만 명이고, 서울 성중의 오부에서 죽은 자가 13만 명이었다. 1821년, 1822년 두 해에 걸친 콜레라로 죽은 사람의 수는 수십만 명이었다. 1858년에도 무려 50여만 명이 죽었으며 1886년 1895년에도 수만 명이 콜레라의 제물이 되었다. 증상은 다리에서 경련이 일어나기 시작해 온몸을 비틀고, 입으로는 모든 것을 토하고 설사가 멈추지 않는다. 심장이 약해지고 사지가 차갑게 식고, 정신이 오락가락 하다가 이윽고 숨을 거둔다. 높은 전염률과 치명률에 비해 예방과 치료법이 없었다. 1821년 조선에 처음 콜레라가 발생했을 때에 마땅한 명칭이 없어서 요괴스러운 질병이라는 뜻으로 怪疾이라 불렀다. [호열자]

증상

| 無緣故 爲腹痛 ⇨ 병의 원인과 본태를 알 수 없는 복통

치료법

| 먼저 四關(左右合谷, 左右太衝)針

上衝者 公孫瀉.
嘔吐者 關衝瀉
轉筋者 承山瀉 內關補

10. 사혈 복통死血腹痛 [활투]

증상

| 死血腹痛은 常處가 있으니 혹 타박상을 입은 것이나 婦人의 經事가 올 때와 산후에 惡瘀가 다 내리지 않아서 凝結한 것이다.

| 아픈 곳이 고정되어 있고 통증이 심하여 만지지 못하게 하며 통증은 오래 경과하면서 잘 낫지 않는다. 심하게 아플 때는 입술과 혀가 파래진다. [대사전]

치료법

| 小腸正格

의안

註 小腸正格은 補血의 의미가 있고, 瘀血方은 破瘀의 의미가 있으므로 참작하여 사용한다.

11. 충복통蟲腹痛 [활투]

증상

| 얼굴에 白斑이 있고 입술이 붉고 무엇이든지 잘 먹고 나서 嘈囃하고 얼굴빛이 평상을 잃고 볼 위에 게발톱으로 그은 것 같은 흔적이 있으면 이것이 蟲이다.

| 배가 꼬이는 것 같이 아프며 때로 멎었다 아팠다 하고 심하면 회충을 게운다.

때로 신물이 올라오면서 배가 쌀쌀하며 얼굴색이 누렇게 되면서 여위고 회충 반점이 얼굴 눈 흰자위에 나타나고 입술 안에 좁쌀알 크기의 작은 반점이 나타나며 잠잘 때 이빨을 간다. [대사전]

치료법

| 膽正格

12. 기타 의안

| 滯病諸證三里內庭瀉오 [신침가.51上]

| 不嗜飮食證內庭厲兌隱白陰陵泉. [신침가.96]

| 소화가 잘되고, 배고픔을 참지 못하는 증에는 胃熱症方[通谷內庭補 陽谷解谿瀉]을 쓰고, 스트레스 소화장애는 三焦正格이 적절하다. [동이]

| 위완부가 냉하면서 아플 때는 脾正格, 많이 먹으나 살찌지 않으면 胃正格을 쓴다. [동이]

註 胃正格 : 胃熱症方도 좋을 듯

28장. 요 통 腰痛

무릇 요통은 모두 방광경과 관계있다고 하여 당연히 (委中, 崑崙 등을) 침자하여 사혈하였으나, 반드시 大腸을 補[大腸正格]해야 한다. 項脊如錘는 膽經이 손상된 것[膽正格]이고, 筋骨似切은 心(大腸)이 손상되어 슬픈 것[大腸正格]이고, 屈伸刺痛은 腎虛한 기운[腎正格]이고, 張弓弩弦은 肺傷한 재난[肺正格]이다. 上實하면 補下하여 편안케 하고, 下虛하면 上淸하여 낫게 하고, 冷腰는 激金하고, 濕痛은 養火한다.

凡人之腰痛 皆係於膀胱 鍼刺當瀉 必補大腸. 項脊如錘 是膽之所傷經,
筋骨似切 云心(大腸)之損悲, 屈伸刺痛 謂腎虛之氣, 張弓弩弦 是肺傷之禍.
上實者 補下而寧, 下虛者 上淸而愈, 冷腰激金, 濕痛養火.

무릇 사람의 요통은 모두 방광경에 연계되었다 하면서 時醫들이 보사법을 모르고, 단지 위중을 자침하거나 혹 곤륜을 자침하여 때로 낫거나 때로 낫지 않는 것을 그 허물을 병자에게 몸조리와 공궤(供饋)[107]의 잘못으로 돌려버리고 장부별로 분류하여 치료를 할 줄을 몰랐으니, 참으로 가히 실컷 껄껄 웃을 일이다. 腰痛에 혹 瘰癧이 생겨서 肩前方의 陷中處로부터 耳珠下에 이르거나 또 頷下를 돌아 구슬을 꿰맨 듯한 것이 있으면 大腸正格을 쓰는데 낫지 않는 것이 없다.

註曰 凡人之腰痛 皆繫於膀胱 時醫不知補瀉 但刺委中 或刺崑崙 或差否則

107) 공궤(供饋) : (윗사람에게) 음식(飮食)을 드림

歸咎於病者 調理與供饋 不知臟腑之別分治 良可啼腹也. 腰痛者 或生瘰癧 自肩前陷中 至於耳珠下 又回頷下 如貫珠者 用大腸正格 無不效也.

1. 담경허통膽經虛痛 (항척여추項脊如錘)

증상

| 如以鍼刺其皮中 循循然不可以俛仰 不可以顧

⇨ 마치 바늘로 살을 찌르는 듯하고 점차 가중되어 앞뒤로 굽히거나 펴지 못하며 목을 옆으로 돌릴 수 없다.

| 모가지와 등성마루 뼈가 쇳덩이를 속에 넣고 내려 누르는 것 같은 證 [요결]

치료법

| 膽虛 膽正格

의안

| 項脊如錘膽正格이오 筋骨如切大腸正이라. [신침가. 70]

| **刺腰痛論** : 少陽令人腰痛 如以鍼刺其皮中 循循然不可以俛仰 不可以顧

| 목이 앞으로 숙여지기는 하는데 뒤로 젖혀지지 않는 증엔 胃勝格을 쓰고, 목을 못 숙이는 증엔 膀胱正格 또는 膽正格을 쓴다. [월오]

| 頸項痛에 後谿혈을 취한다. [강목]

註 목이 뻣뻣하고 추가 달린 것처럼 무거운 항강증에 사용한다. 또한 경추 염좌로 목을 돌리지 못하는데 쓴다. 환측으로 시침한다. 효능이 아주 좋아서 膽正格 一二回로 치료된다. 大腸硬結이 있으면 **大腸正格**을 쓴다.
膽經虛痛으로 오는 요통은 아직 보지 못하였는데 內經의 刺腰痛論을 취한 것을 삼아 이 章에 기재한 것으로 보인다.

경험례

30대 여자가 항상 피곤해 하는데, 피곤하다 못해 무기력해서 집안살림은 물론 엄마구실도 아내구실도 못한 지가 10년이 넘었다. 진단을 해보니 견정압통이 심하고 어깨에 무거운 짐을 지고 있는 것 같다 하므로 膽正格 1회로 짐을 벗은 것 같고 피로도 풀렸다. [월오]

2. 방광허통膀胱虛痛

증상

| 引項脊尻背如重狀 腰背頸項痛

⇨ 목에서 꼬리뼈의 둔부까지 땅기고 무겁다. 腰背와 頸項痛이 있다.

| 허리가 아프면서 엉덩이에 맷돌을 달아 놓은 것 같으면 膀胱正格을 쓴다. [월오]

치료법

| 膀胱虛 膀胱正格

의안

註 등에서 방광경을 따라서 견갑내측의 통증에 쓴다. 환측으로 시침한다. 허리와 背部의 근육통에 쓰며 골반통에도 쓰며 좌골신경통에 방광경으로 인통하며 감각장애가 없는 경우에도 쓴다.

3. 방광실통膀胱實痛

증상

| 項如拔脊痛 腰似折 髀不可以曲

⇨ 뒷목이 뽑히는 듯이 척골이 아프고 요통은 끊어지듯이 하며 髀骨[108]을 굽히지 못한다.

| 목이 빠지는 듯하고 척추 옆이 아프며 허리를 꺾는듯하여 구부리지 못하는 데 쓴다. 허리가 뻣뻣하여 앞뒤로 전혀 운동이 안 되는데도 쓴다. [월오]

치료법

| 膀胱實 膀胱勝格

의안

註 腰脚痛에 쓴다. 膀胱經으로 당기며 감각장애가 있는 요각통에 쓴다. 척추측만증에 휘어진 쪽으로 쓴다. 尾骨痛에도 좋다. 초기의 척추측만증과 尾骨痛은 2~3회로도 호전되는 것을 알 수 있다. 膽經의 요각통에는 膽勝格을 쓴다.

4. 위경허통 胃經虛痛

증상

| 不可以顧 顧如有見者 善悲[109]

⇨ 통증으로 허리를 좌우로 돌리지 못하는데 만일 돌리면 마치 이상한 물건을 본 것과 같이 눈앞이 흐릿하고 매우 고통스럽다.

치료법

| 胃虛 胃正格

108) 비골(髀骨) : 넓적다리뼈
109) 선비(善悲) : 잘 슬퍼하다. 즉 매우 고통스러워 괴롭다는 뜻이다.

5. 대장허통 大腸虛痛 (근골여절 筋骨如折)

증상

| 筋骨如折 必耳下大腸經有結核

⇨ 근골이 끊어지듯 아프고 耳下에 大腸結核이 있다.

치료법

| 大腸虛 大腸正格

의안

註 耳下硬結이 있는 요통환자에게 大腸正格을 쓰면 1회 시술로 통증이 반감하고 대체로 약 3회로 완치되는 것을 여러 번 경험하였다. 大腸硬結이 없는 如折한 통증의 환자도 大腸正格으로 약 3~6회의 시술로 치료가 되었다.

요각통으로 저리고 아픈 경우도 大腸硬結이 있으면 大腸正格으로 치료한다. 그리고 大腸硬結과 腎臟壓痛이 동시에 있는 환자들도 있는데, 이때에는 증상으로 판단해서 屈伸刺痛이 있으면 腎正格으로, 如折하면 大腸正格으로 치료한다.

대체로 大腸硬結은 大腸正格을 쓴 후 간혹 작아지는 경우는 보았지만 없어지지는 않았고, 신장압통은 치료 후 압통점이 소실되었다.

경험례 1

내가 少時부터 은은하게 요통이 있었는데, 혹 환절기에 手臂가 水腫과 같다가 두세 달에 풀리기도 하고, 혹은 사계절 내내 풀리지 않다가 혹은 가을이면 더욱 심해지기도 하며, 胸背가 무지근하면서 상복부는 포만한 것 같고 耳鳴이 심하게 일어나며 때로는 숙연(肅然)[110]하면서 잠이 들지만 때로는 간혹 공포증이 있었다. 약사(藥肆 : 약재가게)에 가서 널리 물어 보니 혹은 內腫이라고도 하고 혹은 心火라 하며 여러 사람의 말이 다 달랐고, 大腸症候라고 말하는 이가 한 사람도 없었다. 당시의 사람들이 잘못 虛勞라 지칭하여 針藥으로 치료하여 목숨을

110) 숙연(肅然) : 삼가고 두려워하는 모양.

재촉한 경우가 많이 있었는데 이것은 大腸의 虛症이다. 나의 셋째 동생과 큰 아들도 모두 이 증상으로 그르쳐서 죽었는데 무슨 까닭이었을까? 母胎로부터 先天不足과 痘疹이 경과하는 중에 餘熱로, 혹은 項核이 되고 혹은 喉症이 되고 혹은 인후와 입이 말라서 재채기를 잘하며 혹은 脇腋이 痰痛하고 혹은 疝氣가 되며 혹은 噎膈이 되며 혹은 風疾이 되고 혹은 眼淚[眼疾로 추정]가 된다. 이런 모든 증상은 이른바 稟賦[111]不足이며, 가장 한이 되는 것은 뒤늦게 깨달음이다. 경전을 열람하지 않았다면 어찌 如神하여 (속효를 내는) 이 이치를 알았겠는가.

余自少時 隱隱腰痛 或換節期時 手臂如水腫 或二三月解 或四節不解 或秋則尤劇 胸背瞀重 上腹如飽 耳鳴大作 時作肅然就宿 時有或恐怖症. 廣問藥津(肆) 或曰內腫 或曰心火 百口異說 無一人言大腸之候 時人誤稱虛勞 施於針藥 促命者有多 是大腸之虛. 余之三第及長子 亦皆此而誤去耳 何故耶? 母胎之不足 經痘之餘熱 或爲項核 或爲喉症 或喉口之乾而善嚏 或脇腋如痰痛 或爲疝氣 或爲噎膈 或爲風疾 或爲眼淚 諸症所謂 稟賦不足 最恨晚覺耳. 非經閱 豈知如神此理哉.

경험례 2

한 부인이 평소 腰痛으로 고생하였으며 먹지를 잘 못하고 全身에 浮氣가 있는데 頭面이 더욱 심하였고 四肢 말단에는 간혹 癮疹이 생겼고 혹은 腹痛이 있었다. 이것은 大腸虛이므로 大腸正格을 썼더니 모든 증상이 쾌차하였다.

一婦人 常苦腰痛 不能食 全身浮氣 頭面尤甚 四末或生癮疹 或作腹痛. 此大腸虛 用大腸正格 諸症快差矣.

경험례 3

50세의 한 남자가 腰痛과 함께 右脚이 무력하고 피부가 건조하고 까칠하였는데 이미 여러 해였다. 耳下 大腸經을 진찰하니 結核이 있으므로 좌측에 大腸正格을 썼더니 數度에 쾌차하였다.

111) 품부(稟賦) : 선천적(先天的)으로 타고 남. 품수(稟受)

> 五十歲 一男子 腰痛幷右脚無力燥澁 旣累年矣 診耳下大腸經 有結核.
> 用左大腸正格 數度快差.

경험례 4

10세의 한 남아가 오른 다리를 절뚝거리고 踝骨下로 돌아가며 酸痛하며 좌우의 耳珠下에 結核이 큰 것이 10여개 작은 것은 셀 수 없을 정도로 많았는데 大腸經에 많이 있었다. 또 兩眼의 흑정에 紅白絲가 어지러이 흩어져 있으며 물체가 안개 속에서처럼 뿌옇고 희미하게 보였다. 大腸正格을 써서 4, 5도에 쾌유되었다.

> 十歲 一男兒 右脚蹇 踝骨下還酸痛 左右耳珠下 有結核 大者十餘個 小者不計數
> 多在大腸經 兩眼黑睛 亂散紅白 視物如霧. 用大腸正格 四五度快愈.

경험례 5

35세 비만한 남자. 좌섬요통으로 내원하였다. 복부를 압진하니 우측 하복부의 복직근에 압통점이 관찰되었다. 건측에 大腸正格을 자침하고 환측 천추혈을 자침하니 요통이 완화되어 스스로 돌아누울 수 있게 되었다. [침법]

6. 간경허통肝經虛痛

증상

| 强急痛 如張弓弩弦 而謙體之狀

⇨ 强急하게 통증이 오며 허리가 뻣뻣한 것이 마치 활을 당기고 있는 듯하며 謙體[112]의 형상이다.

치료법

---

112) 겸체(謙體) : 허리를 구부린 겸손한 체형

| 肝虛 肝正格

의안

註 肝虛腰痛은 頸項痛과 같은 맥락으로 신체적 과로 후에 에너지 결핍으로 순환이 지연되고 저혈압성이며 맥이 無力하고 허리에 일정 부위의 통증이 없는 요통이다.

7. 신경허통腎經虛痛 (굴신자통屈伸刺痛)

증상

| 痛引脊內廉[113] 屈伸刺痛

⇨ 脊骨의 안쪽이 끊어지는 것 같이 아프고 屈伸할 때 刺痛한다.

치료법

| 腎虛 腎正格

의안

| 屈伸刺痛腎正格이오 張弓弩弦肺正格이라. [신침가. 71]

⇨ 꾸부리고 펴는데 쑤시고 아픈데는 腎正格을 써야하고 머리가 발에 달만치 꾸부러진 증에는 肺正格을 써야 한다.

註 일반적으로 좌섬요통의 대부분은 신수혈(또는 지실혈)에 압통이 있는 신허요통이다. 요통은 척추 부위에 있지만 신수혈 부위를 만져서 압통이 있는지 눌러 보아야 한다. 눌러보아서 신수혈 부위가 경직되어 있고 통증을 느끼는 것이 신허요통이다.
치료는 압통이 있는 쪽으로 시술한다. 대개 2, 3도면 호전 반응이 온다. 압

113) 廉은 끊다, 끊어지다. 등 뼛속이 끊어지는 것 같이 아프다.

통이 있으면서 압통의 반대쪽으로 골반통이 있으면 膀胱虛痛으로 환측으로 膀胱正格을 쓴다.

초기에는 신허요통이지만 시간이 경과해서 골반통이나 요각통으로 병이 깊어지는 경우가 종종 있다. 치료시에 병의 변화가 생겼는지 꼭 살펴야 한다. 심한 경우는 처음 요통 발생부터 요각통인 방광실통인 경우도 있으니 진단에 세심해야 한다. 腰脚引痛이 있으면 경락취혈해서 치료한다.

경험례

32세 남자가 腰膝酸痛이 극심하고 耳鳴을 겸하여 회사 생활이 어렵고 정신적인 고통이 심하다고 하기에 살펴보니 설질은 붉으면서 맥은 細數한 것으로 보아 腎虛痛으로 판단되어 腎正格 2회에 酸痛이 많이 경감되었다고 한다. 이후 10회 치료를 더 하였더니 이명까지 완쾌되었다. [동이]

8. 비경실통 脾經實痛

증상

| 熱甚生煩 腰下如有橫木 其居中 甚則遺溲

⇨ 열이 심하게 나면서 心煩이 발생하고 허리 아래가 마치 횡목이 가로막는 것 같으며 심하면 유뇨증이 나타난다.

| 허리에 판자를 댄 듯 뻣뻣하다. [월오]

치료법

| 脾實 脾勝格

9. 폐경허통肺經虛痛 (장궁노현張弓弩弦)

증상

| 腰中如張弓弩弦 ⇨ 허리가 뻣뻣한 것이 마치 활을 당기고 있는 듯하다.

| 허리가 활처럼 심하게 굽은 것이 유독 심하다. 항상 뱃가죽에 힘이 없어서 축 쳐져서 앉는다. 허리를 못 펴고 앉으며 등이 굽어서 벽에 등이 닿지 않는다. [월오]

치료법

| 肺虛 肺正格

경험례 1

10세의 한 남아가 제8, 9 척추가 돌출되어 주먹만 하고 걸어갈 적에는 양손으로 무릎을 짚고 다니는데 이미 수년이 되었다. 한 針客이 장담하면서 委中에 刺針한 후 즉각 반듯이 누워 일어나지 못하며 兩脚이 펴진 채 구부리지도 못하고 연약해서 힘줄이 없는 것 같으며 中封穴 근처를 만지니 심하게 떨면서 자꾸 흔들었다. 처음에는 筋痿로 의심하여 肝正格을 썼더니 數度後에 갑자기 眼熱이 발생하였고 脣口가 糜爛하며 兩眼 黑白睛上에 紅黑色 쌀 같은 둥글둥글한 것 각 서너 개가 있으며 물체를 볼 수 없었다. 肺正格 數度에 兩眼이 평상시와 같아졌으며 兩脚은 겨우 굴신하며 척추위의 돌기된 뼈는 조금 줄어들었으나 치료비가 부족하여 중단하고 돌아갔다. 서너 달 후에 들으니 양손을 타인에게 의지하여 걸어 다닌다고 한다. 도수를 다 채우지 못한 것이 애석한 일이다.

> 十歲 一男兒 第八九脊椎 凸而如一拳 行步之時 兩手捧膝 旣數年矣.
> 有一針客 壯談之者 刺委中後 卽刻仰臥不起 兩脚伸而不屈 軟如無筋
> 按中封穴近處 戰掉搖搖. 余初疑筋痿 用肝正格數度 卒發眼熱 脣口糜爛
> 兩眼黑白睛上 團團如紅黑米 各有三四 視物不得.
> 用肺正格數度 兩眼如常 兩脚僅屈伸 脊上起骨似少減. 然資斧之不足斷去.
> 三四個月後聞之 兩手依人行步 惜乎未滿度數.

경험례 2

60세의 한 남자가 龜背症을 앓으면서 입맛이 쓰고 먹지를 못하며 胸中이 찢어지는 것 같고 똑바로 서면 신장이 평상시의 반에 불과하였다. 肺正格 三度에 행보가 보통 때처럼 걸었고 龜背症은 평상시에 비해 약간 차이 났으며 다시 6, 7도에 쾌차하였다.

> 六十歲 一男子 患龜背 口苦不能食 胸中如裂 正立則身長 爲平日之半.
> 用肺正格三度 行步自若 龜背平日小異 六七度快差矣.

경험례 3

한 부인이 제8, 9척추가 돌출되어 튀어나왔고 또 前後陰이 땅기고 아프며 양쪽 환도이하 오금 위로 刺痛으로 참을 수 없었는데 이는 龜背症과 비슷하지만 이것은 張弓弩玄인 것이다. 그러므로 肺正格을 쓰니 諸痛이 다 없어지고 척추위에 돌기된 뼈가 반쯤 펴졌으나 측근자의 훼방과 만류로 도수를 다하지 못한 까닭에 쾌효를 보지 못하였으니 애석한 일이다.

> 一婦人 第八九椎 凸而起 又前後陰牽引痛 兩脚環跳以下 膕上刺痛不仁
> 似患龜背 是張弓弩弦. 故用肺正格 諸痛盡除 椎半伸時 側近者之 詛毁止挽
> 未盡度數 不見快效 可惜耳.

경험례 4

20세의 한 남자가 평소 龜背症을 앓았고 해가 지남에 따라 더욱 심해졌다. 肺正格 일도에 龜背가 반쯤 펴졌고 반듯하게 누울 때 등에서 뼈가 끊어지는 소리가 들렸다.

> 二十歲 一男子 常患龜背 隨年尤甚. 用肺正格一度 龜背半伸 仰臥之時
> 背有絶骨聲也.

경험례 5

白癜風과 龜胸, 龜背等症은 불치의 惡疾인 것을 世人이 共知하는 바인데 肺正

格 二三個月이면 완치된다. [요결]

10. 엉덩이가 배겨서 잘못 앉는 증상 [월오]

치료법

小腸勝格

경험례 1

40대 여자. 엉덩이 살이 많은데도 앉아 있으면 응치가 배겨서 많이 불편했다. 소장승격 1회로 유효했다. [월오]

경험례 2

60내 여자. 앉으면 응치가 아파서 구멍 뚫린 방석을 갖고 다닌다. 소장승격 1회로 유효하고 2~3회로 완치되었다. [월오]

29장. 협 통 脇痛

脇痛은 肝心脾肺膽經이 위치한다. [담경의 치료법이 없다.] 눈이 희미해져 보이지 않는 것은 金의 相克을 만나 肝이 허약해진 것이고[肝正格], 귀가 멍멍해서 들리지 않는 것은 火克을 만나 肺가 손상된 것이며[肺正格], 心下가 牽引하며 들숨이 막히는 것은(들이쉬면 통증이 있음) 寒冷이 心竅를 막은 것이며[心正格+魚際瀉], 脾中이 彎痛하며 날숨이 끊기는 것은(내쉬면 통증이 있음) 濕痰이 胃口에 닿은 것[脾正格]이다. 당연히 병든 主經絡은 補하고 客邪는 瀉해야 한다.

脇痛者 肝心脾肺膽經之位. 目䀮䀮而不見 肝弱逢金, 耳矇矇而不聞 肺傷遇火,
心下牽而吸塞 寒冷蔽於心竅, 脾中彎而呼絶 濕痰觸於胃口.
當補主病 必瀉客邪.

1. 좌협통 左脇痛

증상

| 目䀮䀮而不見 肝弱逢金

⇨ 눈이 희미하여 잘 보이지 않는다. 金의 相克을 만나 肝弱해진 것이다.

| 좌측 옆구리가 아픈 증. [요결]

치료법

| 肝虛 肝正格

2. 우협통右脇痛

증상

| 耳朦朦而不聞 肺傷遇火

⇨ 귀가 멍멍하여 잘 들리지 않는다. 火의 相克을 만나 肺傷한 것이다.

| 우측 옆구리가 아픈 증. [요결]

치료법

| 肺虛 肺正格

경험례

45세 남자가 기침을 하면 우측 옆구리가 결리고 목구멍은 마르고 가끔 가래에 피가 섞여 나오기도 하는데 맥을 살피니 細數한지라. 음허열로 판단하고 肺正格을 썼더니 1회에 옆구리 결림이 좋아지고 이후 13회를 더 치료하였더니 쾌차하였다. [동이]

3. 심하견心下牽 (폐골통蔽骨[114]痛)

증상

| 心下牽而吸塞 寒冷蔽於心竅

114) 폐골(蔽骨) : 흉골의 검상돌기를 말한다.

⇨ 心下牽引은 숨을 들이킬 때 숨이 막히고 통증이 있는데 寒冷이 心竅를 막은 것이다.

| 명치가 땅기고 아픈 것 [요결]

치료법

| 心虛 心正格

| 心正格+魚際瀉 추정

경험례 1

30세의 한 남자가 평소 心痛을 앓았는데 매우 수척하였다. 大敦少衝補 魚際瀉 [註 心正格+魚際瀉] 2도에 효과를 보았다. 여대까지 心下牽引이 아래로 횡골에 이르러 直立하지 못하는 증상을 그 후에 여러 번 경험했는데, 단지 心下牽引하며 숨을 들이쉬지 못하는 것이 이 症이다.

三十歲 一男子 常患心痛 甚爲瘦瘠. 大敦少衝補 魚際瀉 二度見效.
素以心下牽引下至橫骨 不能直立 其後累驗 然心下牽引者 不能吸者 此症.

경험례 2

右脇痛은 痰眩과 흡사하지만, 그러나 痰眩은 단지 우협통만 있을 뿐이며, 心下牽은 吸時引痛한다. 이 처방으로 多驗하였다.

右脇痛 或似痰眩 然痰眩者 右脇但痛而已 心下牽者 吸時引痛者也. 多驗此方.

경험례 3

40세 남자가 숨을 들이쉴 때 결리고 아픈데 양측 옆구리 부위를 만지면 피부도 뻣뻣함을 느낄 수 있었다. 大敦少衝補 魚際瀉 1회에 숨을 들이쉬기가 좀 나아졌다기에 이후 7회를 더 치료하니 뻣뻣함도 사라졌다. [동이]

4. 비중만脾中彎 (좌우만통左右挽痛)

증상

| 脾中彎而呼絕 濕痰觸於胃口

⇨ 脾中彎은 숨을 내쉴 때 숨이 끊기고 통증이 있는데 濕痰이 胃口에 닿은 것이다.

| 脾가 좌우로 땅기고 아프며 소화불량이 되는 것. [요결]

치료법

| 脾虛 脾正格

5. 기타 의안

| 늑막염에는 肝正格, 복막염에는 膽正格을 쓴다. [동이]

30장. 제기통諸氣痛

먼저 七情의 長短을 보고, 다음에 九氣의 善惡을 살피는데, 기뻐하면 기가 이완되고, 화를 내면 기가 위로 치솟고, 우울하면 기가 침체하고, 사려가 과도하면 기가 울결되고, 슬퍼하면 기가 소모되고, 놀라면 기가 문란해지고, 두려워하면 기가 하강하고, 추우면 기가 수축(혹, 수렴)하고, 과로하면 기가 소모된다고 하였다. 인체의 正氣는 精血과 짝이 되어, 혈은 脈內에서 흐르고 기는 脈外에서 순행하니, 호흡할 때 모두 3치씩 순행하여 血과 氣가 온몸을 함께 순행한다. 이 때문에 百骸[115]의 안을 관개(灌漑)[116]하고 九竅 中에서 순환하니, 안으로 七情에 손상된 바가 없으며 밖으로 六淫에 감촉된 바가 아니라면 군자의 행동에 우환이 없을 것인데 어찌 氣病이 있겠는가. 아! 요즘 사람들은 五志(怒喜憂思恐)의 火가 일어나지 않을 때가 없고, 十味의 편식에 손상되지 않는 날이 없으니, 그러므로 七情은 補하고 九氣는 溫해야 한다.

先觀七情之長短 後察九氣之善惡 喜則氣緩 怒則氣上 憂者氣沈而思結
悲者氣消而驚亂 恐者氣下而寒收 勞者氣泄而云終. 夫人身之正氣 與精血爲配
血注脈內 氣行脈外 呼吸皆行於三寸 血氣竝行於一身.
以此灌漑乎百骸之內 循環於九竅之中 內無七情之所傷 外非六淫之所感
君子行之無憂 何氣病之有哉.
噫! 時人五志之火 無時不起 十味之偏 無日不傷 是故補以七情 溫以九氣.

115) 백해(百骸) : 온 몸에 있는 모든 뼈.
116) 관개(灌漑) : 농사(農事)를 짓는 데 필요한 물을 논밭에 대는 것.

| **擧痛論** : 百病生于氣也. 怒則氣上, 喜則氣緩, 悲則氣消, 恐則氣下, 寒則氣收, 炅(熱)則氣泄, 驚則氣亂, 勞則氣耗, 思則氣結.

本註에 군자의 행동에 우환이 없을 것인데 어찌 氣病이 있겠는가라고 하고 經[孟子. 公孫丑]에서 엎어지고 달리는 것은 氣이지만 도리어 그 마음을 움직이게 한다라고 하였는데 榮衛가 배합되면 氣가 다스려진다. 氣病은 자기가 만드는 것이고 이미 病根이 이루어지면 자제하지 못하는 것이다.

本註曰 君子行之無憂 何氣有哉 經曰 蹶者趨者 是氣也而反動其心 榮衛之配合理氣者也. 氣者 己之所作 而已成病根 不能自制者也.

1. 희기완喜氣緩

증상

| 過喜傷心 心神不安 或心氣緩散不收 言語無論次 擧止失常

⇨ 지나친 기쁨은 心을 상하여 心神이 불안하고 혹은 心氣가 완만하게 흩어져서 수렴이 안되고 언어가 논리의 順次가 없고 행동거지가 失常하며 心脈必虛다.

| 기뻐하면 心氣가 조화된다. 그러나 지나치게 기뻐하면 도리어 심기를 상하여 정신이 산만해지고 가슴이 두근거리고 잠을 잘 자지 못하고 심하면 정신이상까지 온다. [대사전]

| 기뻐하면 기가 고르게 되고 뜻이 통하며 영위가 잘 돌아가기 때문에 기가 늘어진다. [보감]

치료법

| 心傷 太白溫 三里凉

| 又方 心正格

경험례 1

천호동 시장의 주인이 시장 건설 준비가 4년에 걸쳐 지연되고 허가가 나지 않아 걱정하던 중 허가가 나오자 기뻐 어찌할 줄 몰랐다. 그 후 발병하였는데 일어서면 하반신이 떨린다고 하였다. 너무 기뻐 병이 난 것으로 보고 心補針을 놓으니 3일 만에 효과가 나타났다. [연구]

경험례 2

19세. 야간 학습을 하고 잘 먹지도 않아 허약해졌더니 5일 전부터 頭痛이 발생하면서 熱이 심하고 헛소리를 하며 멍하니 있고 자주 웃는다고 하였다. 心身이 허약해지고 허열이 나며 헛소리를 하는 것은 心虛症이며 笑는 心病이므로 心補針을 놓으니 생기가 돌고 정신이 바로 들었다. [연구]

2. 노기상怒氣上

증상

| 暴怒傷肝 肝氣上逆 怒極則血鬱於上 面色靑白 甚則神昏暴厥

⇨ 지나치게 노하면 肝이 상하여 肝氣가 上逆하는데 분노가 극심하면 上部에서 血鬱[117]하여 面色이 靑白하고 심하면 정신을 잃고 暴厥[118]하며 肝脈便濡하다.

| 지나치게 노하면 기가 치밀어 올라 가슴과 옆구리가 더부룩하고 그득하며 머리가 아프고 어지러우며 눈이 충혈되면서 붓고 아프며 심하면 정신을 잃고 토혈하는 증상이 나타난다. [대사전]

| 성내면 기가 치미는데 심하면 피를 토하고 삭지 않은 설사를 하기 때문에 기

117) 혈울(血鬱) : 가슴과 옆구리가 찌르는 듯이 아프고 팔다리에 힘이 없으며 소변이 방울방울 떨어지면서 잘 나오지 않고 대변에 피가 섞여 나오기도 한다. 심하면 입술과 혀가 파래지며 월경이 장애되고 피색은 어둡다.

118) 폭궐(暴厥) : 기운이 갑자기 거슬러 올라서 정신을 잃고 넘어지며 손발이 싸늘해지고 말도 하지 못하는 증을 말한다.

가 올라가는 것이다. [보감]

치료법

| 肝虛 太衝補 經渠瀉

| 肝實 肝勝格 [요결] 추정

3. 우기함 憂氣陷

증상

| 過憂傷肺 亦可傷脾 憂愁則氣閉塞不行 精神苦悶 食慾不佳

⇨ 지나친 근심은 肺를 상하게 하고 또한 脾를 상하게 한다. 憂愁하면 氣가 閉塞하여 不行하므로 정신적으로 고민하고 식욕이 없고 肺脈必澁하다.

치료법

| 肺傷 太白補 少府瀉

| 肺傷 肺正格 或用 傷脾 脾正格 추정

4. 사기결 思氣結

증상

| 過思氣結 氣結則精神失常 睡眠不佳 食慾減退

⇨ 과도한 사려는 氣結하며 氣結한 즉 정신이 失常하고 수면에 장애가 오고 식욕이 감퇴하고 結脈中居한다.

| 지나치게 생각하면 脾氣가 몰려서 운화기능이 장애되기 때문에 명치 밑이 더 부룩하고 식욕이 부진하며 설사하는 등 증상이 나타난다. [대사전]

| 생각하면 마음이 붙어있을 곳이 있고 정신이 돌아가는 데가 있어 정기가 머물러 있으면서 돌아가지 못하기 때문에 기가 뭉친다. [보감]

치료법

| 脾傷 間使針 氣海灸

| 又方 脾正格

5. 비기소悲氣消

증상

| 過悲傷肺 肺傷則氣消 面色蒼白 神色不振喜悲

⇨ 지나친 슬픔은 肺를 상하며 폐가 상하면 기운이 소모되고 面色이 창백하며 활발하지 않고 喜悲가 교차하며 包絡脈緊한다.

| 지나치게 슬퍼하면 肺氣가 순환되지 못하고 몰리며 그것이 오래되면 열이 생겨서 훈증하기 때문에 폐기가 소모된다. [대사전]

| 슬퍼하면 심계(心系)가 당기고 폐엽(肺葉)이 들떠서 상초가 잘 통하지 않으며 영위가 잘 헤쳐 나가지 않으면서 열기가 속에 있기 때문에 기가 가라앉게 된다. [보감]

치료법

| 肺傷 上脘灸 腰兪瀉

| 又方 肺正格

의안

註 憂愁와 悲哀는 肺傷으로 오는 같은 감정으로 모두 肺正格을 사용한다.

6. 공기하恐氣下

증상

| 過恐傷腎 腎傷則精却 精却則上焦閉 上焦閉則氣還 氣還則下焦脹

⇨ 지나친 공포는 腎을 상하고 腎傷하면 腎精이 없어지고 腎精이 없어지면 上焦가 막히고 상초가 막히면 氣가 下焦로 되돌아오고 기가 되돌아오면 하초가 脹滿하며 腎脈必沈한다.

| 지나치게 무서워하면 신기가 상하고 정기가 아래로 내려가기 때문에 대소변실금과 유정 등이 생긴다. [대사전]

치료법

| 腎脹 太白補 經渠瀉

| 腎脹 腎勝格 추정

7. 경기란驚氣亂

증상

| 驚則氣亂 內動心神 情緒不寧 甚則言語擧止失常

⇨ 놀라면 氣가 문란하여 안으로 心神을 움직여 정서(情緒)가 편치 않고(不寧≒不安) 심하면 언어와 행동거지가 失常하며 膽脈動相須한다.

| 지나치게 놀라면 기가 혼란된다. 심기가 문란해지고 기혈이 조화되지 못하여 가슴이 울렁거리고 답답하며 잠을 잘 자지 못하고 숨결이 밭아지며 심하면 정신착란 증상까지 나타난다. [대사전]

| 놀라면 마음이 의지할 곳이 없어지고 정신이 귀착할 곳이 없어지며 생각하는 것이 일정하지 못하기 때문에 기가 혼란해진다. [보감]

치료법

| 肝傷 太衝補 少府瀉
| 又方 膽正格
| 又方 肝勝格 추정

의안

| **小兒驚風** : 太衝補 合谷少府瀉 [신침가]
| **素有癥癖發驚風** : 太衝補 合谷瀉 [신침가]

경험례 1

5, 6세의 한 소아가 평소 鱉腹을 앓았는데 鍼藥으로 조금 치료되었는데 잘못하여 높은 마루에서 떨어져 驚倒하였으며 얼마 후 부축하여 일어나며 회생하였다. 그 날 이후부터 매일 驚氣처럼 혼절했다가 깨어나는데 때때로 惡寒과 頭痛이 있었다. 驚氣亂이므로 太衝補 少府瀉하니 1도에 유효하였다.

> 五六歲 一小兒 常患鱉腹 針藥小可 誤落高軒驚到 食頃扶起回生 其後每日 如驚昏絶而起 時時惡寒頭痛. 驚氣亂 故太衝補少府瀉 一度有效.

경험례 2

약 30세의 한 남자가 그 처의 發狂이 大作하는 것을 보고, 그 까닭으로 바보처럼 不振하였으며 하루에 4~5번씩 惡寒하였고 言語가 분명하지 못하였으며 점차 빠른 속도로 극심해졌는데 의사가 반드시 죽을 것이라고 하였다. 이 증상은 驚氣亂이어서 본방으로 치료하여 1차에 쾌효하였다.

> 近三十歲 一男子 見其妻發狂大作 因如癡不振 一日間惡寒四五次 言語不明 漸駸漸極 醫曰必死云. 以驚氣亂 故治而本方 一次快效.

경험례 3

5세 소아가 개한테 물려 병원서 치료를 받고 왔으나 물릴 당시 크게 놀람으로 인하여 저녁에 잠자면서도 깜짝깜짝 놀라고 식은땀을 흘리기를 수 일이 지나도 차도가 없었는데, 驚氣方으로 치료했더니 신통하게 낫더라. [동이]

경험례 4

註 한 소아가 경기를 하며 몸이 강직되고 얼굴은 창백했는데 太衝補 少府瀉하니 곧 나았다. 이 증상을 여러 번 경험하였다.

8. 한기수寒氣收

증상

| 寒則腠理閉 氣不行

⇨ 추우면 피부가 수축되고 땀구멍이 막혀서 양기가 밖으로 퍼지지 못한다.

| 추우면 주리(腠理)가 막히고 기가 잘 돌지 못하기 때문에 기가 빠져 나간다. [보감]

치료법

| 腎傷 石門迎 氣海 灸100壯

| 又方 腎寒症方

9. 노기모勞氣耗

증상

| 勞則喘急 汗出內外皆越

| 과로하면 정기가 소모된다. 숨이 차고 땀을 많이 흘리기 때문에 정기가 소모된다. 권태감과 무력감이 생기고 정신상태가 우울해지는 증상이 나타난다. [대사전]

| 피로하면 숨이 차고 땀이 나서 안팎으로 모두 넘쳐나기 때문에 기가 소모된다. [보감]

치료법

| 氣虛 三陰交 肺兪灸

| 又方 肺正格 추정

31장. 산 증疝症

寒疝은 음낭이 한랭하고 硬結하여 돌처럼 단단한 것이고, 水疝은 腎門(음낭)이 腫痛하고 진물같은 땀이 나는 것이고, 筋疝은 음경이 腫脹하거나 혹은 헐어서 화농하는 것이고, 血疝은 黃瓜같은 것이 아랫배 양방에서 橫骨의 兩端까지 다다른 것이고, 氣疝은 우측에 있으면서 가렵지 않고 아픈 것이다. 從陽引陰하며 반드시 근본을 치료하여서 놓치지 말아야 한다.

寒疝者 囊冷結硬 如石之堅, 水疝者 腎門腫痛 如水之汗出,
筋疝者 陰莖腫脹 惑潰散之膿, 血疝者 狀如黃瓜 在小腹兩旁 橫骨之兩端,
氣疝者 在右不痒痛也. 從陽引陰 必治本而不失也.

1. 한 산寒疝

증상

- 囊冷硬結如石 陰莖不擧 或空睾丸而痛
- 寒濕邪가 肝經에 침입하여 생기는 것이 많다. 음낭이 차고 아픈 것을 말한다. 음낭이 차면서 돌처럼 뜬뜬해지고 음경이 발기되지 않거나 고환이 켕기면서 아프다. 고환 및 부고환 결핵에 해당된다고 본다. [대사전]
- 寒疝은 축축한 땅에 오래 앉아 있었기 때문에 올 수도 있고 추운 계절에 얼음

이나 눈 위를 오래 걸었거나 비와 눈을 맞아 올 수도 있으며 風冷한 곳에 오래 있었거나 성생활의 과도로 오기도 한다. 寒濕의 外侵은 먼저 피부에 오니 肺, 大腸이 속해 있어 大腸正格을 썼다. [신연구]

치료법

| 大腸傷 大腸正格

경험례

37세의 한 남자가 음낭이 한랭하고 돌같이 硬結하며 고환이 引痛하고 脈弦緊하였는데 이는 寒疝으로 大腸正格을 쓰니 1도에 止痛이 되고 5도에 쾌차하였다. [정전]

2. 수 산水疝

증상

| 陰囊腫痛 陰汗時出 或陰囊腫狀如水晶 或陰囊癢而搔出黃水 或小腹按之作水聲

⇨ 음낭이 붓고 아프며 때로 陰汗[119]이 나며 혹 음낭이 수정처럼 멀겋게 붓기도 하고 혹 음낭이 가려워 긁으면 누런 진물이 흐르며 혹 아랫배를 만지만 물 흐르는 소리가 난다.

| 水濕이 아래로 몰리거나 風寒濕邪가 침입했을 때 생긴다. 음낭이 부으면서 아프고 음부가 축축하다. 혹 음낭이 수정같이 멀겋게 붓기도 하며 가려워서 긁으면 누런 진물이 흐르기도 한다. 열은 나지 않으며 고환이 잘 만져지지 않는다. 음낭 수종, 음낭 습진 등에 해당된다고 본다. [대사전]

치료법

| 腎虛 腎正格

119) 음한(陰汗) : 외생식기 부위에 늘 축축하게 땀이 나는 증. 주로 하초에 습열이 있거나 신이 허해서 생긴다.

의안

| 疝如奔豚用腎正이오 [신침가. 34上]

경험례

60세의 한 남자가 좌측 腰眼穴[120]의 浮氣가 좌측 음낭에까지 걸쳤고 橫骨과 小腹部가 단단한 돌처럼 되어 하나의 쟁반과 같았다. 水疝方으로 치료하니 1차에 半減하고 3, 4차에 나았다.

> 六十歲 一男子 左邊腰眼有浮氣 亘於左囊 橫骨小腹 如堅石者一盤.
> 治水疝方 一次半滅 三四次快.

3. 근 산 筋疝

증상

| 陰莖腫脹 或潰而膿 裏急筋縮 或莖中作痛 痛極則癢 或出白物 如精隨溲而下

⇨ 음경이 붓고 혹 헐어서 진물이 나며 아랫배가 조여들고 근육이 오그라들며 혹 음경이 아프며 통증이 극에 달하면 가렵고 혹 精液같은 흰 물체가 소변을 따라 나온다.

| 肝經에 濕熱이 있거나 腎을 상하여 생긴다. 음경이 부어오르고 아프며 혹 가렵기도 하다. 음경이 늘어졌다가 줄어들지 않고 헐어서 진물이 나오기도 하며 아랫배 속이 조여들고 소변에서 뿌연 것이 나오며 음위가 있다. [대사전]

치료법

| 肝虛 肝正格

의안

120) 요안혈(腰眼穴) : 제4, 5요추 극상돌기 사이에서 양옆으로 각각 3.8치 나가 있다.

| 左先腫者用肝正이다. [신침가. 34下]

경험례

45세의 한 남자가 음낭이 腫脹하고 疼痛이 심하면 가렵고 潰爛되어 가끔 膿이 나온다 하였다. 左脈이 甚滑하였는데 이는 筋疝이며 肝正格으로 1도에 疼痛과 가려움이 감소하고, 6도에 60~70% 정도 호전되었고, 11도에 쾌차하였다. [정전]

4. 혈 산 血疝

증상

| 狀如黃瓜 在小腹兩傍橫骨兩端約紋中 俗名便癰

⇨ 黃瓜狀(오이모양)으로 아랫배 兩方 橫骨兩端 約紋中에 있는 것으로 속칭 便癰[121] 또는 便毒 또는 가래톳이라 한다.

| 가래톳은 서혜부 임파절염으로 누워있는데 서혜부 통증으로 바로 일어날 수 없고 다리를 못 들어 올린다. [월오]

치료법

| 心虛 心正格

| 橫骨結核僕參(崑崙下 2橫指)穴이라. [신침가. 35下]

경험례 1

20세의 한 남자가 鳩尾에서 시작하여 아래로 曲骨에 이르기 까지 쟁반 같은 것이 있고, 좌우의 脇下에는 손가락 3~4개 정도만한 것이 있어 눌러보니 鱉積과 같았으며, 매일 鼻出血이 있었다. 질병이 발생한 후의 증상을 물어보니 크기가 증감하지 않았고 위치도 일정해서 이동하지 않았다. 처음에는 中滿으로 의심하여 脾正格을 사용했는데 數度에 효험이 없어서 다시 血疝方을 사용하니 2도에

---

121) 변옹(便癰) : 자개미에 생긴 癰腫을 말한다. [요결]

눈에 眩氣가 있었고 4~5도에는 현기가 없어졌는데 그 때 수 백리 밖의 본가에서 가마를 보내오니 후일을 기약하고 돌아갔다. 집에 도착하여서 수일간은 통증이 없었는데, 방사를 삼가지 못하여 급기야는 불귀의 객이 되고 말았으니 가히 애석한 일이다.

二十歲 一男子 自鳩尾起 下至曲骨 有如一盤 左右脇下 可容三四指 按之如鱉積 每日出鼻血 問始發後 不減不加 一定不動. 初疑中滿 用脾正格 數度不驗 再用血疝方 二度眼有眩氣 四五度無眩氣 其時 數百里之外 本家來步轎 爲後期下去 到家之後 數日無痛 不謹房事 因及其也 不歸之客 可惜之事.

경험례 2

47세의 한 남자가 좌측 小腹에 橫文部의 約文에 腫痛이 발생하였다. 동침 중에 사정을 억제하였더니 발병되었다고 한다. 이는 血疝으로 心正格 2도에 腫脹이 견효하고, 5도에 90% 정도 해소되고, 7도에 쾌차하였다. [정전]

5. 기 산氣疝

증상

| 上連腎兪 下及陰囊 多得於號哭 忿怒則氣鬱之 而脹號哭 怒罷卽氣散者是也

⇨ 위로는 腎兪穴로 이어있고 아래로 음낭에 이르러 땅기면서 아픈데 주로 소리 내어 슬피 울어서 걸린다. 분노하면 氣鬱하여 음낭이 아래로 늘어나고 소리 내어 슬피 운다. 분노가 그치면 기가 고르게 되면서 풀리는 것이 이것이다.

| 氣鬱로 갑자기 음낭이 아래로 쳐지면서 아픈 병증을 말한다. 흔히 몹시 성을 내거나 과로할 때 생기며 기가 고르게 되면 점차 풀린다. 때로 음낭에 핏줄이 두드러지고 불면증, 발기 장애가 있으며 신경쇠약 증상이 있다. 정계정맥류, 교통성 음낭수종, 음낭탈장 등이 포함된다고 본다. [대사전]

| 腎兪穴에서부터 아래로 음낭에 이르기까지 偏墜腫痛한 증 [요결]

치료법

| 肺虛 肺正格

의안

| 右睾腫者肺正格이오. [신침가. 35上]

경험례 1

20세의 한 남자가 오른쪽 음낭이 크기가 주먹만하고 혹 먼 길을 가면 臟腑가 引痛하여 小腹에서 일어나 위로 右脇에 이르고 휴식하면 진정되었는데 肺正格으로 數度에 쾌효하였다. 陰囊偏墜는 癩疝으로 치료하는 것이 당연하지만 右脇痛은 肺의 症候에 속하므로 氣疝으로 치료한 것이다.

> 二十歲 一男子 右便陰囊 大如一拳 或作遠行 臟腑引痛 自小腹起 上至右脇 歇之鎭靜 用肺正格 數度快效. 陰囊偏墜 當治癩疝 右脇痛 屬肺候 故治之氣疝.

경험례 2

50세의 한 남자가 右脇下에서 아래로 음모가 난 곳까지 극심한 통증으로 죽을 것만 같으며 그 우측 눈에 이전부터 白瞖(백태)가 있었다. 비로소 肺虛인 줄 알고 좌측에 肺正格을 사용하니 효과가 있었다.

> 五十歲 一男子 自右脇下至毛際 痛極欲死 其右目曾有白瞖.
> 方知肺虛 用肺正格 左治效矣.

경험례 3

50세의 한 남자가 臍中心에서 아래로는 曲骨 위로는 右脇下에 이르기까지 우변이 引痛하며 曲骨 오른쪽이 약간 부었는데 氣疝方으로 치료하니 즉효하였다.

> 五十歲 一男子 自臍中心 下至曲骨 上至右脇下 右便引痛 曲骨右微浮

故治氣疝方 卽效矣.

경험례 4

7세 아이가 오래 서거나 화내거나 하면 서혜부 탈장되어 풍선처럼 부풀어 올랐다. 肺正格 치료 후 크기가 줄어들었다. [월오]

6. 호 산狐疝

증상

| 仰臥則入小腹 行立則出腹入囊中 如狐晝出穴溺 夜入穴而不溺 此疝出入往來上下正與狐相類

⇨ 누우면 아랫배로 들어가고 서서 걸으면 아랫배에서 나와 음낭으로 들어가는데 마치 여우가 낮에는 구멍에서 나와 오줌을 보고 밤에는 구멍으로 들어가 오줌을 보지 않는 것과 같다. 이 산증은 상하로 왕래 출입하는 것으로 여우의 행동과 비슷한 것이다.

| 창자가 음낭으로 내려왔다 들어갔다 하는 병증을 말한다. 오랫동안 서 있거나 배에 힘을 주면 창자가 음낭 속으로 내려와 음낭이 커지면서 아프고, 눕거나 손으로 음낭을 누르면 창자가 다시 뱃속으로 들어갈 때 쭈룩쭈룩하는 소리가 나기도 한다. 때로 배에 힘을 줄 때 나온 창자가 배안으로 들어가지 못하면 몹시 아프고 메스꺼움, 구토가 있으면서 배가 불러 오르는데 오래되면 창자가 썩을 수 있다. 서혜허니아에 해당된다고 본다. [대사전]

치료법

| 三陰交 然谷補 隱白 太谿瀉

| 脾正格+腎正格 或加 三陰交然谷補 추정

의안

註 수술을 해야 할 병증이지만 침치료를 한다면 추정방이 적합할 것으로 본다.

경험례

19세의 한 남자가 좌측에서 氣가 상충하고 아울러 좌측 脇下에 부기가 있으며 좌측 음낭이 주먹만큼 커졌는데 퇴산방으로 치료하니 1차에 좌측 다리의 위중혈에 경련이 있었고 3, 4차에 좌측 팔의 겨드랑이에 통증이 있었다. 狐疝方으로 치료하니 점차 客氣가 消散되었다.

十九歲 一男子 左邊氣上衝 及左脇下有浮氣 左囊大拳.
治㿉山方一次 左脚委中有瘈 三四次 左臂腋中有痛. 治狐疝方 漸次客氣消散.

7. 퇴 산 㿉疝

증상

| 狀陰囊腫大如升斗 不癢不痛者是也

⇨ 음낭이 腫大하여 한되 한말 크기이며 가렵지도 아프지도 않는 것이 이것이다.

| 음낭이 부어올라 커진 병증. 음낭수종, 서혜허니아, 음낭 및 고환염 등이 포함된다고 본다. [대사전]

| 아랫배가 불알을 잡아끌어서 비틀어 짜는 것 같이 아프며 囊腫如斗 혹은 頑㿉不仁한 증을 모한 것. [요결]

치료법

| 三陰交 陽陵泉補 三里 委中瀉

| 膀胱正格+三陰交 陽陵泉 추정

경험례 1

한 소아가 좌측 음낭에 작은 밤 같은 것이 있었다. 㿉疝方으로 치료하여 1도에 쾌차하였다.

一小兒 左囊 有如小栗. 治癩疝方 一度快差.

경험례 2

한 소아가 胎疝[122]이 있어서 좌측 음낭이 부어 커져있었으며 이를 누르자 곧 없어졌다. 癩疝方으로 치료하여 1도에 효과가 있었다.

一小兒 有胎疝 左囊浮大 按之卽散. 治癩疝 一度效.

122) 태산(胎疝) : 나서부터 있는 산증을 말한다. 자개미 부위에 멍울이 있으면서 아프다. 또는 어린 아이의 고환이 부어서 오랫동안 낫지 않는 것을 말한다.

32장. 각 기 脚氣

內經에서 濕病으로 인해 발생하는 浮腫 脹滿은 脾에 있고, 四肢의 氣는 胃에 있다고 했으며, 脾는 濕을 잘 생성하고 胃는 熱을 잘 만드니, 濕熱이 相搏하면 그 氣는 兩脚으로 흘러가서 風冷과 뒤섞이면 사지에서 그 운행이 실조되는데, 痲痺不遂면 좌우의 三里穴을 따르고, 붓고 시큰거리고 아프면 좌우의 光明穴에 시술한다. 實者는 母補[勝格]하고 虛者는 不瀉[正格]한다.

內經曰 濕腫滿而在脾 四末之氣在胃 脾好生濕 胃喜作熱 濕熱相搏
其氣流於兩脚 風冷流雜 失運行於四肢 痲痺不遂 從陰陽於三里 浮酸有痛
施左右於光明. 實者毋補 虛者不瀉

1. 학슬풍 鶴膝風

증상

| 兩膝腫大痛 而髀脛枯腊 但皮骨如鶴膝之節 拘攣不能跧臥
| 슬관절이 아프고 부으며 다리 살이 여위어 마치 학의 다리처럼 된 병증 [대사전]

치료법

| 中脘正 環跳瀉

| 風濕 : 膀胱正格
| 寒濕 : 脾正格
| 濕熱 : 脾勝格

경험례 1

30세의 한 남자가 처음에는 요통이 있었고 다음에 膝痛이 있었으며 슬개골이 부어올라 평상시의 배로 커졌고 踝骨도 역시 부었고 무릎을 구부려서 펼 수가 없었다. 의사를 불러 치료했는데 모든 관절은 膽에 속한다고 하면서 膽勝格 6도 하여 처음에는 병이 감소하였으나 병들지 않은 쪽은 더욱 심해졌는데 과로로 인한 것이라고 하였다. 다시 치료하였으나 조금도 나아지지 않았고 원기는 탈진하여 앉고 누울 수 없으며 살빛은 수척하였고 自汗이 있었다.

註 위의 내용으로 보아 五行의 치법은 경험례 저자 이전부터 있었던 것으로 보이며, 또한 오행의 침법이 세간에 널리 알려져 있던 것으로 보인다. 舍巖 黃廷學의 생존 시기를 1544~1610년으로 추정하고 있으며, 교감사암침법에 의하면 사암선생이 생리, 병리, 치료편을 저작하였고 芝山은 여기에 자신의 경험례와 자신의 序文을 추가하였으며, 허임의 침구경험방과 함께 經濟要訣에 기재되었다.
경제요결의 저자는 알 수 없지만 이 본이 필사본으로 전해져 왔다고 하였으며, 근래에 발행된 사암침구정전 사암도인침구요결 등은 이 책에 근거하면서 보충하고 수정하여 인쇄본으로 출판되었다. 즉 사암침법의 경험례는 모두 지산선생의 경험례이며, 시기를 알 수 없지만 이로 인해 의학발달에 커다란 역할을 하신 분이었다.

그러나 병들지 않은 발이 더욱 심하고, 처음 병든 발은 조금 감소되었으므로 膀胱勝格 5도하니 증세의 증감이 없었다. 의심이 나서 다시 물으니 자침한 발이 처음 병든 발이라 하였다. 다시 처음에 무병했던 발에 通谷申脈補 했더니 數度에 효과가 있었고 4, 5도에 지팡이를 짚고 행보하였다.

나는 처음에 방광경이 병들어서 온 것으로 생각했으나 지금은 담경을 주된 병처로 보고 통곡신맥보하여 유효한 것은 능히 효과가 있을 곳을 다스리지 못하고 억눌러서 담경에 이른 것이 아닐까? 그러나 치료를 시작했던 의사와 병에 대해 의논하는 것은 불가하므로 당연히 치료받았던 병의 始終을 물었던 것이다.

註 사암의 치료법에서 통곡신맥보는 **膽正格+申脈補**인데 관절질환은 정격으로 잘 치료되

지 않는데 효과가 있었다면 다른 쪽의 질환은 가벼운 관절통이거나 인대손상이었을 것으로 본다. 그런데 膝蓋浮大 足踝骨亦浮의 증상으로 보아 膽經의 實症이며 膽勝格이 적합한 처방일 것이다. 경험례에서 쾌유되었다는 기술이 없으므로 약간의 호전정도로 보인다.

그리고 치료하면서 발병 부위의 좌우를 논하여 左病右治하는 것은 의미가 없다. 左治건 右治건 다 효능이 있는 것이다. 환측의 치료가 더 효능이 좋으며 환측에 시침하기가 여의치 않으면 건측으로 치료한다.

三十歲 一男子 初作腰痛 次作膝痛 膝蓋浮大 平日之倍 足踝骨亦浮
曲膝不能伸. 迎醫治之曰 諸節屬膽云 膽勝格六度 初也病少減 不病便尤甚
謂之過勞. 更治無少減 元氣脫盡 不能坐臥 肉色瘦瘠 有自汗矣. 然不病足尤甚
初病足少減 故膀胱勝格六度 不減不加. 疑而更問 方鍼之足 卽初病之足也.
更針初無病之足 通谷申脈補 數度而效 四五度 扶杖行步.
余之初意 膀胱病而到 今膽經爲主 補通谷申脈 有效者 抑非能生效 膽經之致耶.
然不可以就事論事 當問治病之始終.

경험례 2

20세의 한 남자가 우측 슬개골 후 중앙에 久瘡이 있은 지 이미 3~4년으로 膿이 흘러내려 버선이 축축하게 젖었고 병든 다리가 펴진 채 구부리지 못했다. 胃勝格으로 치료하니 2도에 屈伸하고 3도에 나았다. 이것은 비록 脚足의 병이지만 胃腑가 濕에 손상된 것이므로 胃勝格으로 치료한 것이다.

二十歲 一男子 右膝蓋骨後當中 有久瘡旣三四年 膿出下流濕履襪
病脚伸而不屈. 治胃勝格 二度屈伸 三度病已.
此雖脚足之病 胃腑濕傷所致 治胃勝格也.

경험례 3

30세의 한 남자가 좌우의 內踝가 아무 까닭 없이 酸痛하며 약간 부었고 위로 슬개와 환도에 이르러 邪氣가 달라붙었으며, 右脚을 침범하여 상하에 뼈가 드러나서 이미 살빛은 없어졌고, 兩脚을 굽혀서 펴지 못하였으며 다음 통증은 요통이 있었는데 이 증상을 속칭 학슬풍이라 한다. 이 처방으로 4, 5차 치료하니 腰背에 심한 통증이 있었고 다시 자침하니 효과가 있었다.

註 학슬풍 본방으로 효과가 있었다는데 어느 정도 효과인지 나와 있지 않다. 이는 쉽게 치료되지 않는 질환이어서 이런 환자도 있었다는 정도로 경험례에 기재한 걸로 보인다. 이 증상의 치료법으로는 膽勝格이 적합할 것이다.

三十歲 一男子 左右內踝 無端酸痛微浮 上至膝及環跳 付着邪氣 犯於右脚
上下顯骨 而無肉色 兩脚屈而不伸 次痛腰痛 俗所謂鶴膝風也.
治此方四五次 腰背大痛 更針有效.

2. 각족전근 脚足轉筋

증상

| 因血熱之候 脚足轉筋也

| 비장근에 경련이 일어 뒤틀리는 것 같이 아픈 것. [대사전]

치료법

| 膽虛 膽正格

의안

註 다리에 쥐나는 병증에 膽正格을 쓰면 쥐나는 것이 바로 멎는다. 자주 쥐가 나는 사람도 2~3회 치료하면 효과가 있다.

3. 각족한랭 脚足寒冷

증상

| 脚膝以下 寒冷之症 ⇨ 膝以下가 寒冷한 것

치료법

| 腎虛 湧泉然谷補 環跳瀉

| 腎虛 腎正格 [요결]

| **腎寒** : 魚際然谷補 陰谷陰陵泉瀉 ⇨ 腎寒症方[少府然谷補 陰谷少海瀉] 추정

| **脾寒** : 少府大都補 曲泉陰陵泉瀉 ⇨ 脾寒症方[少府大都補 陰谷陰陵泉瀉] 추정

의안

註 한랭증에 요결의 신정격으로 치료하니 효능이 없었다. 한증방이 유용하다. 다리가 얼음처럼 차갑다는 환자에게 **腎寒症方**으로 시술하였더니 5회 치료로 얼음처럼 차가운 증상이 완화되었다.

경험례 1

40세의 한 여자가 膝寒症으로 항상 고통을 겪는다고 하였다. 脾熱症方 數度에 3개월간 지속 후 약간 한랭감을 느껴 1도 추가 시술하였다. [정전]

경험례 2

45세의 한 남자가 우측 상하지에 한랭감이 있는데 腎寒症方을 자침 후 열감을 느끼면서 즉효하였다. [정전]

4. 근 만筋彎

증상

| 脚筋拘彎 屈伸不能

| 脚筋이 당겨서 굴신이 불능한 증 [요결]

치료법

| 肝弱 肝正格

5. 기타 胃熱症方 경험례

한 사람이 胃經上으로 땡겨서 膝部를 屈伸하지 못하였다. 胃熱症方 1도에 쾌차하였다. [정전]

33장. 통 풍 痛風

내경에서 풍으로 발생하는 사지의 떨림과 현운 증상, 강직과 支痛[123], 緛戾[124], 裏急, 筋縮 등은 모두 肝膽의 근원에 속한다고 했고, 또 風寒濕의 三氣가 뒤섞여 이르는 것을 痺症이라 하는데, 風氣가 勝하면 行痺가 되고, 寒氣가 勝하면 痛痺가 되고, 濕氣가 勝하면 着痺가 되고, 겨울에 風寒濕을 만나면 骨痺가 되고, 봄에 風寒濕을 만나면 筋痺가 되고, 여름에 風寒濕을 만나면 脈痺가 되고, 長夏(장마철)에 風寒濕을 만나면 肌痺가 되고, 가을에 風寒濕을 만나면 皮痺가 된다고 하였다. 이른바 痛痺는 즉 요즈음의 痛風[125]이다.

內經曰 諸風掉眩 强直支痛 緛戾裏急筋縮 皆屬肝膽之原.
又曰 風寒濕三氣 雜至爲痺 風氣勝而爲行痺 寒氣勝而爲痛痺 濕氣勝而爲着痺, 冬遇此者骨痺 春遇此者筋痺 夏遇此者脈痺 長夏遇此者肌痺 秋遇此者皮痺.
所謂痛痺者 卽今之痛風 是也.

---

123) 지통(支痛) : 옆구리의 통증
124) 연려(緛戾) : 병으로 몸이 빳빳하게 되면서 오그라들고 꼬부라지는 증상
125) 통풍(痛風) : 역절풍을 달리 부르는 이름. 달리 痛痺(통비)라고 한다.

1. 행 비 行痺

증상

| 虛邪與血氣相搏 上下流行 或紅或腫 筋脈弛緩不收

⇨ 虛邪(風邪)와 血氣가 더불어 相搏하여 上下로 流行하므로 혹 빨갛고 혹 부어있으며 筋脈은 弛緩되어 몸을 제대로 놀리지 못한다.

| 風痹(풍비). 風邪가 성한 비증. 관절이 아프고, 운동장애가 있으며, 아픔은 일정한 곳이 없이 왔다 갔다 하며, 때로 오한이 나기도 하고, 설태는 희다. 다발성 관절염, 류머티스성 관절염 등에서 볼 수 있다. [대사전]

치료법

| 風勝 膽勝格

경험례

30세의 한 남자가 사지와 전신이 刺痛하다가 4, 5일 후에 무수한 結核이 생겨서 손바닥이나 주먹 혹 호두나 생밤만 했는데 이렇게 하기를 수십일 하다가 곧 풀려서 평상시처럼 되었으며, 2~3일 후에 다시 이와 같이 반복하였는데 이런 경과가 여러 차례이므로 膽勝格으로 치료하니 數度에 다시 반복해서 일어나지 않았고 5度에 쾌차하였다. 이 증상은 行痺이다.

三十歲 一男子 四肢及全身刺痛 四五日後 生無數之結核 或大如一掌拳
或如生栗胡桃 如是者數十日 卽解如常 數三日復如是 旣徑累次故 治膽勝格
數度更不復起 五度而快差矣. 此症行痺也.

2. 통 비 痛痺

증상

| 肩髃疼痛引腫 爲夜尤甚 痛有定處不如流走痛 得熱則舒 遇寒則劇

⇨ 肩髃穴이 아프고 당기며 부어있는데, 야간에는 더욱 심하며 유주통과는 달리 일정한 곳이 아프며, 따뜻하게 하면 통증이 덜하고 차게 하면 통증이 극심해진다.

| 숨이 가쁘고, 저절로 땀이 나며, 어지럽고 토할 것 같으며, 손가락이 오그라들고 관절이 울퉁불퉁 부으면서 빠져나가는 것 같이 아프다. 급성으로 경과하는데 관절이 벌겋게 부으면서 몹시 달아오르고 아파서 구부렸다 폈다 하지 못하며 관절의 일정한 곳이 아픈데 밤에 심해진다. 급성 류머티스성 다발성 관절염, 통풍에서 볼 수 있다. [대사전]

치료법

| 寒勝 大腸勝格

경험례 1

30세의 한 여자가 次指中節이 먼저 痲痺되고 점차 口眼喎斜가 되었다. 大腸勝格 5, 6도에 쾌차하였다.

註 경락취혈한 것이다. 心實로 중풍의 전조증일 수도 있다는 것을 유념해야 한다.

三十歲 一女子 次指中節 先爲痲痺 漸至口眼喎斜. 用大腸勝格 五六度快差.

경험례 2

60세의 한 여자가 양쪽 肩臂痛이 있고 심하면 痲痺되었는데 時醫가 천응혈(아시혈)을 난자하였는데 병세가 더욱 더 극심해져 머리를 틀어 올리고 옷을 여미는 몸단속을 다른 사람이 해주었다. 大腸勝格으로 치료하니 쾌효했다. 이것은 痛痺寒勝이다.

六十歲 一女子 兩肩臂痛 甚痲痺 時醫亂刺天應穴 病勢轉劇 斂髮斂衣
任人結束. 大腸勝格 治之快效. 此痛痺寒勝也.

경험례 3

한 부인이 우측 견비통이 있고 손도 통증이 있었는데, 그의 형이 평소 鍼藥으로 유명하여서 치료받았는데 천응혈을 난자하여 병세가 극심해져서 乍寒乍熱[126] 하고 衣帶[127]를 타인에게 맡겼다. 大腸勝格을 쓰니 1도에 惡寒이 그쳤고 數度에 痛痺가 그쳤으며 의대를 혼자 여미게 되었고 쾌차하였다.

註 어깨의 인대손상이 점차 시간이 지나면서 연골손상이 일어나면 肩不擧가 되고 이 증상은 痛痺寒勝과 일치한다. 일반적으로 대장승격이 유효하나 통증부가 삼초경이면 삼초승격으로 치료해야 한다.

一婦人 右肩臂痛 手亦如之 其兄素以 鍼藥有名 亂刺天應 痛勢劇甚 乍寒乍熱 衣帶任人. 用大腸勝格 一度止振寒 數度止痛痺 衣帶自任意 快差.

경험례 4

註 70대의 한 부인이 좌측 食指 一節이 붓고 통증이 심하였는데 이틀이 되었다. 大腸經의 實症이므로 환측에 大腸勝格으로 치료하니 2도에 통증이 경감되었고 관절의 붓기도 덜하였으며 3도 치료에 통증이 없다하므로 치료를 종결하였다.

3. 착 비 着痺

증상

| 肌肉內 千萬小蟲如亂行 或偏身如淫淫蟲行 按之不止爬則尤甚 或不痒不痛 如他人之肌肉痲木

⇨ 肌肉내에 천만마리의 작은 벌레들이 어지러이 움직이는 것 같고 혹 몸 한 편으로 지속적으로 벌레가 움직여서 눌러도 그치지 않고 긁으면 더욱 심해진다. 혹 가렵지도 않고 아프지도 않으면서 다른 사람의 기육처럼 감각이 없는 마목의 증상이 나타나기도 한다.

| 濕痺(습비). 濕邪가 성한 비증. 몸과 팔다리가 무겁고 부으며 피부감각이 둔해

126) 사한사열(乍寒乍熱) : 갑자기 오한하다가 갑자기 발열하는 것.
127) 의대(衣帶) : 옷과 띠라는 뜻으로, 갖추어 입는 옷차림을 이르는 말.

지고 관절이 아프다. 아픈 곳은 대체로 고정되어 있으며, 날이 흐리거나 비가 오면 더 심해지는 경향이 있다. [대사전]

치료법

| 濕勝 脾勝格

경험례 1

10여세의 한 남아가 足大趾內側에 皮肉이 갈라져서(皮肉綻開) 길이가 1치가량 폭이 3푼 정도였고, 不癢不痛한 지가 이미 數年이었는데, 혹 기름으로 지지면 치료될 수 있다고 하여 밀가루 반죽으로 사방을 에워싸고 종자유로 수차 지졌는데 한열의 감각을 알지 못한다고 하였다. 脾勝格 2도에 완전히 봉합되고 4도에 快合하였다. 皮肉의 터지는 것을 着痺라 하기 어려운 것이므로 기록해 둔다.

註 경락취혈한 것이다.

十餘歲 一男兒 足大指內側 皮肉綻開 長而寸餘 廣三分餘 不癢不痛 旣數年矣 或油烙可治 以麵泥四圍 種子油烙之數次 不知寒熱云云.
治脾勝格 二度完合 四度快合. 皮肉綻開 難曰着痺故記.

경험례 2

30세의 한 여자가 오른발 商丘, 然谷, 湧泉穴處가 손바닥만큼 微白하며 疹毒이나 좁쌀 같았는데 흰 것도 있고 붉은 것도 있으며 부착된 곳이 몹시 가렵다고 하였다. 着痺方으로 치료하여 3개월에 병이 나았다. 着痕이 腎經을 범한 것을 着痺로써 치료한 것은 무슨 까닭인가? 腎經은 본래 痲木이 없는 것이다.

註 치료가 3개월로 길게 걸린 것은 脾勝格이 주효하다고 볼 수 없을 것 같다. 脾經과 腎經에 걸쳐 있었으므로 脾勝格 후 腎勝格으로 치료방을 바꿨더라면 더욱 빨리 나았을 것이라고 본다.

三十歲 一女子 右足商丘然谷湧泉穴處 微白一掌大 如疹毒 如粟米 或白或紅 亦着處甚痒云. 治着痺方 三月之差. 着痕犯腎經者 治之着痺何耶.
腎經本無痲木.

경험례 3

30세의 한 남자가 兩脚足이 糜爛하여 濕瘡과 같았는데 위로 胸背에 달하였다. 着痺方으로 치료했더니 유효하였다. 着痺로 치료한 것은 病의 소재가 脾經이며, 瘡이 아래 다리에 있는 것은 濕으로 인한 것이다. 습은 짙은 안개와 흡사해서 風이 아니면 제거하지 못하기 때문에 正風을 補[大敦隱白補]하여 치료한 것이다.

> 三十歲 一男子 兩脚足糜爛 如濕瘡之 上至胸背 治着痺方有效. 治以着痺者 病所在脾經 瘡之下脚者 因濕也. 濕似重霧 非風無以掃之 補正風而治之.

경험례 4

30세의 한 남자가 두 다리 무릎아래가 빈틈없이 짓물렀는데 秋冬에 더욱 심하고 春夏에는 皮肉이 단단하고 두터웠으며 외부는 赤黑色이고 하얗게 들떠 있으며 痺症과 같았는데 이미 20년이 되었다. 더욱 심해지면 위로 兩脚에 이르거나 간혹 음낭에 이르기도 하였으며 着痺方으로 치료하여 유효하였다.

> 三十歲 一男子 兩脚膝下 糜爛無空間 秋冬尤甚 春夏皮肉堅厚 外部赤黑 浮白如痺 旣二十年也. 尤甚則上至兩脚 或至於陰囊 治着痺方有效.

경험례 5

> **註** 한 50대 부인이 몸에 벌레가 기어 다니듯이 스물스물거린 지가 오래 되었다. 脾勝格으로 3회 치료로 이 증상이 상당히 호전되었다.

4. 골 비 骨痺

증상

| 身寒衣不能溫 腎脂枯涸 髓少不行 皮膚不仁 肌肉重着 四肢緩弱 骨重不可擧

⇨ 몸은 차가우나 갑갑해서 옷은 덥게 못 입고 신지(腎脂)[128]는 메마르고 골수

가 적어져서 걷지를 못하며 피부는 不仁하고 肌肉은 거듭 달라붙었으며 사지는 늘어지고 약해졌으며 뼈가 무거워 들지를 못한다.

| 달리 攣節[129]이라 한다. 뼈가 몹시 저리고 아프며, 몸이 무겁고 마비감이 있으며, 팔다리 관절이 무거워서 잘 놀리지 못하고 시큰시큰한 감이 있으며 찬감을 느낀다. 때로 팔다리가 오그라들고 관절이 붓기도 한다. [대사전]

| 고통이 心을 攻하고 사지가 攣急하며 관절이 부종하고 몸은 차나 옷은 덥게 못 입고 기름기가 없고 힘줄에 힘이 없는 증 [요결]

치료법

| 膀胱虛 膀胱正格

경험례 1

50세의 한 남자가 전신이 瘙癢하며 그 색깔이 暗赤하고 하얗게 (白屑이) 들떴는데 처음에는 尾骶骨로부터 시작하여 陰囊의 前部와 陰毛際에 이르렀으며, 하부는 오금 아래가 더욱 심했고, 상부는 尺澤穴 근처가 더욱 심해서, 비록 骨痺에는 이르지 않았더라도 陽水不足 임을 알았다. 骨痺方으로 치료하니 유효하였다. 이 증상은 骨痺인 것이다.

五十歲 一男子 全身瘙痒 其色暗赤而浮白 始自尾骶骨 至陰囊前及毛際
下部曲脉下尤甚 上部尺澤近處尤甚 雖未至骨痺 知陽水不足.
治骨痺方 有效矣. 此症骨痺也.

경험례 2

40세의 한 남자가 右足의 束骨穴로부터 위로 踝骨下에 이르기까지 痲木하였다. 治病者가 뜸뜨고 약을 써서 썩고 함몰되어 뼈가 드러났으며 대추만한 크기로 여러 곳이 있었다. 外踝下는 膀胱經이므로 骨痺方을 썼더니 쾌차하였다.

128) 신지(腎脂) : 골수 물질을 가리키는 말이다. 골수 물질은 신(腎)에서 만들어 진다고 본데서 붙인 이름이다.

129) 연절(攣節) : 마디가 오그라들고 땅기면서 뻣뻣해 짐. 강직성 경련 때 볼 수 있다.

四十歲 一男子 自右足束骨 上至踝骨下 有痲木. 治病者 灸之藥之 腐陷去骨 如大棗數處. 外踝下 膀胱經 故治骨痺方 快差矣.

경험례 3

20세의 한 남자가 한쪽 발의 小趾次趾가 빠져 있고 惡涎이 흘러내려 젖었으며 발의 前後에 痲木處가 많았다. 발의 小趾次趾는 즉 담경과 방광경이 주관하는데 시작된 곳을 물으니 小趾라고 하였다. 그러므로 骨痺方으로 치료하였으며 유효하였다.

註 痲木이 신경손상까지 이르지 않은 것이다. 신경손상이면 膀胱勝格을 쓴다.

二十歲 一男子 一便足 小趾次趾脫落 出惡涎淋 足之前後 多有痲木. 足小趾次趾 卽膽經膀胱經爲主 問始自小趾. 治骨痺方 有效.

경험례 4

40세의 한 남자가 평소 陰囊瘙癢을 앓았는데, 뒤로는 항문 근처에 이르고 아래로는 兩脚의 曲泉穴에 이르렀으며 膝骨이 酸痛하며 혹 刺痛하며 胸腹에 滯物[130]이 있었다. 骨痺方으로 치료하여 數度에 유효하였다. 曲泉 下部는 肝經 분야이고, 滯物이 있는 것은 食鬱과 흡사하지만, 膀胱으로 치료한 것은 囊皮는 방광에 속하고 膝內側은 대체로 膀胱에 기인하며 滯症과 같은 것은 三陽噎이다.

四十歲 一男子 常患陰囊瘙痒 後至肛門近處 下至兩脚曲泉 膝骨酸痛 或刺痛 胸腹有所滯物. 治骨痺方 數度有效. 曲泉以下 肝經分野 有所滯物似食鬱 治膀胱者 囊皮屬膀胱 膝內側 多因膀胱 如滯者 三陽噎也.

경험례 5

50세의 한 남자가 兩足의 外踝尖上에 瘿瘤가 생겨 크기가 밤만한 것이 각 1개였으며 만져도 통증은 없었는데 당시 의사는 痲木이며 不治라고 단언했다. 내가 보고 의심스러워 살펴보니 左膝內側 曲泉이 혹 시큰거리기도 하고 혹 통증도 있

130) 체물(滯物) : 소화가 잘되지 아니하여 위에 그대로 남아 있는 음식물. 체한 음식물.

었으니 이것은 방광의 증상이므로 骨痺方으로 치료하여 數度에 유효하였다. 그렇다면 外踝의 병을 전부 膽經을 탓하는 것이 잘못이 아닐까? 陽水不足하여 偏枯하면 半身不遂라 하였으며 풍만하고 비대한 사람에게 대체로 이 증상이 많았는데, 膏粱之味가 濕을 길러서 된 것이다.

五十歲 一男子 兩足外踝尖上 生瘿瘤 大如栗者 各有一個 按之不痛 時醫麻木不治斷言. 余見疑察 左膝內側曲泉 或酸或痛 是膀胱之症 故治骨痺方 數度有效. 然則 外踝全責膽經者 誤耶? 陽水不足 偏枯謂之 半身不遂 豐肥之人 多有此症 膏粱之味 養濕之致.

경험례 6

20세의 한 남자가 몸에 癜風이 많은데 그 색깔이 검정물을 칠한 것 같았고 크고 작은 얼룩이 섞여 있으며 등에 편중되어 많았으므로 骨痺方으로 치료하니 유효하였다. 그러면 本註에서 말하지 않았으나 黑癜이란 그 발병한 부분을 보고 치료한다는 것을 가리킨 것이다.

二十歲 一男子 身多癲(癜) 而其色如抹黑水 大小斑斑[131] 偏多背 故治骨痺方 有效. 然則 本註不言 黑癲(癜)者 謂其部分矣.

5. 근 비 筋痺

증상

| 風寒濕乘虛入筋 筋攣節痛 不可以行 或腫或紅

⇨ 風寒濕이 몸이 허약한 틈을 타서 筋에 들어가서 筋이 땅기고 아파서 걷지 못하며 혹 붓거나 혹 벌겋다.

| 근맥이 오그라들고 관절이 아파서 잘 걷지 못하며, 얼굴에는 푸른빛이 돌며 우울하고 때로 가슴이 아프다. [대사전]

131) 반반(斑斑) : ① 고르지 못한 모양 ② 여러 가지 빛이나 얼룩무늬가 섞여 있는 모양

치료법

| 肝弱 肝正格

경험례 1

30세의 한 남자가 白癜 같은 것이 左脚 胻骨(정강이뼈) 앞에서 시작하여 肝부위에서 胃부위로 파급되었고 髮際前後가 더욱 희어서 오히려 다리 부분보다 심했는데 이미 5, 6년이 되었다. 처음에 肝分野에서 시작되었다 하므로 筋痺로 치료하니 유효하였다. 白癜이 脚部에서 시작한 것은 肝이며, 눈처럼 흰 것도 주로 肝經에 많음을 여러 번 경험하였다. 이 증상은 筋痺이다.

> 三十歲 一男子 如白癜 始於左脚胻骨前 肝部連及胃部 髮際前後尤白
> 反甚於脚部 旣五六年. 始自肝分野云 治筋痺有效矣.
> 白癜始於脚部者肝 白如雪者 多有肝經 累次經驗. 此症筋痺也.

경험례 2

30세의 한 남자가 右膝內側에 손바닥만한 白癜이 시작하여 全身에 파급되었고 크고 작은 얼룩이 섞여 있었는데 肝分野에서 시작하였다고 하므로 筋痺方으로 치료하여 여러 달 만에 효과를 보았다. 그렇다면 속칭 白癜風은 肝脾經에서 많이 나타나는 것인가?

> 三十歲 一男子 右膝內側 如一掌大 白癜始作 全身延及 大小斑斑 肝分野始作云
> 治筋痺方 累月而見效矣. 然則俗言癜風 多出於肝脾經耶?

경험례 3

50세의 한 남자가 좌측의 膝內側에 白癜이 생겨서 점차 손바닥만 하게 커졌으며 눌러 보니 마목이 되었는데 이미 8~9년이 지났고, 전신이 다 변색되었고 눈썹이 빠져서 문을 잠그고 집안에 들어앉은 지 이미 數年이 지났다. 처음 보기에 전신이 모두 똑같아서 부분이 불분명하였는데 문진하니 膝內側에서 시작했다고 하였는데 이는 당연히 筋痺인 것이다. 사람의 모습이 외출할 수도 없고 또한 왕진하여 치료해 줄 수도 없어서 筋痺方과 呼吸補瀉法을 가르쳐주어 환자 스스로 자침케 하였는데 1년이 지나서 절반 낫게 되었으며 지금은 완치되었으리라 생각한다.

> 五十歲 一男子 左膝內側生癜風 漸大如掌 按之成麻木 旣八九年 全身盡變 眉毛脫落 閉戶坐旣數年. 初見 全身皆同 部分不分明 問之膝內始云 當爲筋痺. 人樣不可遷動 又不可往而治之 敎筋痺方 呼吸補瀉 使病者自鍼 周年過半差至此則思之完差矣.

경험례 4

30세의 한 남자가 좌우측의 발등이 혹 붉고 혹 하얗다가 그 다음 해 右手도 또한 그랬는데 時醫가 혹 濕이라 하고 혹 熱이라 하고 혹 風痲라고 하여 濕熱風痲를 치료했으나 백약이 무효하였다. 6년 후에는 눈이 튀어나오고 눈썹이 빠지며 口眼喎斜하고 전신에 白癜이 뭇별들이 나열하듯 나타나서 새로운 증상이 大發하였다. 사지말단은 胃에 속하므로 肌痺로 치료했으나 6~7도에 불험하였다. 의심되어 다시 물어보니 左足大趾會(行間穴)가 綻開하고 合瘡되지 않았다는데 비로소 肝弱임을 깨달아 筋痺方으로 치료하니 17도에 뭇별 같은 白癜이 모두 소실되었으며 口眼은 여전하였는데 이와 같이 하여 6, 7달에 쾌차하였다.

> 三十歲 一男子 左右足跗 或赤或白 其翌年以右手亦然 時醫 或曰濕 或曰熱 或曰風痲云 濕熱風痲治之 百藥無效. 六年之後 眼露眉落 口眼喎斜 全身白癜 如列衆星 換然大發 四末屬胃 肌痺治之 六七度不驗.
> 疑而更問 左足大趾會 爲綻開不合 方覺肝弱 治筋痺方 十七度於衆星皆消
> 口眼如前 如此六七朔快差矣.

경험례 5

> **註** 육십대의 한 부인이 양쪽 다리가 저려서 치료를 받으러 왔는데 1년 이상이 지난 증상이었다. 혈압은 정상이고 특이한 외부 증상은 없었는데 혈액순환장애로 보고 肝正格으로 치료하였다. 5회 치료를 하니 저리는 증상이 풀렸다고 하였으며 추가로 3회 치료를 더 하였다.

6. 맥 비 脈痺

증상

| 肌肉甚熱 皮膚有鼠走感 脣裂 或肌肉色變

⇨ 肌肉이 몹시 뜨거우며 피부에 쥐가 다니는 감이 있고 입술은 터지고 혹 肌肉의 색이 변한다.

| 혈이 허한데다 풍한습의 사기가 혈맥에 침범해서 생긴다. 불규칙적으로 열이 나고 근육에 작열감과 통증이 있으며 피부에 벌레가 기어가는 감이 있는데 간혹 홍반이 나타난다. 피하 또는 근육에 염증이 생겼을 때 볼 수 있다. [대사전]

| 종기가 불만 가까이 하면 더 성을 낸다. 뾰두라지 주위가 빨갛다. 화농성으로 벌겋게 성낸데 다 괜찮다. 疔症에 해당. 이런 것들 살 나는 사람은 소장허 비허로 본다. 피부가 약한데도 좋다. 부르트거나 상처가 난 뒤 벌겋게 남는 경우도 小腸正格이다. [월오]

치료법

| 小腸虛 小腸正格

의안

| 뜸뜬 자리가 성나서 목욕탕에 못 들어가고 걸음도 잘 못 걸을 때 쓴다. [월오]

| 뜸자리가 불룩 솟아오르고 발갛게 되는(켈로이드) 사람은 알레르기성 체질이 많다. 알레르기성 피부의 특징은 접촉성 피부염 ; 뭐든지 닿으면 간지럽고 붉은 줄이 생긴다. 이 때 小腸正格을 쓴다. [월오]

| 땀만 흘리면 두드러기가 난다. 천종혈 압통. 소장정격. [월오]

| 대상포진은 끓는 물을 살에 붓는 듯한 느낌이며, 처음에 좁쌀 같은 것이 따갑고 아프고 나중엔 꽈리 같은 수포가 생긴다. 小腸正格 자침으로 그날부터 잠을 잘 잔다. 4~5회 치료하면 된다. [월오]

| 수두로 발진할 때 자침하면 그날로 가라앉는다. [월오]

| 손발에 열이 많고 가렵고 따가우면 小腸正格을 쓴다. [월오]

| 火傷에 小腸正格 자침하고 화상부위에 피부침 놓는다. 즉효다. [월오]

| 귓속이 가려워서 미칠 지경이며 손발바닥도 가려워서 죽겠다. 귓속이 들먹거리면서 쇄기가 쏘는 것 같은 경우 血虛나 血熱에 의한 가려움으로 小腸正格 발침 전에 모든 증이 사라진다. [월오]

| 피곤하여 입술 주위에 물집이 생기고 부르트며 뾰두라지가 생기는 데는 小腸正格이나 膽正格을 쓴다. [월오]

경험례 1

45세의 한 남자가 왼팔 小指가 구부러지고 좌측 팔이 가늘어지고 힘이 적어졌으며 小指內外側이 麻木하였는데 처음에 심정격을 썼는데 오래 지나도 효험이 없었다. 다시 脈痹方으로 치료하니 유효하였다. 그렇다면 心經에는 본래 麻木이 없는 것일까? 이 증상은 脈痺이다.

註 순환장애이다. 신경장애이면 勝格을 쓴다. 麻木處가 소장쪽이 심했을 것이다. 心經쪽이면 당연히 心正格을 쓴다.

> 四十五歲 一男子 左手小指鉤 左便手臂細而小力 小指內外側麻木 初用心正格 久而不驗. 再治脈痺方有效. 然心本無麻木耶? 此症脈痺也.

경험례 2

20세의 한 남자가 右便이 口眼喎斜하고 小指外側부터 위로 팔꿈치에 이르기까지 麻木하며 眼珠가 약간 붉고 드러났으며 전신에 마목처가 많으며 오른발 踝骨 아래가 헐어서 아물지 않고 左足大趾가 갈라 터져서 瘡이 되었는데, 이미 5, 6년이 되었다. 먼저 小腸經에서 시작하였으므로 脈痹로 치료하니 4, 5도에 口眼이 바르게 되고 兩足의 瘡이 모두 아물었고 麻木은 여전하였는데 20여도에 이르러 쾌차하였다.

> 二十歲 一男子 右便口眼喎斜 自手小指外側 上至肘爲麻木 眼珠微紅而露
> 全身多有麻木 右踝骨下糜爛未合 左足大指綻開成瘡 旣五六年.
> 先始小腸經 故脈痺治之 三四度正口眼 兩瘡俱合 麻木如前 至二十餘度快差矣.

경험례 3

40세의 한 남자가 右手가 마비되고 통증이 있었는데, 끓는 물속에 있는 것 같아서 항시 水濕을 찾고 겨울밤에도 방에 들어앉지를 못하며, 손가락은 회충의 머리가 선회하여 움직이는 것 같았는데, 부분이 不明하나 右手는 小腸症과 동일하고 全身이 잘 익은 대추처럼 붉었다. 내가 처음에 부분이 不明하여 자세히 물으니 여름철부터 시작되었다 하므로 脈痺로 치료하였더니 효험을 보았다. 어찌 그 증상은 동일한데, 통증이 다른 것은 많을까?

> 四十歲 一男子 右手痲痺而痛 如湯火之中 恒時爲水濕 冬日之夜 不能房坐
> 手指如蟲頭之轉搖 部分不明 右手小腸同症 全身赤如熟棗. 余初部分之不明
> 仔細問之 始自夏月. 故治脈痺方見效. 何其症同而痛異者多耶?

경험례 4

40세의 한 남자가 右手의 손등에 붉은 기운 하나가 흩어져서 大腸經 三焦經을 범하고 위로 橫紋 후방의 2치까지 이르렀으며 小指는 침범하지 않았는데, 肘關節 후방의 小腸經脈에 結核이 만져지며 소장경이 지나가는 곳에 痲痺症이 있었다. 그래서 소장경의 병인 줄 알고서 脈痺로 치료해서 如神한 효과가 있었으므로 기록해 둔다.

> 四十歲 一男子 右手掌背 紅氣一散 犯於大腸三焦 上至橫紋後二寸 而不犯小指
> 然肘後小腸脈 結核按之 本經所過處痺.
> 然則知是小腸病 故脈痺治之 有效如神 故記.

경험례 5

한 남자가 좌측의 손바닥과 五指에 惡血이 왕래하여 熱火中에 있는 것 같고, 惡血이 왕래하면 회충의 머리가 가는 것 같으며 擧手와 衣帶를 타인에게 의존했는데, 여러 처방으로 많이 치료를 하였으나 효험이 없었다. 자세히 물어보니 여름철에 시작하였다 하므로 脈痺方을 써서 小腸經을 補하니 유효하였다.

> 一男子 左手掌與五指 惡血往來 如在熱火中 惡血往來 如蟲頭行之
> 擧手而衣帶之任人 多用諸方不驗. 詳問則始發於夏月 故用脈痺方 補小腸經有效.

경험례 6

여자. 은행 만지고 나서부터 양쪽 겨드랑이 엉덩이를 비롯하여 온 몸이 가렵다. 저녁이면 더 가렵다. 가슴이 답답하고 상부로 열이 나고 땀이 많이 나서 미치겠다. 천종혈에 압통이 있다. 小腸正格으로 치료하였다. [월오]

7. 기 비 肌痺

증상

| 風寒濕乘虛入膚 肌膚盡痛

⇨ 風寒濕이 몸이 허약한 틈을 타서 膚로 들어가 肌膚가 매우 아프다.

| 피부와 근육이 아프고 마비감이 있으며 몸이 나른하고 팔다리에 힘이 없으며 땀이 많이 나고 정신이 맑지 못하며 식욕이 부진하다. 피부염 때에 볼 수 있다. [대사전]

| 風寒濕이 몸이 허약한 틈을 타서 膚로 들어가 머무르고 이동하지 않는 까닭에 피부가 不仁하고 땀이 나며 사지가 萎弱하고 정신이 혼몽하다. [요결]

| 만지면 몸살처럼 살갗이 아프다. 저린다. [월오]

치료법

| 胃實 胃勝格

경험례 1

40세의 한 남자가 사지 말단이 들떠서 하얗고 가늘어지고 떨리며 힘이 없으며 사지의 권태가 심하여 겨우 마당을 出入할 정도였고, 온 얼굴이 붉게 상기되었으며 全身이 浮氣가 있는 것 같았는데 시작된 지 1년이라고 하나 병의 형성은 반드시 오래되지 않은 것으로 생각되었다. 처음에는 脈痺로 치료했으나 효험이 없어서, 肌痺로 치료하니 유효하였다. 경락이 불명하였지만 四肢과 面部는 胃에 속하기 때문이다.

四十歲 一男子 四末浮白 痿戰無力 四肢倦甚 僅行戶庭出入 全面紅暈 全身似有浮氣 始周年 想必未形者久矣. 初以脈痺治之不驗 更以肌痺治之有效. 經絡不明 四肢及面屬胃故也.

경험례 2

한 남자가 노역을 한 후 右足의 발등에 신을 묶는 자리에 상처가 났으며 오랜 뒤에 瘡口는 아물었으나 그곳에 항상 根核이 남아 있었는데 오래 지나 마목증이 되어 전신에 파급되었는데, 크기가 大豆만 하거나, 혹 大錢小錢 만하거나, 혹 어린애 주먹만 하였고, 浮氣가 痘腫의 未膿할 때와 같으며, 上脣이 붉게 붓고 움직일 수 없었고 鼻頰에 연급되고 직상하여 眉間근처의 髮際로 이어졌다. 上脣은 胃에 속하고 발등도 역시 胃에 속하므로 肌痺方으로 치료하여 쾌차하였다.

一男子 右足跗上 行役之餘 絲鞋致傷 久而合瘡 本處常有根核 久而成痲木 及於全身者 或如大豆大 或如大小錢 或如小兒拳 浮氣如痘腫未膿 上脣赤浮 不能動搖 連及鼻頰 直上眉間近髮際. 上脣屬胃 跗上亦胃 治肌痺方 快差矣.

경험례 3

한 남자가 30세에 오른쪽 독비혈 근처에 오랜 창이 있은 지 이미 삼사년에 농이 흘러 내려서 버선목을 적시며 병든 다리를 뻗은 채 구부리지 못하였다. 胃勝格을 썼더니 2도에 굴신하고 3도에 병이 나았다. 이는 비록 脚足의 병이나 胃部의 濕傷所致이므로 胃勝格으로 치료한 것이다.

8. 피 비 皮痺

증상

| 癮疹風瘡[132] 呈 刮則不痛 始發時肌肉內如走蟲感

132) 풍창(風瘡) : 胎毒瘡疥(어린이가 태독으로 헌데와 옴이 생긴 것). 胎毒瘡瘍(태어난 다음 헌데가

⇨ 癮疹風瘡을 모하고 긁어도 아프지 않으며 처음 발병할 때에 肌肉내에 벌레가 기어 다니는 것 같다.

| 피부에 두드러기나 풍창이 생기고 가렵지만 아프지 않으며, 또 피부가 차고 뻣뻣하면서 감각이 둔해진다. 초기에는 벌레가 기어가는 감도 있다. 심하면 기가 치밀어 숨이 차고 가슴이 그득하다. [대사전]

치료법

| 肺虛 肺正格

경험례 1

50세의 한 남자가 右手의 支溝穴위에 白癜이 어린애 손바닥만하고 그 중앙의 피부가 갈라지고 살이 문드러졌으며, 버들잎 작은 것 같은 것이 右手의 손등에 한 개 있었고, 그 곳을 손톱으로 깊이 긁으면 통증이 있으나, 손톱으로 얕게 긁으면 통증이 없었는데 이미 10여년이 되었다.

三焦經은 본래 痲木이 없으나 환처가 지구혈 바로 위에 있으므로, 처음에는 三焦正格을 3, 4개월 사용해도 효험이 없으며 더욱 얕게 白癜이 번져 갔다. 그래서 白虎風[肺勝格]으로 의심하여 1개월가량 치료하니 살이 문드러진 것이 점차 넓게 퍼져서 진찰하는 것이 치료보다 더욱 어려워졌다. 또 痛痺寒勝方으로 1개월가량 치료해도 효험이 없었다.

바야흐로 얕게 긁으면 통증이 없는 것은 皮痺인 것을 깨닫고 皮痺方으로 수개월을 치료하니 갈라졌던 피부와 문드러진 살이 다 없어지고 合瘡되었다. 그러나 병자가 3, 4가지 처방으로 치료하니 염증이 나서 철거하므로 나도 굳이 만류하지 않았다.

五十歲 一男子 右手支溝上癜白 如小兒掌 當中皮裂肉爛 如柳葉小者
右手背有一 按其爪刮則痛 淺爪刮則不痛 旣十餘年.
三焦本無痲木 患處正在支溝上 故初用三焦正格 三四朔不驗 尤以淺白之.
故疑白虎風 治之月餘 肉爛者漸益滋蔓 診症更難主治. 又痛痺寒勝 治月餘不驗

머리 가슴 등 또는 팔다리에 나서 가렵고 긁으면 진물과 피가 난다).

方覺淺爪刮 不痛者皮痺 治本方數月 皮裂肉爛者 盡合瘡.
然而受病者 數三方施治 生厭症撤去 余亦不必留之矣.

경험례 2

한 남자가 손목위의 支溝穴에 病根이 있어서 諸方을 사용해도 효과가 없었다. 다시 물으니 곧 手大指의 爪甲根이 병들어 통증과 熱感이 있다 하므로 肺正格을 사용하여 효과가 있었다.

一男子 手腕上支溝 有病根 用諸方不驗.
更問則手大指爪甲根有病 有痛熱 故用肺正格 有效.

경험례 3

37세 청년이 엄지손가락 첫마디 외측에 녹두크기의 결절이 생긴 지 3년이 넘었다고 한다. 만져서 아프지는 않으나 손가락을 굽힌 상태로 시간이 지나면 펼 수가 없어 오른손의 도움으로 펴기는 하는데 펼 때는 통증이 극심하다고 한다. 병원에서 결절제거 수술을 하였으나 다시 조금씩 자라면서 재발하였는데 굽히고 펼 수가 없다고 한다. 결절부위가 肺經으로 肺正格을 쓰면서 결절위에 뜸을 5장씩 했는데, 5회 만에 결절이 사라지고 손가락을 마음대로 굽히고 펼 수 있게 되었다. [동이]

9. 통풍痛風 (통비痛痺의 종류)

증상

| 痛處懸靑 按之如火烙狀

⇨ 아픈 곳 피부에 청색을 나타내고 피부를 누르면 불로 지지는 것 같은 증

치료법

| 膽虛 膽正格

1) 통풍痛風 (gout) 註

(1) 증상

- 팔다리 관절에 심한 염증이 되풀이되어 생기는 유전성 대사 이상 질환. 관절 속이나 주위에 요산염이 쌓여서 일어나며, 열이 나고 피부가 붉어지며 염증이 생긴 관절에 통증이 있다.

(2) 치료법

- 濕勝 脾勝格

(3) 의안

註 통풍은 주로 엄지발가락 내측에서 발생하므로 경락취혈하여 脾勝格을 사용한다. 통풍에 3회 정도의 치료로도 통증이 완화됨을 알 수 있다. 10회 정도의 치료를 하면 호전 정도가 역력해 진다. 환처에 치료하는데, 시침하여 보사를 한 후 만져보면 심한 통증이 완화되어 가벼운 통증으로 변한 경우도 종종 있다. 다른 부위에 발생한 것도 경락취혈하면 된다.

10. 백호풍白虎風 (백호역절풍白虎歷節風)

증상

| 流走痛於四肢骨節 如虎咬之狀

⇨ 痛痺로서 팔다리의 관절로 왔다 갔다 하면서 아픈 것이 마치 범에게 물린 것 같이 심하다하여 백호풍이라 한다.

치료법

| 肺實 肺勝格

경험례 1

30세의 한 남자가 尾骶骨로부터 시작하여 腰下에 이르기까지 손바닥만 하게 짙은 白色을 띠고 혹은 얼룩의 모양이 虎皮와 같은데 듣건대 7, 8년 전에 右手大指端에 生瘡하여 백약무효했다 하였다. 肺勝格을 쓰니 大指瘡이 먼저 나았다.

> 三十歲 一男子 自尾骶骨 上至腰下 深白如掌大 或斑然如虎皮 聞自始七八年前 右手大指端生瘡 百藥無效. 用肺勝格 大指瘡先差.

경험례 2

30세의 한 남자가 左手大指가 痲木하였는데 잘못 뜸뜨고 鍼놓아 벌써 한마디가 물러났으며 병세는 더욱 깊어졌다고 하였다. 肺勝格으로 치료하니 신효함이 있었다.

註 경락취혈한 것이다.

> 三十歲 一男子 左手大指痲木 誤灸之 鍼之 已落一節 病勢更深云云. 治肺勝格 有神效矣.

경험례 3

한 여자가 좌측 腰脊에 1치가량에 小錢만한 점이 생겨 짙은 백색이며 가루(屑)는 없었는데 1년이 지나자 大錢 만하게 되었고, 또 나중에는 肩項側에 바둑알만한 흰 자국이 생겼다. 肺勝格으로 치료한 지 1개월 후에 肩項側과 腰脊의 점이 조금 나았고, 3, 4개월에 쾌차하였다.

> 一女子 左腰脊一寸許 生占如小錢 深白無屑 至於一年如大錢 又後生肩項側 白痕如棋子大. 治肺勝格 一朔之後 肩項側與腰脊上 生占小差 三四朔快差矣.

경험례 4

한 남자가 사지말단과 얼굴이 풀을 발라서 이미 마른 것 같고 손의 肺經분야가 더욱 심하므로 肺勝格을 썼더니 유효하였다. 백호풍이 아니어도 本方으로 치료한 까닭은 어떤 이유인가? 폐의 증상이 上部에 있는 것은 勝格을 많이 쓴다.

一男子 四末與面 如抹糊而已乾 手肺經分野尤甚 故治肺勝格有效.
非白虎風 而治以本方者 何耶? 肺症之在上者 多用肺勝格.

11. 기타 의안

| 골비(骨痺) 때에는 太谿 委中혈을 취하고, 근비(筋痺) 때에는 太衝 陽陵泉혈을 취하고, 맥비(脈痹) 때에는 大陵 少海혈을 취하고, 육비(肉痺) 때에는 太白 三里혈을 취하고, 피비(皮痹) 때에는 太淵 合谷혈을 취한다. [강목]

| 비병(痺病) 때에는 번침(燔針)[133]으로 효과가 알릴 때까지 세게 찌르며 아픈 곳을 수혈(兪穴)로 삼으라고 하는데 이것은 침을 놓은 후에 효과가 있기까지를 한도로 하며 아픈 곳을 수혈로 한다는 것이며 여러 경의 혈을 취하지 않는다는 것이다. [영추]

| 역절풍을 치료할 때도 역시 위와 같은 방법대로 아픈 곳에 뜸을 21장 뜨면 좋다. [천금]

| 모든 뼈마디가 시글고 아프면서 감각이 없을 때는 絶骨혈에 삼릉침으로 피를 빼내면 곧 낫는다. [동원]

133) 번침(燔針) : 쉬자(焠刺). 침을 불에 달구어서 해당한 침혈 부위에 빨리 찔렀다가 곧 빼는 방법이다. 유옹 나력 등에 효과가 있다.

34장. 위 증 痿症

內經에서 痿症[134]에는 다섯 종류가 있으니. 肺에 열이 있으면 肺葉이 마르므로 痿躄이 되고, 心에 열이 있어 건조해지면 脈痿가 되고, 肝에 열이 있으면 筋痿가 되고, 脾에 열이 있으면 肉痿가 되고, 腎에 열이 있으면 骨痿가 되어 腰膝(腰脊)이 아프면 骨髓가 고갈된다. 그러므로 치법은 滎火穴을 보하고 그 兪土穴을 통하게 하며 그 虛實을 조절하여 逆順을 조화시킨다고 하였다. 그런즉 筋脈은 바르게 되고 骨肉에 우환이 없어지니, 補瀉할 때 자세히 헤아려야 한다.

內經曰 痿症有五色 肺熱葉焦者爲痿躄, 心熱氣燥者爲脈痿, 肝氣熱者爲筋痿, 脾氣熱者爲肉痿, 腎氣熱者爲骨痿, 則腰膝痛者爲髓枯. 以此法曰
補其滎火通其兪土 調其虛實和其逆順 此則筋脈自平 骨肉無憂 補瀉者詳之

痿論 : 肺熱葉焦 則皮毛虛弱急薄 著則生痿躄也.
心氣熱 則下脈厥而上 上則下脈虛 虛則生脈痿 樞折挈[135] 脛縱而不任地也.
肝氣熱 則膽泄口苦筋膜乾 筋膜乾則筋急而攣 發爲筋痿.
脾氣熱 則胃乾而渴 肌肉不仁 發爲肉痿.

---

134) 위증(痿症) : 몸의 근맥이 이완되고 팔다리의 피부와 근육이 위축되면서 약해져 마음대로 움직이지 못하는 병증.
135) 추절설(樞折挈) : 樞는 사지관절, 折은 굽다, 挈은 고대 병명으로 급한 모양을 나타낸다. 사지관절을 마음대로 움직이지 못하는 것을 형용한 말이다.

腎氣熱 則腰脊不擧 骨枯而髓減 發爲骨痿.

各補其榮而通其腧 調其虛實 和其逆順 筋脈骨肉 各以其時受月 則病已矣.

1. 위 벽 痿躄

증상

| 肺熱葉焦[136] 五臟因而受之 筋脈怡弛 脚足軟弱無力 不能行步

⇨ 肺熱로 葉焦하면 五臟이 인하여 感受하는데 筋脈이 늘어지고 脚足이 軟弱無力하여 행보를 못한다.

| 위는 시든다는 것이고 벽은 다리를 전다는 말인데, 위증이 주로 다리에 많이 생긴다고 하여 위벽이라고 하였다. 그러나 위증이 다리에만 생기는 것이 아니라 팔이나 상반신에도 생긴다. 위증과 같은 뜻으로 쓰인다. [대사전]

| 사지가 무력하여 움직이지 못하는 증과 근무력증을 치료한다. [월오]

치료법

| 肺熱 肺正格

경험례 1

한 소아가 龜胸과 龜背하고, 兩脚이 痿躄하여 屈伸을 못하고, 늘 누워있고 일어나지 못하며, 兩足이 때때로 심하게 떨렸으며 만지면 더욱 극심했는데, 龜胸龜背 痿躄은 모두 다 肺傷이다. 肺正格으로 치료하여 數度에 옴(疥)과 같은 全身의 皮風이 모두 없어졌고, 눈의 紅肉도 또한 없어졌으며, 兩足을 임의로 굴신하면서 포복하여 방안에서 일어날 수 있게 되었는데, 이것은 반드시 치료되는 증상이나 치료비가 부족하여 돌아갔으니 어찌 애석한 일이 아니겠는가.

一小兒 龜胸龜背 兩脚痿躄 不能屈伸 長臥不能起 兩足時時戰掉 按之則尤劇

136) 엽초(葉焦) : 폐열에 의한 폐엽(肺葉)의 손상.

龜胸龜背痿躄摠皆肺傷. 治肺正格數度 全身上皮風 如疥者盡消 眼紅肉亦除 兩足任意屈伸 能葡(匍)匐房內起 此是必祛之症 以資斧之不足去之 豈不惜哉.

경험례 2

40세의 한 남자가 左膝이 酸痛하여 諸方으로 치료하였으나 不效하였다. 肺正格으로 치료하니 一度에 快差하였다.

四十歲 一男子 左膝酸痛 諸方治之不效. 治肺正格 一度快差.

경험례 3

68세 남자가 근맥이 무력하여 먼 거리를 보행은 할 수 없고 무릎은 시큰하다고 하기에 肺正格 3회를 썼더니 매우 호전되었다. [동이]

註 膝酸痛은 시큰거리는 증상으로 肺正格 또는 肺正格+曲池瀉한 瘀血方을 쓰면 효능이 있다. 또한 膝內側이 酸痛하면 膀胱正格을 쓴다.

경험례 4

5세의 한 여아가 소아마비로 진단받았는데 그 증상은 열이 매우 심하고 기력이 쇠진하여 늘어졌으며 치료가 불가능한 상태로 보였다. 문진하니 감기를 앓은 후 소아마비가 되었다고 하였다. 肺正格 1도를 치료하니 아이가 생기가 나고 열도 내렸다. 2도 후 물도 마시고 인사도 하게 되었다. 하루가 다르게 회복되었으며 9도 치료하여 완쾌되었다. [정전]

2. 근 위 筋痿

증상

| 入房太甚 筋急[137]而攣[138] 不能行步

137) 근급(筋急) : 힘줄이 오그라드는 병증. 힘줄이 수축되어 잘 굽혔다 폈다 하지 못하게 된다.

⇨ 入房太甚하여 근육이 오그라들어 行步를 못한다.

| 간혈로 음혈이 상해서 힘줄을 자양하지 못하므로 생긴다. 힘줄이 오그라들고 점차 약해져서 팔다리를 움직이기 힘들어 하고 입 안이 쓰며 손발톱이 마른다. [대사전]

치료법

| 肝熱 肝正格

경험례 1

한 소아가 왼편다리에 힘이 없어서 앉아서 일어남에 들지 못하는데 그 左脇을 만지니 鱉腹의 흔적이 있었다. 筋痿方으로 치료하니 불과 一度에 鱉腹과 脚症이 함께 쾌차하였다.

一小皃 左脚無力 坐立不擧 按之左脇 有鱉腹之痕.
治筋痿方 不過一度 鱉腹及脚症 幷快差矣.

경험례 2

2살 된 한 소아가 鱉瘧으로 오래 아팠는데 어떤 사람이 옻닭 1마리를 먹이기를 권하여 이로 인해 옻독(漆毒)이 발생했고, 여러 날 후에 비록 통증은 조금 나았어도 右足이 痿躄하고 膝下가 가늘어지고 無力해져서 땅을 디딜 수 없었으며, 大趾가 구부러져서 아래를 향하였는데 이 증상은 筋痿이다. 좌측을 치료하자 효과가 있었다. 그렇다면 간혹 肝症도 우측에 있는 것일까?

二歲 一小皃 久痛鱉瘧 有人使服漆鷄一首 因以發漆毒累日後 所痛雖小已
右足痿躄 膝下細而無力 不能履地 大趾屈而向下 此症筋痿.
左治有效. 然則肝症 或在右乎?

138) 근련(筋攣) : 筋脈이 오그라들면서 스스로 몸과 팔다리를 펴지 못하는 증

3. 맥 위 脈痿

증상

| 心氣熱則 脛縱而不任也

⇨ 心氣熱로 슬관절 근육이 늘어나 몸을 지탱하지 못한다.

| 심열로 근맥을 자양하지 못해서 생긴다. 다리근육이 여위고 힘이 없어 잘 걷지 못하며 슬관절 족관절이 늘어져 잘 놀리지 못하게 된다. [대사전]

치료법

| 心熱 心正格

4. 육 위 肉痿

증상

| 脾氣熱則 胃乾而渴 肌肉不仁

⇨ 脾氣熱로 胃腸이 건조하고 갈증이 나며 肌肉이 不仁하다.

| 脾熱로 위음이 부족하여 기육을 자양하지 못하거나, 습사가 기육에 침입하여 생긴다. 입안이 마르고 피부가 저리고 감각이 없다. 심하면 팔다리를 마음대로 쓰지 못한다. [대사전]

| 肉痿者 得之濕地也(痿論)

치료법

| 脾熱 脾正格

5. 골 위 骨痿

증상

| 腎氣熱則 腰膝不擧 骨枯而髓減

⇨ 腎氣熱로 腰膝을 들지 못하고 뼈가 마르며 골수가 감소한다.

| 腎熱이나 과로로 腎精이 소모되어 생긴다. 허리와 등이 시큰거리면서 힘이 없고, 폈다 굽혔다 하기 힘들며, 다리의 근육이 늘어지고 약해져서 잘 걷지 못한다. [대사전]

치료법

| 腎熱 腎正格

6. 기타 의안

| 兩足難移 膀胱 三里委中瀉 註 膀胱正格 [단방가]

35장. 귓 병 耳病

內經에서 腎은 作强之官으로 技巧가 나온다고 하였다. 그러므로 귀는 腎의 징후가 표출되는 곳이다. 北方水의 一陽이 天一水이고, 南方火의 二陰이 地二火이다. 그러므로 補水瀉火[熱症方]하여 그 本을 편안하게 하고 抑官制邪[勝格]하여 그 末을 평온케 한다.

內經曰 腎者 作强之官 技巧之出[139] 是以耳者 腎之外候. 北水之一陽 天一水 南火之二陰 地二火. 此補水瀉火 以寧其本 抑官制瀉 以平其末

1. 이 명 耳鳴

증상

| 有如蟬之聲 或如鍾鼓響

⇨ 매미소리나 혹 종소리나 북소리 같은 소리가 들린다.

| 耳鳴 雖有一方 又有痰厥耳鳴

⇨ 이명은 비록 한 가지 처방만 있으나 또 痰厥耳鳴[心勝格]도 있다. [醫案]

139) 作强之官 技巧之出 : 作强의 作은 동작 혹은 작업을 뜻하고, 强은 부하능력으로 이해해야 한다. 즉 동작이 강건하고 정기가 충만함을 가리킨다. 伎巧는 정교하고 영민하다는 뜻이다. 腎氣가 충만하고 精과 髓가 충족하면 정신이 맑고 민첩하며 영민할 뿐만 아니라 근골이 튼튼하고 동작에 힘이 있다.

치료법

| 膀胱膽虛 商陽通谷補 太白太谿瀉

의안

| 耳鳴肪正聾腎正이오. [신침가. 22上]

| 耳鳴, 말이 잘 안 들리면 小腸勝格을 쓴다. [월오]

| 膽病에 暴聾耳鳴한다. [연구]

| 건장한 사람이 갑자기 온 이명에는 肝正格을 쓰고, 허약한 사람이 서서히 온 이명은 腎正格을 쓴다. 안면창백에 어지럼증을 겸한 이명에는 小腸正格이 좋고, 안면이 붉고 화 잘 내는 사람이 이명을 겸했다면 膀胱正格을 쓴다. [동이]

註 腎虛耳鳴은 腎正格, 肝虛耳鳴은 肝正格, 熱鬱의 耳鳴엔 胃正格을 쓴다. 이명증에 일반적으로 허실을 구분하며 소리가 미약하고 소리가 났다 그쳤다하는 것은 허증으로 腎正格이나 肝正格 心正格 胃正格이 유효하며 또한 경락상 膽經이 분포하므로 실증에 膽勝格이 유효할 것이며, 痰厥耳鳴엔 心勝格을 쓴다.

이명증에 신침가의 膀胱正格을 이명의 기본방으로 한 것은 고혈압성 이명의 치료방으로 제시한 것 같다. 치료법에 제시된 膽經을 참작하여 膽勝格을 가한 치료법이 적합할 것으로 보이며 혹, 이롱의 치료방과 같이 三焦勝格을 가한 치료방이 적합할 것인지는 경험 있는 의자의 논술을 기다린다.

처방에서 手陽明經 商陽의 一穴로 두 혈을 임계점으로 끌어올리지 못하므로 足陽明金穴인 厲兌을 겸하여 補하여야 임계점으로 끌어올릴 수 있게 되어서 그 효능을 발휘할 수 있게 된다.

⇨ 膀胱虛膽實 商陽至陰竅陰厲兌補 委中三里陽谷陽輔瀉

경험례 1

30세의 한 남자가 耳鳴이 2개월 되었는데 商陽通谷補 太白太谿瀉 4, 5도에 快祛하였다.

三十歲 一男子 耳鳴 二個月 商陽通谷補 太白太谿瀉 四五次 快祛.

경험례 2

40대 초반의 한 중년 남자가 10년 동안 耳鳴 眩暈 증상에 시달렸는데 맥은 緊數하고 성격도 분노를 잘하는 사람이었다. 일단 相火가 치성해서 온 것으로 보고 膽勝格 1회 치료 후 다음 날 증상이 반감하였고 2회 치료 후 증상이 소실되었다. [활투]

경험례 2-1

註 60대 한 부인이 이명 증상이 오래되었으며 소리가 크다고 하였다. 외부 증후는 없으며 경락을 보고 **膽勝格**으로 치료하니 4~5회 치료로 약 80% 정도 감소되었다고 하였다.

경험례 3

10세 된 남자 아이가 6개월 전에 교통사고로 뇌출혈이 있었으며, 치료 후에 후유증으로 이명 증세가 있었다. 작은 소리가 아주 크게 들려서 무의식적으로 귀를 손으로 막곤 한다하였다. 맥은 無力하고 체격은 마른 편 이었으며 타박에 의한 어혈로 고려하여 肝正格을 시술하니 2도에 신효함을 보았다. 계속 추가 치료 후 호전되었다. [활투]

경험례 4

註 30대의 보통 체격의 남자가 머리를 심하게 부딪친 후 이명이 생겼다고 하였다. 1주일 지나서 왔는데 어혈이 풀리지 않아서 온 이명으로 사료되어 瘀血方으로 치료하니 1도에 반감하고 2도에 거의 다 나았다고 하였으며 치료를 종결하였다.

2. 이 롱耳聾

증상

| 耳鳴早而不治 漸之於聾 ⇨ 이명을 일찍 치료하지 못하면 점차 이롱이 된다.

치료법

| 腎虛 經渠復溜補 支溝陽輔瀉

| 腎虛三焦實 腎正格+三焦勝格[經渠復溜通谷液門補 太白太谿三里天井瀉] 추정

의안

註 치료법으로 제시한 支溝陽輔瀉는 三焦熱症方의 표현인데 耳聾과 熱症은 무관하며, 三焦의 經氣를 깊숙이 넣어주는 三焦勝格이 적합할 것으로 추정되며 이에 대한 경험이 없으니, 경험 있는 의자의 논술을 기다린다.

경험례

40세의 한 남자가 근력은 장대한데 까닭 없이 耳聾으로 들리지 않았는데 經渠復溜補 支溝陽輔瀉 수회에 병이 나았다. 重病後와 耳瘡後 餘祟로 온 耳聾과 오랜 耳聾도 모두 此로 치료하여 유효하였다.

四十歲 一男子 氣力壯大 無緣耳聾不聞 經渠復溜補 支溝陽輔瀉 數度病已.
重病後 耳瘡後 餘祟(祟)之耳聾 久之耳聾 亦皆此治有效.

3. 중이염中耳炎 [동이]

치료법

| 三焦正格

경험례

50세 여자 중이염으로 양방병원을 다녔으나 그때뿐 3년이 지났다고 한다. 소장정격을 썼더니 별 차도가 없어 다시 삼초정격을 썼더니 훨씬 좋아졌다고 한다. 이 후 15회를 더 치료했더니 완쾌가 되었다. [동이]

36장. 눈 병 目病

東垣이 陰陽應象大論을 보고 말하기를 모든 經脈은 다 눈에 이어진다 했는데, 肝木이 金克을 당하여 (金克木으로 肝氣의 上逆이 억제되어) 五臟이 윤택해지면 항상 눈이 밝을 것이며, 눈에 血의 영양공급을 받으면 잘 볼 수 있고 六腑도 저절로 조화로울 것이다. 그러므로 五行이 (눈에) 다 모이고 六腑로 함께 회귀하니, 童子는 腎水의 精에 속하고[腎正格], 青瞳[青瞖]은 肝木의 精에 속하고[肝正格], 白眥는 肺金의 근원에 속하고[肺正格], 內眥는 心火의 근본에 속하고[心熱症方. 心腎方], 外眥는 胃土가 지나가는 곳에 속하고[胃正格], 眼瞼은 脾胃肉의 精에 속하고[上脾下胃], 眼窠는 三焦가 開閉하는 것에 속한다[眉稜骨痛:三焦勝格]. 近視하나 遠暗하면 陽虛[肝虛]이고, 遠視하나 近昧하면 陰虛[腎虛]이다. 그 발병된 부분을 보아서 분명하면 陰陽盛衰를 알 수 있으니 이 증거를 잃지 않아야 한다.

東垣曰 按陰陽應象大論 諸脈而皆屬目 遇金克潤五臟常明 目得血而能視
六腑自和. 是以五行俱會 六腑同回, 瞳子屬腎水之精 青瞳屬肝木之精
白眥屬肺金之原 內眥屬心火之本 外眥屬胃土之所經 眼瞼屬脾胃肉之精
眼窠屬三焦之開閉. 能近視而遠暗陽虛 能遠視而近昧陰虛.
分明視其部分 陰陽盛衰可知 不失其驗.

瞳子濁은 青盲과 같은 (腎虛이지만) 치료하면 효과는 가장 더디게 나타나고, 雀目은 晝明夜不明인데 雀目方[肝正格或肝熱症方]으로 치료하면 효능이 더욱 신

속하다. 水土症과 食傷症도 많이 있다. 수토증이 있으면 水土로 치료[心正格]하고, 식상증이 있으면 食傷으로 脾를 조리[脾正格]하니, 한 가지 처방에 집착하면 안 된다.

瞳子濁 雖是青盲治之最遲 雀目乃是晝明夜不明 治爲之尤速.
水土症及食傷症 多有之. 有水土 以水土治之, 有食傷 以食傷調脾 不可執一.

1. 동자탁 瞳子濁

증상

| 瞳子上 白濁 ⇨ 눈동자가 뿌연 것

| 눈동자가 뿌연 것을 치료한다. 腎虛. 바람 불 때 눈물이 나는 증, 眼花에도 적용한다. [동이]

치료법

| 腎虛 腎正格

2. 청 예 青瞖

증상

| 青色雲瞖 蓋眼睛 ⇨ 청색의 구름 같은 것이 眼精을 덮어 가는 것

| 현대의 병명으로는 녹내장이다. 이는 房水속의 배출장애로 인하여 眼內壓이 올라가 생긴다. 급성은 극렬한 두통 오심구토 紅視(虹輪) 시력저하 등의 증상이 생긴다. 이 병의 특징은 전깃불을 쳐다보면 불가에 무지개가 생긴다. [신연구]

치료법

| 肝虛 肝正格

의안

| 녹내장, 색맹, 안구건조증, 가만히 있어도 눈물이 나는 증에도 肝正格을 쓴다. [동이]

| 녹내장은 안구의 안압(眼壓)이 병적으로 상승하기 때문에 시신경이 장애되어 시력이 약해지는 병이다.

40세 이상의 성인 가운데 0.5~2 %의 빈도로 일어난다. 안압의 정상 값은 15~20 mmHg인데, 그것이 병적으로 진행되면 동공 안쪽이 녹색으로 보인다. 안내액(眼內液)은 림프의 일종으로 수양액(水様液 : 眼房水)이라 하는데 안내조직(眼內組織)에 영양을 주며 신진대사를 일으키고 안내압을 일정하게 유지한다. 생산된 방수(房水)는 우각(隅角)에서 배출되는데, 그 배출에 장애를 받으면 녹내장이 생긴다.

녹내장에는 원인불명의 원발성(原發性) 녹내장과 홍채염(虹彩炎)이나 안내출혈(眼內出血) 등 눈병의 결과에서 오는 속발성(續發性) 녹내장이 있다. 원발성 녹내장으로는 중년 이후의 신경질적인 여성에게 많은 염성녹내장(炎性綠內障)과 청소년에서도 볼 수 있는 단성녹내장(單性綠內障)이 있는데, 우각을 검사해보면 전자는 협우각(狹隅角), 후자는 광우각(廣隅角)인 경우가 많다.

일반적으로 염성녹내장에서는 주로 야간에 많이 일어나는 가벼운 시력장애와 등화(燈火) 주위에 홍륜이 보이며 안통(眼痛), 두통, 구토 등이 발생하고 가끔 안압이 일시적으로 상승하는 발작을 거듭하여 만성으로 이행하는 경우도 있다. 그러한 발작을 거듭하다가 갑자기 크게 발작을 일으켜서 실명하는 수도 있다.

단성녹내장은 자각증상이 없이 진행되는 경우가 많고 가벼운 두통이나 홍륜(虹輪)이 나타나는데, 오랜 세월에 걸쳐서 차츰 시력이 감퇴된다. 처음에는 한쪽 눈에서 시작되어 나중에 두 눈을 모두 실명한다.

원발성 녹내장에는 이 밖에도 어린이에게서 볼 수 있는 우안[140]이 있다. 이것은 선천적 이상 때문에 안압이 지속적으로 진행되는 상태인데, 안구와 각막도

140) 우안(牛眼) : 눈이 툭 불거져 나오는 병

확대된다.

3. 백자막白眥膜 (백막白膜)

증상

| 白苔 蓋眼睛 ⇨ 백태가 眼睛을 덮은 것

| 눈에 흰 반점이 생기는 것인데 이 반점을 떼는 수술을 하면 아주 간단하게 부작용 없이 성공적이라고 이야기를 할 수 있다. [신연구]

| 백태가 안정을 덮는 것을 치료한다. 눈곱이 많이 낄 때, 흰자위에 붉은 실핏줄이 낄 때도 적용하며, 흰자위에 붉은 힘줄 같은 것이 안막을 가릴 때도 치료한다. [동이]

치료법

| 肺虛 肺正格

의안

| 白眥瞖膜肺正格이오 上下生肉胃正格이라. [신침가. 73]

⇨ 흰자위에 백태가 끼는데는 肺正格을 써야하고 上下眥에서 고깃덩어리가 자라나는데는 胃正格을 써야 한다.

| 백내장에 肺正格을 쓴다. 백내장은 눈의 수정체가 흐려져서 시력장애를 일으키는 병이다. 눈동자의 속이 희게 보이므로 이런 이름이 붙었다. 원인은 분명하지 않으나, 수정체의 물질대사장애, 예를 들면 비타민 C의 결핍, 아미노산의 대사이상에 의하여 수정체낭(水晶體囊)의 투과성이 변화하여 일어난다고 보고 있다.

초기에는 시력장애는 잘 알 수 없고, 오히려 비문증(飛蚊症)이나 안정(眼睛)의 피로 등을 알 수 있다. 진행에 따라서 안개 속에서 물건을 보는 것 같은 느낌을 자각하게 되며, 점차로 시력이 약해져 멀리도 가까이도 보기 힘들며

복시(複視), 다시(多視)를 느낄 때도 있다. 더욱 진행되면 나중에는 명암만을 알게 되고 실명상태로 된다. 이 기간은 흔히 수년에서 십 수 년에 이르며, 당뇨병에 의한 것은 경과가 빠르고, 외상성인 것은 수일 내로 실명상태로 되는 경우도 있다.[동이]

경험례

60대 초반 여자 우측 눈을 백내장 수술. 다른 한쪽 눈에도 백내장이 있어서 사물을 보는데 어려움을 오랫동안 겪었는데 肺正格 1회로 유효하고 2회로 많이 호전되었다. 20회 치료로 거의 정상에 가깝게 치료되었다. [월오]

4. 외자적연 外眥赤緣 (외자적연혈암 外眥赤緣血暗)

증상

| 外眥赤緣 而絲血脹也 ⇨ 外眥가 충혈되어 붉고 아픈 것

치료법

| 胃虛 胃正格

의안

| 눈 바깥쪽 충혈에 胃正格을 쓰며 눈 바깥쪽이 가려우면 胃熱症方[通谷內庭補 陽谷解谿瀉]을 쓰는데 심한 사람은 피가 나도록 긁어도 가렵다. 안구출혈에도 胃正格을 쓴다. [월오]

경험례 1

20세의 한 남자가 오른쪽 눈 黑睛에 좁쌀같이 약간 흰 것이 있었는데, 黑睛에 있는 것은 당연히 肝病이나 外眥가 더욱 심하게 붉으므로 胃正格을 썼더니 유효하였다.

> 二十歲 一男子 右目黑睛 如粟米者微白 在黑睛者當肝病 外眥尤甚赤
> 故用胃正格 有效.

경험례 2

17~18세의 한 여자가 평소 眼痛 頭痛으로 고생한 지가 이미 3년이며, 두 눈이 모두 빨갛되 外眥의 白睛이 더욱 심했다. 胃正格으로 치료하니 數度에 쾌차하였다.

> 十七八歲 一女子 常苦眼頭痛 旣三年矣 兩眼俱赤 以外眥之白睛尤甚.
> 治胃正格 數度快差.

경험례 3

한 남자가 壬年을 당하여 輪眼(白眥眼疾 추정)으로 고통하고 눈꼽이 많고 結硬되는 증이 수개월 되어도 낫지 않았다. 내가 보기에 左目은 內眥가 심하게 붉고 右目은 外眥가 심하게 붉었다. 心으로 치료할 것인가? 胃로 치료할 것인가? 이 해의 運氣가 木官이 犯土하므로 胃正格으로 치료하니 효과를 보았다.

> 一男子 當壬年 輪眼之痛 眵多結硬 數月不已. 余見左目內眥甚赤 右目外眥甚赤
> 心治乎? 胃治乎? 此年之運 木官犯土 治胃正格 見效.

경험례 4

한 남자가 壬年을 당하여 左目이 赤痛하고, 왼쪽 귀 뒤에 白癉(白癜)과 같이 옅은 백색을 띤 것이 어린애 손바닥만 하며, 兩頰骨 아래에 黑刺가 많이 생겨 이를 누르면 간혹 진물이 나왔다. 胃正格으로 치료하였더니 一度에 諸症이 모두 효과가 있었다.

> 一男子 當壬年 左目赤痛 左耳後如白癉(癜) 而淺白者 小兒掌大 兩頰骨下
> 多生黑刺 按之或出濃水. 治胃正格 一度諸症皆效.

5. 내자육기 內眥肉起 (내자적홍육기 內眥赤紅肉起)

증상

| 內眥 赤紅肌肉推起 ⇨ 內眥(눈 안쪽)에 적홍색의 肉이 일어난 것

| 肌肉이 동자를 덮어 가는 것에도 적용한다. [동이]

치료법

| 心熱 神門瀉

| 心經實熱 少海陰谷補 少府魚際瀉 [요결]

| 又方 心熱 心熱症方[少海陰谷補 少府然谷瀉] 추정

의안

| 內眥의 이상은 관심을 가지고 관찰하면 쉽게 볼 수 있다. 예를 들어 보면 눈의 안쪽 눈물샘이 다른 쪽에 비해서 많이 보인다거나 눈의 안쪽이 쳐져있거나 눈물이 그쪽 편으로 나오는 사람들인 것이다. 이러한 증상들은 心經의 이상인 것이다. [신연구]

경험례

34세의 한 남자가 內眥에 赤紅色의 肌肉이 발생하여 眼睛을 가려 물체를 잘 볼 수 없었다. 병원에서 수술을 하였는데 또 자라서 2차 수술을 하였다. 역시 마찬가지로 또 자라났다. 맥은 心脈이 洪數하였고, 치료는 神門瀉 3도에 內眥의 肌肉의 성장이 멈추고 5도에 완쾌하였다. [정전]

6. 백정예막 白睛瞖膜 (백정홍근예장막 白睛紅筋瞖障膜)

증상

| 白珠紅筋狀之 瞖瞕膜 ⇨ 흰자위에 붉은 힘줄이 안막을 이루는 것

치료법

| 肺虛 魚際瀉
| 肺病 肺正格 [요결]

7. 오정예막 烏睛瞖膜 (오정홍백예장막 烏睛紅白瞖障膜)

증상

| 烏睛紅白狀之 瞖障膜 ⇨ 검은자위에 홍백색의 흰 태가 끼는 것

치료법

| 肝病 間使瀉
| 肝病 肝正格 [요결]

경험례

30세의 한 남자가 兩眼의 黑睛의 紅白絲가 짙었고, 白眥 전체가 다 붉었으며 (진단하는데) 부분이 불명하였다. 처음 肺正格을 썼으나 不驗하였다. 다시 肝正格으로 치료하니 數度에 겨우 물체가 보였고 黑白을 분별할 수 있었다.

> 三十歲 一男子 兩眼黑睛 紅白絲暗 白眥四面皆赤 部分不明.
> 初肺正格不驗. 更治肝正格 數度僅視物 辨其黑白.

8. 오백예막 烏白瞖膜 (오백정양간예막 烏白睛兩間瞖膜)

증상

| 烏白睛兩間之 瞖障膜 ⇨ 검은자위 흰자위 사이에 백태가 끼는 것

치료법

| 胃虛 胃正格

9. 영풍출루 迎風出淚

증상

| 迎風出淚 坐臥生(眼)花

⇨ 바람이 부는데 나가면 눈물이 나오고, 앉으나 누우나 眼花가 생기는 것

치료법

| 腎虛 復溜隨 太谿瀉

| 腎虛 腎正格 [요결] 추정

의안

| 膽虛하면 눈이 흐려지고 눈물을 흘린다. [연구]

경험례 1

坐臥生花는 동맥경화 환자나 안저출혈 때 볼 수 있다. 60대 후반 여자가 안구 속에 실핏줄이 터져서 눈에 빗살을 가린 것 같이 사물이 보여서 한 달 정도 腎正格과 胃正格을 번갈아 썼더니 완치되었다. [월오]

경험례 2

50대 여자가 양쪽 눈에 잿가루나 불티가 날아다닌다. 어두운데 가면 타원으로 무지개 같은 것이 보이며 손끝이 가끔 저렸다. 녹내장의 초기증상이며 腎正格으로 치료하였다. [월오]

경험례 3

飛蚊症은 어두운 곳에서 우측 눈이 무지개 줄처럼 비친다. 눈동자 움직일 때만 번쩍번쩍하는데 수정체 혼탁으로 녹내장 시초로 본다. 腎正格 1~2회로 유효하다. [월오]

10. 적이통赤而痛

증상

| 眼卒然 赤而痛 ⇨ 눈이 별안간 빨갛고 아픈 것. 유행성 결막염도 해당한다.

치료법

| 肝熱 尺澤曲泉補 少府行間瀉

| 肝經實熱 陰谷曲泉補 太衝太白瀉 [요결]

| 肝熱 肝熱症方 [陰谷曲泉補 少府行間瀉] 추정

의안

| 赤眼百會出血美오. [신침가. 21上]

| 피곤하면 눈 충혈이 잘되면 大腸正格을 쓴다. [월오]

註 요결의 陰谷曲泉補 太衝太白瀉는 土不克水하여 水旺克火熱하는 처방으로 肝熱症方보다 센 처방이며, 實熱이 심할 때 사용가능할 것으로 보인다.

경험례 1

20세의 한 부인이 여러 해 안질이 있었는데 兩眼 및 上下眼胞(눈꺼풀)가 다 붉었다. 또한 붉은 증상은 잠깐은 덜 하다가 다시 극렬해지고, 黑白睛에 거미줄 같은 暗赤色이 있었는데, 이는 肝症이므로 肝正格[肝熱症方으로 추정된다]으로 치료하여 유효하였다.

二十歲 一婦人 累年眼疾 兩眼及上下眼胞皆赤.
又赤作歇作劇 黑白睛如蛛絲暗赤 以肝症 故治肝正格 有效.

경험례 2

눈이 충혈되어 아프며 눈곱이 끼는 병증에 肝熱症方을 보통 2~3회면 치료 가능하다. 아폴로 눈병에도 2~3회 쓰면 치료된다. 노인들의 눈물, 시도 때도 없이 눈물이 줄줄 나는 경우도 肝熱症方 1회로 대다수가 큰 효과를 본다. [월오]

경험례 3 [대장정격]

50대 후반의 여자. 피곤하기만 하면 눈의 흰자위 전체가 빨갛게 충혈 되어 불편한 생활을 수년간 하였다. 피로가 쉽게 온다. 大腸正格 1회로 즉효 하였다. 눈의 충혈 피로는 大腸正格이 즉효함을 수없이 경험하였다. [월오]

11. 수명파일 羞明怕日

증상

| 視明則赤澁而痛 故怕日

⇨ 밝은 것을 보면 눈이 붉어지고 깔깔하며 통증이 와서 싫어한다.

| 불빛이나 햇빛을 받으면 눈이 깔깔하고 아프면서 눈을 뜨지 못한다. 흔히 구결막, 각막 및 일부 눈꺼풀병, 동공 질병 때 본다. [대사전]

치료법

| 脾實 公孫商丘瀉

| 脾病 脾正格 [요결] 추정

| 或 脾實 脾勝格 추정

의안

| 안구건조증에 臨泣陷谷補 陽谷解谿瀉[註 胃勝格이 적합할 듯] 또는 肝正格을 쓰며, 신경을 쓰면 눈이 돌아가고 斜視가 되는 것은 胃勝格을 쓴다. [월오]

12. 도첩권모倒睫拳毛

증상

| 眼睫毛倒 入眼中央是也

⇨ 속눈썹이 거꾸로 중앙에 들어가 눈동사를 씨르는 증상

치료법

| 脾風 隱白瀉

| 脾風 脾正格 [요결]

13. 반정노육攀睛努肉

증상

| 推肌肉之 攀烏睛努 ⇨ 불거진 군살이 검은자위를 휘어잡는 것

치료법

| 心熱 神門瀉

| 心熱 少海陰谷補 少府魚際瀉 [요결]

| 又方 心熱症方[少海陰谷補 少府然谷瀉] 추정

14. 시물부진 視物不眞 (난시亂視)

증상

| 視一物 而歧兩也 ⇨ 똑바로 보이지 않고 둘 또는 셋으로 보이는 것

치료법

| 脾虛 脾正格

15. 원시불명 遠視不明 (근시近視)

증상

| 目能近視 遠視不明 ⇨ 近視는 능하나 遠視는 不明하다.

치료법

| 肝虛 肝正格

| 心虛 心正格

경험례

50세의 한 남자가 兩眼에 통증은 별로 없으나 視物이 不明하고 때로 呑酸症이 있었다. 肝正格으로 치료하니 一度에 감소하고 3도에 쾌차하였다.

> 五十歲 一男子 兩眼別無所痛 而視物不明 或時呑酸.
> 治肝正格 一度小減 三度快差.

16. 근시불명 近視不明 (원시 遠視)

증상

| 目能遠視 近視不明 ⇨ 遠視는 능하나 近視는 不明하다. 老眼

| 먼데도 가까이도 잘 안보이고 시야가 탁한 것을 目蒙이라고 하며 胃正格을 쓴다. [월오]

치료법

| 腎虛 腎正格

17. 치다경결 眵多硬結

증상

| 眵多而硬結也 ⇨ 눈곱이 많이 끼어 덩어리가 지는 것

치료법

| 肺實 肺勝格

18. 치다불결 眵多不結

증상

| 眵多而不結也 ⇨ 눈곱이 많으나 묽어서 덩어리가 되지를 않는 것

치료법

| 肺虛 肺正格

19. 작목雀目 (야맹증夜盲症)

증상

| 晝則能視 夜則不明 ⇨ 밤눈이 어두운 것

치료법

| 肝熱 陰谷曲泉補 少府然谷瀉

| 肝熱 肝熱症方[陰谷曲泉補 少府行間瀉] 추정

의안

| 靑盲腎正雀肝正이라. [신침가. 21下]

註 輕者는 肝正格이고 重者는 肝熱症方이 유효할 것이다.

경험례

20세의 한 남자가 雀目에 걸린 지가 3~4년이라 마땅히 본방으로 補肝으로 치료해야 하지만, 이 사람은 伏梁症이 있으므로 心正格으로 치료하였는데, 1도에 目病은 평상시와 같아졌고 4, 5도에 伏梁이 쾌차하였다. 그러면 肝心이 모두 병들어 目不得血하여 視物이 不明한 것일까? 伏梁이 아니었다면 본방으로 치료하였을 것이다.

二十歲 一男子 苦雀目者 旣三四年 當而本方 補肝治之 此人有伏梁 故治心正格 一度目病如常 四五度 伏梁快差. 然肝心俱病 目不得血 視物不明耶?
非伏梁 治之本方.

22. 정예 釘瞖 (삼눈)

증상

| 眼睛生白點 出淚羞明 赤澁痛也

⇨ 눈에 흰점이 생기고 눈물이 흐르고 밝은 것을 싫어하며 눈이 붉고 까칠까칠하며 아프다.

| 뚫어진 흑정(각막)에 黃仁이 끼어 흉터를 남긴 병증. 유착성 각막백반에 해당한다고 본다. [대사전]

치료법

| 心熱 陰谷少海補 大都少府瀉

| 心熱 心熱症方[少海陰谷補 少府然谷瀉] 추정

| 又方 手小指二節橫文頭鍼 其效如神 [요결]

23. 청 맹 青盲

증상

| 瞳子黑睛分明 直視而不見也

⇨ 동자의 흑정은 분명하지만 直視하여도 볼 수 없다.

| 점차 눈이 잘 보이지 않아 나중에는 밝고 어두운 것도 가려 볼 수 없게 되는 병증. 시신경위축의 말기나 황반부변성 등 때 볼 수 있다. [대사전]

치료법

| 腎虛 腎正格

| 又方 肝正格

의안

| 청맹 때는 거료(巨髎)혈에 뜸을 뜬다. 또한 肝兪 命門 商陽혈도 쓴다. [득효]

| 눈이 잘 보이지 않는 데는 三里혈에 뜸을 뜨고 承泣혈에 침을 놓는다. 또한 肝兪나 瞳子髎혈을 쓴다. [강목]

22. 상안포종 上眼胞腫

증상

| 上眼胞腫如桃之狀 ⇨ 윗 눈두덩이 복숭아(지금의 만두)만큼 부은 증

치료법

| 脾實 隱白瀉

| 又方 脾勝格 추정

경험례 1 【眼瞼下垂】

7세. 5일전 아무 이유 없이 양쪽 眼瞼이 下垂하여 병원에 갔더니 수술해야 한다고 하였다. 脾經病으로 보고[脾正格] 3일 치료하여 큰 효과를 보았는데, 그 후 재발되어 다시 치료하니 나았다. [연구]

경험례 2 【다래끼】

15세 된 여학생이 좌측 下眼胞에 빨갛게 눈다래끼가 나려고 하는지라 급히 우측 大敦隱白을 사했더니 가라앉아 없어졌다. [활투]

23. 하안포종 下眼胞腫

증상

| 下眼胞腫如桃之狀 ⇨ 아래 눈두덩이 복숭아만큼 부은 증

치료법

| 胃實 陷谷瀉
| 又方 胃勝格 추정

1) 상하안포종上下眼胞腫 [요결]

(1) 증상

• 眼胞腫如桃之狀

(2) 치료법

• 脾病 脾正格

24. 동자돌출瞳子突出

증상

| 동자가 불거져 나온 증상

치료법

| 屬腎 三里斜 陰谷補 然谷瀉
| 腎熱症方[少海陰谷補 少府然谷瀉] 或加 三里斜 추정

의안

| 안압이 높아서 머리가 무겁고 두통이 오며 뒷목이 뻣뻣한 경우에 膀胱正格을 쓰며, 실제로 눈이 튀어 나오면 三里斜 陰谷補 然谷瀉한다. [월오]

25. 내자병 內眥病

증상

| 내자에 발생하는 모든 증상

치료법

| 心腎 大敦少衝復溜補 太白太谿瀉

| 心腎 心正格+腎正格[大敦少衝經渠復溜補 陰谷少海太白太谿瀉] 추정

경험례 1

60세의 한 남자가 兩眼이 부어서 눈이 합쳐져 눈을 뜨지 못하고, 아파서 잠을 이루지 못하며, 몇 발자국도 걷지 못하는지가 이미 여러 해였다. 大敦少衝復溜補 太白太淵瀉하였는데 4, 5도에 통증이 멎고 물체를 볼 수 있었다. 이것은 心腎方이다.

註 위의 처방은 心腎方을 줄여서 표현한 것이다.

六十歲 一男子 兩眼浮合而不能開 痛不能成寢 寸步不行 旣累年矣.
大敦少衝復溜補 太白太淵瀉 四五度痛止 能視物矣. 此心腎方也.

경험례 2

50세의 한 남자가 兩眼이 짓무르고, 黑睛上에 紅白瞖膜이 번져 들어갔는데 (진단상) 부분이 不明하였으며 다만 內眥가 심한 것 같으므로 心腎方으로 치료하였더니 1도에 유효하였다. 그러면 流行方誦에 烏睛의 紅白瞖는 肝의 實熱이라고 한 것은 잘못이 아닐까? 30년이나 된 질병이 단 1도에 유효하니 八風에 損傷된 것 이외에는 비록 오랜 병이라도 速效하였다.

五十歲 一男子 兩眼糜爛 黑睛上紅白瞖膜近及 部分不明 但內眥似甚 治心腎方
一度而效. 然則 流行方誦言 烏睛上紅白瞖 肝經之實熱云 非誤否.
三十年之疾 但一度而效 八風之所傷外 雖久病速效.

26. 외자병 外眥病

증상

| 외자에 발생하는 모든 병

치료법

| 屬胃 胃正格

27. 눈을 깜박이지 못한다. [활투]

증상

| 足太陽의 筋이 目의 上綱이 되고, 足陽明의 筋이 눈의 아래 시울이 되니 熱하면 근이 늘어져서 뜨지 못한다.

치료법

| 膀胱熱 膀胱正格

28. 기타 의안

| 眼眶上下有靑黑色 尺澤針三分 神效. [허임]

| 眼睛痛無淚 中脘內庭 皆久留鍼卽瀉 神效. [허임]

37장. 입 병 口病

內經에 중앙은 황색이고 脾와 통하며, (脾는) 입으로 開竅한다고 했다. 그러므로 脾가 손상되면 重舌이 되니[脾正格], 七情에 煩擾하고[141] 胃敗하여 糜亂하며, 五味를 과하게 섭취하여 손상된 소치이다. 脾熱하면 口甘[脾熱症方], 肺熱은 口辛[肺熱症方], 腎熱은 口鹹[腎熱症方], 口淡은 胃熱[胃熱症方]임을 알아야 한다. 脾가 온화하면 오미를 알 수 있고, 脾가 막히면 백태가 눈과 같고[脾正格或脾勝格], 脾熱하면 혀가 터져서 창이 생기고[脣腫脹:脾熱症方], 肝熱하면 출혈이 샘솟듯 한다[肝熱症方]. 上脣은 胃[胃正格]에 속하고 下脣은 腸[大腸正格]에 속한다.

內經曰 中央黃色 入通於脾 開竅於口. 是以脾傷爲重舌 七情煩擾 胃敗爲糜爛
五味過傷. 脾熱口甘 肺熱口辛 腎熱則口鹹 淡知胃熱 脾和則能知五味
脾閉則白苔如雪 脾熱則舌破生瘡 肝熱則出血如湧. 上脣屬胃 下脣屬腸.

1. 구중생창 口中生瘡

증상

| 三焦熱結則 口中紅紫雪 如粟米生瘡

141) 번요(煩擾) : 번요하다. 번거롭고 요란스럽다.

⇨ 三焦熱이 몰려 입안이 좁쌀 같은 紅紫雪의 瘡이 있다.

치료법

| 三焦虛 三焦正格
| 液門中渚補 承漿勞宮瀉 [요결]
| 承漿勞宮 [허임]
| 三焦虛 三焦正格+承漿勞宮 추정
| 又方 三焦熱 三焦熱症方[通谷液門補 支溝陽輔瀉] 추정

의안

| 방광이 熱을 소장으로 옮기면 隔陽이 되어서 소변이 不利하여 위로 口糜가 된다. 膀胱正格을 쓴다. [활투]
| 입안이 헌 데는 承漿 合谷 人中 長强혈에 놓는다. [강목]
| 또는 委中혈에 놓고 後谿혈을 사해도 된다. 그것은 이 두 혈이 심화(心火)와 신수(腎水), 두 경맥의 표(表)이기 때문이다. [강목]

경험례 1

한 남자가 口中生瘡하여 심히 고통하였는데 液門中渚補 承漿勞宮瀉하기 數次에 불효하므로 胃寒格[胃熱症方:內庭通谷補 陽谷解谿瀉]으로 치료하니 유효하였다.

一男子 口中生瘡 甚苦痛 液門中渚補 承漿勞宮瀉 數度不驗 治胃寒格有效.

경험례 2

50세의 한 남자가 口中糜爛하고 음식에 맛이 없으며 鹹辛味를 가까이 못한 지가 이미 5, 6일 되었는데, 이 사람은 좌측 반신이 痲木된 지 이미 30년이 되었다. 液門中渚補 承漿勞宮瀉 1도에 口病은 즉시 나았으나, 좌측 마목은 낫지 않고 무명지는 더욱 심해졌다. 무명지가 더욱 심해진 것을 痛風으로 말하지만 三焦는 본래 마목이 없고, 또한 30년의 痲木이 만약 통풍의 증상이라면 어찌 大風인줄 알지 못했을까? 이것은 氣가 부족하여 血이 배당되지 않음이니, 당연히 우측에

臨泣中渚補 液門俠谿瀉[三焦正格]로 쾌차하였다.

> 五十歲 一男子 口中糜爛 飮食無味 不近鹹辛 旣五六日 此人左側半身麻木 旣三十年. 液門中渚補 承漿勞宮瀉 一度口病卽止 左側麻木不愈 手無名指尤甚. 無名指尤甚 以痛風言之 三焦本無麻木 而且三十年麻木 若是痛風之症 豈不知大風耶? 此氣不足 血不能配也 當以右便 臨泣中渚補 液門俠谿瀉 快差.

경험례 3

60세의 한 부인이 좌측 舌下에 콩 하나가 들어갈 깊이로 깎아낸 듯한 함몰이 된 지 이미 6, 7개월이 되었는데, 液門補中渚瀉[三焦正格 추정]하여 수차에 쾌차하였다.

> 六十歲 一婦人 左側舌下 如削去陷 可容太許 旣六七朔 右便 液門補 中渚瀉 數度快差.

경험례 4

> 註 30대의 한 여자가 입안이 패였는데 이런지 수개월째 이며 최근 들어 과로한 상태라고 하였다. 三焦正格+承漿勞宮으로 치료하니 환처가 많이 아물어서 통증이 덜하다고 하였다. 2회 치료 후 사정상 치료를 종결하였는데 수개월 후 만나게 되어 물으니 치료 후 증상은 호전되었고 그간 재발하지 않았다고 하였다

1) 구 감口疳

(1) 증상

- 감질 때 입안이 허는 병증.

(2) 치료법

- 液門中渚補 陽谷瀉 [신침가. 23]
- 三焦熱症方 추정

2. 순문불수 脣吻不收

증상

| 口脣緊小 不能開合 飮食不得

⇨ 口脣이 오므라들어 開合이 不能하여 음식을 내리지 못한다.

치료법

| 脾實 脾勝格

3. 중 설 重舌

증상

| 生舌根下形如舌而小 ⇨ 舌根下에 작은 혓바닥이 생기는 증

치료법

| 脾虛 脾正格

| 重舌心正又肝正이오 [신침가.24上]

| 침으로 찔러 출혈시킨다. [활투]

경험례

重舌症은 혓밑이 붓는 증으로 침샘에 염증이 생긴 것이다. 心正格 또는 肝正格을 쓴다. 50대 초반의 남자. 혓밑이 부어서 말이 어둔하였는데 心正格 1회로 반쯤 낫고 5회로 완치되었다. 닭이나 새의 혀처럼 (생겼는데) 몇 회 만에 완치되는 것을 여러 차례 경험하였다. [월오]

4. 상순병 上脣病

증상

| 上脣生之諸病 或浮或瘡

⇨ 上脣에 생기는 諸病으로 붓기도 하고 瘡이 생기기도 한다.

치료법

| 胃虛 胃正格

5. 하순병 下脣病

증상

| 下脣生之諸病 或浮或瘡

⇨ 下脣에 생기는 諸病으로 붓기도 하고 瘡이 생기기도 한다.

치료법

| 大腸虛 大腸正格

6. 순창종 脣瘡腫

증상

| 脾受熱 故脣焦燥 脣瘡脣腫 ⇨ 脾受熱로 입술이 타고 말라 입술이 腫脹한다.

치료법

| 脾熱 曲泉陰陵泉補 魚際大都瀉

| 脾熱症方[陰谷陰陵泉補 少府大都瀉] 추정

7. 설 열 舌裂

증상

| 三焦熱結 故舌裂而痛也 ⇨ 三焦에 열이 맺혀 혀가 갈라지고 아프다.

치료법

| 三焦熱 液門補 支溝瀉

| 三焦熱 三焦熱症方[通谷液門補 支溝陽輔瀉] 추정

경험례 1

70세 남자가 혀끝에 혓바늘이 돋으면 보름간 고생했는데 脾正格 1회에 많이 편해지고 2회 치료로 불편을 못 느꼈다. [월오]

경험례 2

혓바늘이 잘 낫지 않고 불로 지지는 듯하고 열감이 있다. 화끈거리고 얼얼하다. 비정격을 썼는데 잘 안 나아서 小腸正格으로 좋아졌다. [월오]

8. 낙 함 落頷

증상

| 卒然 下頷脫落不收也 ⇨ 아래턱이 별안간 下落하는 것

| 턱이 잘 빠지는 데는 胃正格을 쓴다. [월오]

치료법

| 下關 三里 合谷 左右補

9. 구 취口臭 [활투]

증상

| 입에서 냄새가 나는 증이다.

치료법

| 胃熱 內庭通谷補 三里陽谷瀉

| 胃熱 胃熱症方[內庭通谷補 陽谷解谿瀉] 추정

의안

| 트림을 할 때 냄새가 나며 신물을 토하는 증엔 胃勝格을 쓴다. [월오]

경험례

남자. 마르고 얼굴 검은 편이다. 아침에 일어나면 혀가 갈라지는 것 같다. 구취. 등과 허리가 차가웠다 더웠다 한다. 胃熱症方을 썼다. [월오]

10. 구 고口苦 [활투]

증상

| 肝의 熱이 膽에 옮기면 입이 쓴데, 이를 膽癉이라 한다. 謨慮를 자주 하면서 결단을 못하는 까닭에 膽이 虛하고 氣가 上溢하여 입이 쓴 증이다.

치료법

| 相火之氣 熾盛 膽勝格

| 肝熱症方 [월오]

의안

| 입 안이 쓰면 膽正格을 쓴다. [동이]

> 註 心熱口苦인 경우도 있으며, 肝熱口酸이다.

경험례

50대 중반의 여자가 口苦 咽乾하며, 생식기 내부가 가려워 긁고 문지르라 고통이 말할 수 없었고 생식기 내부를 씻기를 30년이라. 肝熱症方 1회로 반감하고 3회 치료로 완치됨. 이 방법으로 여러 사람을 치료하였으며 모두 특효하였다. 입이 쓰고 마른 사람의 펑펑 쏟는 코피에도 肝熱症方이 즉효한다. 입은 쓰고 목이 마르지 않으면 膽熱症方[通谷俠谿補 陽谷陽輔瀉]을 쓴다. [월오]

11. 구 감 口甘 [서문]

증상

| 단음식을 먹지 않았는데 입안에서 단맛을 느끼는 것. 주로 脾에 濕熱이 있거나 소갈병 때 볼 수 있다.

치료법

| 脾熱 脾熱症方[陰谷陰陵泉補 少府大都瀉] 추정

12. 구 신 口辛 [서문]

증상

| 매운 음식을 먹지 않았는데 입이 얼얼한 감(매운 감)을 느끼는 것

치료법

| 肺熱 肺熱症方[陰谷尺澤補 少府魚際瀉] 추정

13. 구 함 口鹹 [서문]

증상

| 입안에서 짠맛을 느끼는 것.

치료법

| 腎熱 腎熱症方[陰谷少海補 少府然谷瀉] 추정

14. 구 담 口淡 [서문]

증상

| 입에서 싱거운 맛을 느끼면서 음식 맛을 모르는 증. 胃熱과 脾胃虛弱으로 오는 경우가 많다.

치료법

| 胃熱 胃熱症方[通谷內庭補 陽谷陽谿瀉] 추정

15. 액 취 腋臭 [월오]

증상

| 노린내는 肝에 속하고 肝은 厥陰風木이므로 心包에 관련된다.

치료법

| 心包正格

| 心熱症方[陰谷少海補 少府然谷瀉] 추정

의안

註 냄새는 熱症에 속하고 心經은 腋으로 유주한다. 心熱症方이 적합할 것으로 보이며, 혹 心包熱症方[陰谷曲澤補 行間勞宮瀉]이 유효할 수도 있다.

16. 기타 의안

| 혀가 가드라드는[舌卷] 데는 液門과 二間혈에 놓는다. [강목]

| 혀가 늘어지면서 침을 흘리는 데는 陰谷혈에 놓는다. [강목]

| 口中如膠에는 太谿이다. [허임]

38장. 후 비 喉痺

內經에 喉는 胃에 속한다 했는데, 胃土가 太過하면 腎傷하여 相火가 저절로 妄動하고, 腎水가 손상되면 心血이 燥해져서 君火를 노하게 하니, 三焦를 조절하여 (三焦熱을) 隱逸[142]시키고[三焦熱症方] 相火와 君火를 치료하여 질환을 물리쳐야 한다. 陰陽을 따라 水升火降시키고 經絡을 따라 補瀉하는데, 사소한 견해도 놓치지 않고 널리 듣는다면 무엇을 염려하겠는가.

內經曰 喉胃也 胃土過者傷腎 自動相火, 腎水傷則心燥 正怒君火,
調三焦之隱逸 治兩火之却患, 從陰陽之升降 引經絡而補瀉, 少見不失 廣聞何慮.

1. 후 열 喉熱

증상

| 卒然 咽喉腫痛 ⇨ 졸연히 인후가 腫痛한다.

치료법

| 胃傷 前谷液門補 解谿支溝瀉

| 陽谷陷谷補 液門中渚瀉 [요결]

142) 은일(隱逸) : 세상을 피해 숨음 또는 그 사람.

| 胃熱症方+三焦熱症方[通谷內庭液門前谷補 陽谷解谿支溝陽輔瀉] 추정

의안

註 胃熱은 通谷內庭補이고 三焦熱은 通谷液門補인데 足太陽水인 通谷의 한 혈로 두 혈을 補하는 것은 임계점에 도달하기에 부족하여 手太陽水인 前谷補를 가하여서 임계점에 도달할 수 있도록 처방이 구성된 것이다.

경험례

한 남자가 喉中의 한 쪽이 腫痛하여 單蛾로 치료하여도 수도에 불험하여, 다시 前谷液門補 解谿支溝瀉로 치료하니 신효하였다. 이것은 喉熱이다.

一男子 喉中一便腫痛 單蛾治之 數度不驗 再治 前谷液門補 解谿支溝瀉. 神效. 此喉熱也.

2. 후 비 喉痺

증상

| 面赤或頬腫 甚則項外漫腫 喉閉 水漿不下

| 목안이 벌겋게 붓고 아프며 막힌 감이 있는 인후병을 통틀어 이른다. [대사전]

| 喉中이 막혀서 통하지 않은 것이니 흔히 목이 붓고 얼굴이 붉으며 뺨이 붓고 심하면 項外까지 漫腫하며 喉中에 주먹 같은 덩어리가 있어서 물 한 모금 못 넘기고 말 한마디 못하는 것. [요결]

치료법

| 腎傷 尺澤液門補 然谷支溝瀉

| 腎傷 經渠補 崑崙液門中渚瀉 [요결] [신침가. 93]

| 胃正格+液門補 陽池瀉 [신침가. 25]

| 腎熱症方+三焦熱症方[陰谷少海通谷液門補 少府然谷支溝陽輔瀉] 추정
| 又方 然谷鍼刺 少商刺出血 其效如神 [요결]

의안

| 목구멍이 부어서 막힌 데는 風府혈에 침을 놓는다. 이 혈은 목안에 생기는 여러 가지 병과 독기가 심으로 들어간 것 등 목에 생기는 나쁜 증상을 치료하는 데 낫지 않는 것이 없다. 또한 少商혈에 침을 놓아도 목구멍이 붓고 아픈 것이 다 낫는다. [득효]
| 후비증에는 神門혈에 침을 놓는다. [강목]
| 喉閉에는 關衝혈과 竅陰혈에 침을 놓는다. [동원]

경험례 1

30세의 한 남자가 평소 喉熱을 앓아서 약으로 누차 치료하여도 불험하였다는데, 처음에 胃傷인가 의심하여 4, 5차 치료하여도 불험하였다. 목구멍이 별로 붓지 않았으므로 喉痺로 치료하니 1도에 효과를 보았다.

三十歲 一男子 常患喉熱 用藥累治不驗 初疑胃傷治之 四五度不驗.
喉中別無所浮 而喉痺治之 一度見效.

경험례 2

한 부인이 喉中의 좌우에 熱로 손상되었는데 腎傷方으로 치료하니 4도에 쾌차하였다. 外項의 大腸經 분야에 좁쌀 같은 것이 있으며 평소 통증(咽喉痛)이 있는 자에게 大腸正格으로 치료하니 3, 4도에 쾌차하였다.

一婦人 喉中左右熱傷 以腎治之 四次而快.
外項大腸分野 如粟米者 常痛 以大腸正格 三四次快差.

경험례 3 【大腸正格】

40대 남자의 우측 귀밑에 제법 큰 결핵이 있었다. 이 사람은 갑상선 질환으로 치료를 받던 중 3, 4일 전부터 목구멍이 부어 음식은 고사하고 물 한 모금 먹을 수 없어서, 먼저 후열로 보고 치료를 하려다가 대장경락에 경결이 있으므로 大腸正格을 썼더니 2회에 결핵이 줄기 시작하고 인후통도 경감되면서 미음을 먹게 되었다. 이 후 13회 더 치료하니 결핵이 말끔히 없어지면서 인후통도 나았다. [동이]

3. 단 아 單蛾

증상

| 咽喉一便 棗栗之狀 紅腫疼痛

⇨ 인후 한쪽에 대추나 밤만한 것이 있고 붉게 붓고 아픈 것

| 편도가 목안 한쪽에 생긴 것 [대사전]

치료법

| 肝傷 陰谷液門補 行間支溝瀉

| 陰谷補 商陽液門中渚瀉 [요결] [신침가. 94]

| 肝熱症方+三焦熱症方[陰谷曲泉通谷液門補 少府行間支溝陽輔瀉] 추정

의안

| 單蛾又用肝正格이라. [신침가. 24下]

경험례 1

한 남자가 인후 우측에 單蛾가 있어서 시시로 惡寒하고 삼킬 수가 없으며 말이 어눌하고 침을 흘리는데 單蛾方으로 좌변을 치료하였더니 유효하였다.

一男子 喉中右便 生於單蛾 時時惡寒 不能嚥下 語訥流涎 單蛾左便治之 有效.

경험례 2

30세의 한 부인이 喉中 우변이 腫痛하였고 수일 후에 좌측도 또한 腫痛하였으

며, 어눌하며 침을 흘리고, 두 눈이 벌겋게 열이 나고 겨우 묽은 미음을 조금 넘길 수 있었는데, 매년 한번씩 이 증상으로 수십일 동안 죽을 것만 같았다. 양측이 모두 腫痛하므로 처음에 胃傷으로 의심하여 치료해도 불험하여, 우측이 먼저 腫痛하였으므로 다시 좌측에 單蛾方으로 치료하니 1도에 조금 덜하고 2, 3도에 쾌차하였다. 그러면 肝의 症候도 혹 우측에 있는 것일까?

> 三十歲 一婦人 喉中右便腫痛 數日後左便亦腫痛 語訥流涎 兩眼紅熱
> 僅下清米飲小許 每年一次此症 數十日欲死矣. 兩便腫痛 故初疑胃傷 治之不驗
> 再治左便單蛾 一度小歇 二三度快差. 然則肝候 或在右耶?

경험례 3

30세의 한 부인이 喉中에 삼키기가 불편한지 수일이 되었고, 좌측 曲頷下에 큰 밤톨 같은 것이 하나 있는데 가렵지도 통증도 없으며 오래 되어 瘰癧이 되었다. 單蛾方으로 치료하니 數度에 나았다. 부분으로 보면 肝이 되지만 喉項은 三焦經이 많이 있기 때문이다.

> 三十歲 一婦人 喉中不便嚥下數日 左便曲頷下 如大栗者一枚 不痒不痛
> 久而當爲瘰癧. 治以單蛾 數度而愈. 以部分之爲肝 喉項之多三焦故也.

경험례 4 【대장정격】

한 남자가 單蛾가 우측에 있고 때때로 惡寒, 연하곤란, 어눌, 流涎하였는데, 단아방으로 좌측을 치료했으나 불험하고, 또 후열방으로 치료해도 효험이 없고 심해졌다. 다시 耳下의 大腸經을 진찰하니 大豆小豆만한 結核이 3~4개가 있고 요통도 겸하고 있었다. 大腸正格으로 치료하니 3도에 쾌차하였다. 그러면 診症이 명확하면 혹 본방 이외에 기효한 처방이 있는 것일까?

> 一男子 單蛾右便 時時惡寒 嚥下困難 語訥流涎 單蛾左便治之不驗
> 又治喉熱不驗而甚. 更診耳下大腸經 如大小豆者 結核有三四 又有兼腰痛.
> 治大腸正格 三度快差矣. 然則明診症 或本方之外 有奇效方耶?

4. 쌍 아雙蛾

증상

| 咽喉兩便 棗栗之狀 紅腫疼痛

⇨ 인후 양쪽에 대추나 밤같은 것이 있고 붉게 붓고 아프다.

치료법

| 心傷 曲泉液門補 少府支溝瀉

| 大敦液門補 陽池關衝瀉 [요결] [신침가. 95]

| 心熱症方+三焦熱症方[陰谷少海通谷液門補 少府然谷支溝陽輔瀉] 추정

5. 기타 의안

| 喉浮不飮用心正이라. [신침가. 45下]

⇨ 목구멍이 부어 물 한 모금 못 넘기는데는 心正格을 써야한다.

| 咽乾 肺虛 太淵補 魚際瀉 [註 肺正格] [단방가]

39장. 잇 병 齒病

內經에서 모든 병이 일어나는 것은 本에서 발생하거나 標에서 발생한다고 하였고, 齒牙는 腎의 標로 骨의 여분이라고 하였다. 胃熱은 上齦痛[上齒痛. 胃熱症方]이고, 肺火는 下齒痛[肺熱症方]이며, 風頭痛(風齒痛)은 齒牙(齒齦. 치아와 잇몸)가 함께 痛症이 있는 것이다[大腸正格].

內經曰 百病之起 有生於本者 有生於標者. 齒者腎之標 骨之餘也.
胃熱者 上齦痛 肺火則下齒痛 風頭痛則牙齒幷痛 是也

上齒와 下齒로 분류하여 치료하는 두 처방이지만, 上齒와 下齒가 함께 疼痛하면 頭風(風齒痛)으로 치료한다.

上下齒分治者 二方 然上下幷治者 治以頭風.

1. 상치통 上齒痛

증상

| 左便 或右便 上齒痛也 ⇨ 上齒가 아픈 것

치료법

| 胃熱 胃熱症方[通谷內庭補 陽谷解谿瀉] [同. 신침가. 74]

경험례 1

40세의 한 부인이 위어금니가 허물어지고 부서졌는데 속언으로 충치였다. 치통이 조금 가라앉으면 복통이 심하였고 때때로 손발 끝이 싸늘한 기가 있으며 神氣(기분)가 불평하였고, 그 氣가 上齒에 모이면 통증이 악화되어 미칠 것만 같았는데, 병 안든 쪽으로 胃寒格(胃熱症方)으로 치료하니 1도에 반감하고 2도에 쾌차하였다. 그러면 복통도 胃熱로 온 것인가? 그 명확하게 드러난 것만 치료하였고 나머지는 기대하지 않은 효과였다.

> 四十歲 一婦人 上牙壞屑 俗言蟲齒. 痛小歇之暇 有腹痛而潰 時時有清厥之氣 神氣不平 其氣會上齒 則痛惡如狂 故不病便 治胃寒格 一度半減 二度快差. 然則腹痛 胃熱治耶? 其必明顯者治之 其餘不期待效也.

경험례 2

上齒 어금니의 잇몸이 아프더니 耳上部 率谷까지 동통이 파급되었다. 率谷이 膽經이고 잇몸에 담경의 絡이 통과되고 있어 膽補針[正格]을 쓰니 잇몸도 耳上부위도 효과가 있었다. [연구]

2. 하치통下齒痛

증상

| 左便 或右便 下齒痛也 ⇨ 하치가 아픈 것

치료법

| 肺熱 少海尺澤補 然谷魚際瀉

| 陰陵泉尺澤補 三里絶骨瀉 [요결] [신침가. 75]

| 肺熱 肺熱症方[陰谷尺澤補 少府魚際瀉] 추정

경험례 1

한 여자가 우변 上下齒가 幷痛하여 如狂如醉한지 4~5일이 되었고, 겨울밤에 밖에서 머무르며 앉았다 일어섰다 하면서 어찌할 바를 몰랐는데, 식전에 제일 먼저 청하러 왔다. 下齒가 先痛하였다 하므로 陰陵泉尺澤補 三里絶骨瀉하니 數度에 諸症이 쾌차하였다.

> 一女子 右便上下齒幷痛 如狂如醉 始四五日 冬夜外宿 或坐或起 不知所爲 清(請)最未食而來 問下齒先痛云 陰陵泉尺澤補 三里絶骨瀉 數度 諸症快差.

경험례 2

38세의 한 남자가 下齒痛으로 통증이 극심하고 頰部가 부종하였다. 下齒痛은 肺熱에 속하므로 肺寒格[肺熱症方]으로 치료하니 1도에 止痛이 되었다. [정전]

3. 풍치통 風齒痛

증상

| 齒齦腫痛 有膿臭也 ⇨ 잇몸이 붓고 아프며 膿臭가 있는 것

| 이빨이 시큰거리고 시린 증(풍치)과 잇몸에서 피가 나거나 곪는 증(치은염)을 치료한다. [월오]

치료법

| 大腸虛 大腸正格

경험례 1

60세의 한 남자가 좌측 아래 잇몸의 腫痛이 특히 심하여 如狂如醉한지 3일이 되었다. 大腸正格으로 치료하니 1도에 반감하고 2도에 쾌차하였다.

六十歲 一男子 左側下齦 腫痛尤甚 如狂如醉三日.
治以大腸正格 一度半減 二度快差.

경험례 2

65세의 한 남자가 風齒로 齒齦의 腫痛이 극심하고 우측 頰部가 많이 부종하였다. 풍치는 大腸에 속하므로 大腸正格으로 치료하니 1도에 止痛이 되고 2도에 부종도 쾌차하였다. [정전]

경험례 3

60대 후반 할머니. 어릴 때부터 귀속에 진물이 나고 귀젖(이문혈, 청회혈) 앞으로 쌀알 크기의 구멍이 있고 젊어서는 그 구멍에서 비지박 같은 진액이 나왔으나 늙어서는 썩은 냄새나는 분비물이 나왔다. 나이가 들면서 잇몸이 약해지더니 치주염이 있어서 입에서 냄새가 심하였다. 대장정격 2개월 치료 후 중이염과 치주염이 70%정도 호전되고 귀젖 앞의 구멍이 아물고 분비물도 거의 사라졌다. 한 달 정도 더 치료받고 거의 완치에 이르렀다. [월오]

경험례 4

註 전에 내가 잇몸이 붓고 냄새가 나서 **大腸正格**을 맞으면 1회 치료로도 곧 통증이 멎는 경험을 하였다.

4. 치동요 齒動搖

증상

| 齒齦宣露而動搖也 ⇨ 치은이 드러나고 이가 움직인다.

치료법

| 腎虛 腎正格

의안

| 혹 肝正格, 胃正格을 쓴다. [활투]

> **註** 齒頰瘙痒 牙床浮腫에 支飮인 肝正格을 쓴다.

5. 기타 의안

| 수양명경의 별락을 偏歷혈이라고 하는데 주로 이빨이 한사로 아플 때 쓴다. [내경]

| 이빨이 아플 때 列缺혈에 뜸 7장을 뜨면 영원히 아프지 않게 된다. [득효]

40장. 콧 병 鼻病

內經에서 鼻는 金方에 속하고 白色은 肺로 들어가서 통하고 寒氣는 鼻에서 開竅한다고 했다. 또 (丹溪가) 肺는 臟으로써 그 위치는 높고 그 체질은 취약하며 그 성질은 寒을 싫어한다고 했다. 그러므로 好色하면 鼻瘡[腎正格]이 생기고, 嗜酒하면 準䶎[酒痰方]가 되어 熱을 만나면 더욱 붉어지고 寒에 상하면 검어진다. 風寒에 감촉되면 鼻塞[肺正格]하고, 胃에 濕熱이 있으면 鼻淵[胃勝格]이 심해진다. 鼻䶊 衄血은 勞傷이고, 傷寒의 肉壅[鼻瘜肉. 鼻壅(齆)]은 섭생을 잘못한 것이다.

內經曰 鼻者屬之金方也 白色入通於肺 寒氣開竅於鼻也. 肺之爲臟 其位高 其體脆 其性惡寒. 是故好色者生瘡, 嗜酒者準䶎, 得熱愈紅 得寒則黑, 觸風寒者鼻塞 胃濕熱者淵甚, 以此䶊衄血者而勞, 傷寒肉壅者失攝.

1. 비 색 鼻塞

증상

觸冒風寒而鼻塞不聞香臭 名曰鼻塞

⇨ 풍한에 감촉되어 코가 막히고 냄새를 맡지 못한다.

치료법

| 肺寒 肺正格

의안

| 肺正鼻塞亦暴瘖이라. [신침가. 22下]

⇨ 코가 막힌데와 별안간 말 못하는 데에는 肺正格을 써야한다.

| 鼻塞肺寒肺正格이오. [신침가. 76下]

경험례

20세의 한 남자가 鼻塞이 이미 십여 년인데 문진하니 홍역 후에 찬바람을 쐬어서 그렇다고 하였으며, 肺正格으로 치료하여 1도에 나았다.

二十歲 一男子 鼻塞旣十餘年 問之卽 紅疫後 觸風而然云. 治肺正格 一度而差.

2. 준사準皻 (주사비 酒皻鼻)

증상

| 嗜酒者 鼻之外候赤紅也 ⇨ 술을 즐겨하여 코가 빨갛다.

치료법

| 脾肺虛 太白太淵補 大敦隱白瀉

경험례

50세의 한 남자가 準皻로 코가 빨갰는데 太白太淵補 大敦隱白瀉 2도에 효과 있고 5도에 완쾌되었다. 그 사람은 본래 음주를 안하는 사람인데 酒痰方을 썼다. 本註에서 嗜酒而準皻라고 한 것을 유추한 것이니, 抱腹絶倒할 일이다.

五十歲 一男子 準鰪而鼻紅 太白太淵補 大敦隱白瀉 二度而效 五度完快.
此人本不飮酒 用酒痰方 本註曰 嗜酒而準鰪 以此推之 抱腹絶倒.

3. 비 체 鼻涕

증상

| 觸冒風寒 傷於皮毛 成爲淸涕也 ⇨ 폐기가 허한하여 멀건 콧물이 나온다.

치료법

| 肺寒 肺正格

| 肺寒 少府魚際補 尺澤瀉 [활투]

| 甚者 肺寒 肺寒症方[少府魚際補 尺澤陰谷瀉] 추정

경험례

한 남자가 나이 30에 아침마다 일어나면 즉시 맑은 콧물을 흘리면서 재채기를 하기를 10여분동안 지속했다. 이는 폐에 한기가 침입한 것으로 사료되어 肺熱補[肺寒症方]로 치료를 수차례 하니 호진되었다. [활투]

4. 비연 鼻淵 (축농증 蓄膿症)

증상

| 胃經濕熱 則爲辛頞[143] 鼻中濁涕也

⇨ 胃經 濕熱로 코가 맵고 코에 누런 콧물이 나온다.

---

143) 신알(辛頞) : 콧구멍 속에서 매운 감을 느끼는 것. 辛頞鼻淵은 鼻淵을 달리 부른 이름이다.

| 코 안에서 누렇고 냄새나는 분비물이 나오는 병증. 코가 메이고 코 안에서 누렇고 냄새나는 걸쭉한 분비물이 많이 나오며 냄새를 잘 맡지 못한다. 코점막은 벌겋게 붓고 비도(鼻道)에는 누르스름한 분비물이 고여 있다. 심하면 머리가 아프거나 무거운 감을 느끼며 열이 난다. 급만성 부비강염에 해당된다고 본다. [대사전]

| 비후성 비염, 상악동염, 축농증을 치료한다. 건초열 알러지성 비염에도 좋다. [월오]

치료법

| 胃實 臨泣陷谷補 陽谷解谿瀉 [同. 신침가. 92]

| 胃實 胃勝格 추정

5. 비뉵 鼻衄 (출혈소 出血少)

증상

| 鼻中濁涕 久而不已則 爲鼻衄也 ⇨ 濁涕에 피가 섞여 나오는 것

치료법

| 脾傷 脾正格

6. 비멸 鼻衊 (비혈다 鼻血多)

증상

| 因胃之勞傷 出血多也 ⇨ 胃[小腸 추정]의 勞傷으로 출혈이 많다.

치료법

| 小腸實 內庭前谷補 三里小海瀉
| 小腸勝格[通谷前谷補 三里小海瀉] 추정

의안

| 鼻血不止脾正格이오 通谷太衝行間瀉라. [신침가. 77]
| 衄血之中通谷補오 行間瀉而太衝正이라. [신침가. 90]
| **衄血** : 通谷補 行間瀉 太衝正 [鍼灸・萬病散鍼灸]

경험례

60세의 한 노인이 한쪽 코에서 출혈이 멈추지 않고 1일에 4, 5차며 야간에도 이와 같은 지 수삼일에 안색이 萎黃해졌는데, 이미 흘린 피가 정말 한 동이 가량이라고 하였다. 內庭前谷補 三里小海瀉하니 1일에 半減하고 二日에 快差하였다. 한쪽의 출혈이므로 한쪽으로 치료하였다.

> 六十歲 一老人 一便鼻血不禁 一日四五次 夜亦如是者 數三日 顏色萎黃
> 旣出之血 諒可一盆云. 內庭前谷補 三里小海瀉 一日反減 二日快差.
> 一便之出血 故治以一便.

7. 비 식 鼻瘜

증상

| 鼻孔之中 如棗核大 有瘜肉起
⇨ 코 안에 크기가 대추씨 정도의 瘜肉이 자라난다. 코 폴립

치료법

| 肝傷 肝正格

의안

| 鼻瘜肝傷肝正格이오. [신침가. 91上]
| 鼻痔(鼻瘜)鼻瘡腎正格이라. [신침가. 76下]

경험례 1

32세의 한 남자가 鼻瘜이 있어서 호흡이 곤란한데, 과음을 하거나 날씨가 추우면 고통이 더 심하였다. 과음하면 더 심해지는 것은 肝虛에서 발생하는 전형적인 鼻瘜이었다. 肝正格으로 3도에 少減하고 6도에 반감하였으며 12도에 쾌차하였다. [정전]

경험례 2

콧속에 대추씨 같은 군살이 생겨 콧구멍을 막거나 혹은 生瘡하는 증을 鼻痔(鼻瘜)라고 하는데 腎正格으로 즉효한다. 肝正格을 써도 없어진다. 한 사람이 코에 군살이 있으면서, 목욕탕에 갔다 나오면(더운 곳에서 찬 곳으로 가면 두드러기가 나는 것으로 冷두드러기라 한다.) 두드러기가 생겼다. 물기만 닿아도 그랬는데 腎正格으로 치료하였다. [월오]

경험례 3

30대 후반의 한 남자가 우측에 鼻痔(鼻瘜)症이 생긴 지 수년이 지났는데 조금 크게 자라면 수술해서 없애기를 서너번 하였다 한다. 체격은 수척한 편이었는데 腎正格을 시술하니 2도만에 鼻痔가 줄어들고 서너번 더 치료 후에 거의 없어졌다. [활투]

8. 비 옹 鼻齆

증상

| 不觸風寒 鼻塞而不聞香臭

⇨ 風寒에 감촉되지 않았어도 코 막히고 냄새를 맡지 못한다.

치료법

| 三焦傷 三焦正格

의안

| 鼻蹇(= 鼻齆)三焦正格可라. [신침가. 91下]

경험례

25세의 한 여자가 鼻齆이 있어서 호흡이 곤란했다. 三焦正格으로 1도에 少減하고 4도에 반감하였고, 9도에 쾌차하였다. [정전]

9. 비 창 鼻瘡

증상

| 鼻孔之中 有瘡而痛苦 ⇨ 코안에 瘡이 생겨서 매우 아프다.

치료법

| 腎傷 腎正格

| 又方 肺熱 少海尺澤補 然谷魚際瀉

| 肺熱 肺熱症方[陰谷尺澤補 少府魚際瀉] 추정

10. 비 건 鼻乾 [월오]

증상

| 코 속이 바싹바싹 마른다. 코 막힌다. 코딱지가 많다. 감기 후의 코 건조감. 코피가 날 수 있다.

치료법

| 小腸正格

경험례

코가 바싹바싹 마른 증상으로 가습기를 틀어도 안 낫는다. 小腸正格을 몇 차례 쓰면 완치된다. [월오]

11. 기타 경험례

경험례 1

20세의 한 여자가 콧속이 헐어 호흡이 곤란했는데, 肺熱로 보고 肺寒格[肺熱症方]으로 3도에 쾌차하였다. [정전]

경험례 2

27세의 한 남자가 鼻鼾(코골이)과 수면 중 무호흡증이 있고 불안증이 있었다. 膽正格으로 2도에 쾌차하였다. [정전]

41장. 혈 증 血症

대체로 怒하면 形氣가 단절되어 血이 上部에서 울체되고, 氣逆이 심하면 吐血하고, 陽明經이 厥逆하면 喘咳 身熱 善驚 衄血 등의 증상이 나타나는데 膀胱經을 勝한 것이고, 잠을 자면 모든 피가 肝으로 돌아와 저장되고, 다리는 혈액의 공급을 받아야 걸을 수 있고, 손은 혈액의 공급을 받아야 물체를 잡을 수 있다. 體內에서는 血이 되고 體外에서는 汗이 되며, 汗과 血이 탈 없이 잘 있어야 氣脈이 堅强하고, 汗과 血이 氣脈間에 운행하고 經絡이 병행하여 어긋나지 않으면 끝없이 循環한다. 혹 太過하여 陽實하면 두루 순환하며 멈추지 않지만, 혹 不及하여 陰弱하면 (병증이 나타나므로) 그 온갖 실마리를 알아야 한다. 그러므로 補하고 瀉하지 말며, 溫하고 寒凉케 하면 안 된다.

夫怒則形氣絶 而血鬱於上, 氣逆甚則吐血, 陽逆喘咳身熱善驚衄血 勝於膀胱, 臥則血歸於肝, 足得血而能步, 手得血而能握. 內則血 外則汗, 汗血安存 氣脈堅强, 汗血如運於其間, 經絡幷行而不悖 循環無端. 或太過而陽實 周流不息, 或不及而陰弱 知其百端. 以此補而無瀉, 溫而不凉.

吐血은 鮮血이 그치지 않는 것이고, 衄血은 鼻中에서 출혈하는 것이고, 損血은 傷害로 출혈되는 것이고, 瘀血은 손상되어 혈액이 未解한 것이고, 咳血은 痰中에 혈액이 있는 것이고, 唾血은 타액에 혈액이 있는 것이다.

吐血者 鮮血之不禁也 衄血者 鼻中出血也 損血者 所害之出血也 瘀血者 傷而未解血也 咳血者 痰中之有血也 唾血者 唾液之有血也.

1. 어 혈瘀血

증상

| 因非淸血 凝滯不行 ⇨ 淸血이 濁血이 되어 凝滯하여 순환하지 않는 증이다.

| 피가 몸 안의 일정한 곳에 머물러서 생긴 병증. 일반적으로 얼굴이 검으며 피부가 청자색이고 거칠어지며 심한 통증이 고정되어 있고 누르면 아파하며 때로 자주색의 혈종이 있거나 아랫배가 단단하고 가슴과 양 옆구리가 아프며 월경이 멎고 대변이 검으며 혀는 암자색이거나 어혈반점이 나타난다. 심하면 건망증과 놀라면서 미쳐 날뛴다.

치료법

| 太白太淵補 曲池外關瀉

| 太白太淵補 曲池瀉 [요결]

| 肺正格+曲池 或加外關瀉 추정

경험례 1

한 남자가 취한 후에 바르게 소를 끌어당기며 버티다가 소를 안은 채 땅에 넘어져 가슴을 다쳐 골절된 듯하였다. 瘀血方 치료 1도에 붙들고 일어나 겨우 앉더니 다시 재차 일어섰는데 數度後에 쾌차하였다.

> 一男子 醉後正撑牽牛 抱牛仰臥於地 傷胸欲折 治瘀血方 一度以扶起僅坐 又再次復立 數度後快差.

경험례 2

17세의 한 남자가 우측의 손목위로 골절되어 뒤로 꺾어졌는데, 기혈이 쇠약하여 시침할 수 없어서 평목 2개를 전후로 하여 동여매어 고정시키고 병들지 않은 쪽에 瘀血方을 사용하니 1도에 쾌차하였다.

註 어혈방으로 골절이 치료되지 않는다. 기브스를 하고난 뒤 시침으로 빨리 회복코자 하려면 통증이 심한 곳의 경락을 찾아 건측에 勝格으로 치료한다.

十七歲 一男子 右手腕以上折而反張 氣血衰弱 不可施鍼 平木二條 前後束定 不病便 治瘀血方 一度快差.

경험례 3

50세의 한 남자가 때때로 울울[144]한 기운이 있으며 혹 겸하여 冷物에 체했다고 했는데 처음에 心正格을 사용했으나 효과가 없었다. 다시 물으니 중년에 많은 상처가 있었다고 하여서 瘀血方으로 치료하니 3도에 완쾌하였다.

註 마음이 울적한 사람은 肺虛이므로 어혈방 내의 肺正格으로 효과가 있었을 것이다.

五十歲 一男子 時有鬱鬱之氣 或兼冷物滯云 初用心正格無效. 更問之 則中年多有傷處云 治瘀血方 三度完差.

경험례 4

한 남자가 음낭과 음경을 발길에 채여 허리를 구부리고 펼 수가 없었고 앉거나 눕기도 어려웠다. 腎正格을 사용하니 수도에 쾌차하였다. 그런즉 본방은 상하부를 연계하여 경락을 따라 치료한 것이다.

一男子 蹴陰囊及腎 腰不能屈伸 坐臥亦難 治腎經正格 數度快差. 然則本方 係於上下部 隨經治之也.

2. 토 혈 吐血

증상

| 無嘔吐之聲 純吐出血 不則凝結也

⇨ 구토와 같이 꿀꺽 소리를 내지 않고 純血을 吐出하는 것이며 그렇지 않으면 응결된다. 곧 엉기지 않는 위출혈이다.

144) 울울(鬱鬱) : 마음이 상쾌하지 않고 가슴이 아주 답답하다.

치료법

| 肝虛 陰谷補 中封瀉 三里迎 [同. 신침가. 89]

| 肝虛 肝正格+三里迎 추정

3. 손 혈 損血

증상

| 因外部損傷 過多出血 ⇨ 외부손상으로 인하여 출혈이 과다한 증이다.

| 너무 피를 많이 흘린 경우. 부항을 많이 했거나, 생리량이 많거나, 장출혈, 코피를 많이 흘렸거나, 빈혈 또는 현기증으로 안색이 노란 사람에게 쓴다. [월오]

치료법

| 陰谷曲泉補 絶骨瀉

| 肝正格+絶骨瀉 추정

의안

| 損血陰谷曲泉補하고 咳血太白太淵補라. [신침가. 78]

4. 해 혈 咳血

증상

| 有聲有痰 咳甚出血 ⇨ 소리는 있으나 담은 없고 해수가 심하며 출혈한다.

치료법

| 肺虛 肺正格

5. 타 혈 唾血

증상

| 鮮紅血 隨唾而出血 ⇨ 침을 뱉으면 鮮紅血이 출혈한다.

치료법

| 腎虛 腎正格

6. 혈변 경험례

경험례

혈변을 3일 정도 보았는데, 대장정격 1회로 절반으로 줄어들고 4~5회 치료로 완치되었다. [월오]

42장. 치 병 痔病

內經에서 음식물을 지나치게 포식하면 (脾胃의 손상으로 인해) 筋脈이 이완되어 腸澼症(이질) 혹은 痔瘡이 된다고 하였고, 脾胃는 창고의 직무를 맡아 五味를 運化하고, 大腸은 傳導의 직무를 맡아 水穀을 찌끼로 변화시켜 배출한다고 하였다.

內經曰 因而飽食 筋脈橫解[145] 腸澼爲痔, 脾胃倉廩之官[146] 五味出焉, 大腸傳導之官[147] 變化出焉.

1. 치 질 痔疾

증상

| 如澤中 但有小肉突起爲痔疾 若久不愈 必之穿穴 爲痔漏矣

| 항문 주위의 괄약근이나 직장에 나타나는 腫痛이 치질이다. 만약에 오래도록 치유가 안 되면 반드시 腫痛部가 뚫어지는데 즉 痔漏이다. [대사전]

145) 횡해(橫解) : 橫은 橫逆, 解는 懈로 근맥이 늘어지는 것을 말한다.

146) 창름지관(倉廩之官) : 倉廩은 곡식을 저장하는 창고이다. 비위가 음식물을 받아들여 소화시키고 운화를 주관함으로써 오미를 화생하는 본원이 되며, 장부와 전신에 영양을 제공하여 마치 창고와 같으므로 이렇게 이름한 것이다.

147) 전도지관(傳導之官) : 대장은 소장에서 소화흡수를 거쳐 수송된 분해물을 받아 그 중에 잉여수분과 양분을 흡수하고, 糞便을 형성시켜서 항문을 통해 체외로 배출하므로 傳導之官이라 한다.

치료법

| 大腸虛 大腸正格+通谷瀉

| 脾虛 脾兪 灸355壯

| 胃虛 胃兪 灸386壯

의안

| 血糞大正或肝正이오 [신침가. 45上]

| 大便不通大腸正이오 小便膀胱正通谷補라 [신침가. 38]

⇨ 大便不通에는 大腸正格을 써야하며 小便不通에는 膀胱正格을 쓰고 다시 通谷穴을 補하여야 한다.

경험례

45세의 한 남자가 내치와 외치가 함께 있었고, 3일 전부터 몹시 통증이 심하고 오한도 발생하여 고통스럽다고 했는데 아직 치루로 변하지는 않았다. 大腸正格에 通谷穴을 추가한 치루방을 쓰니 항문의 종통처에 시원한 감이 느껴진다고 하였고 부기도 감소하고 통증은 없어졌다. 2도를 시침하니 부기가 반감하였고 3도에 쾌차하였다. [정전]

2. 탈 항 脫肛 [월오]

증상

| 항문주위가 짓무르거나 항문이 빠지려고 한다.

치료법

| 大腸正格

43장. 소 갈 消渴

1. 상 소 上消

증상

| 多飮水少食 大小便如常 舌上赤裂

| 목이 말라 물을 많이 마시며 소변이 잦고 양이 많으며 혀는 붉고 때로 갈라지며 설태는 엷고 누르다. [대사전]

치료법

| 肺熱 少海尺澤補 然谷魚際瀉

| 肺熱症方[陰谷尺澤補 少府魚際瀉] 추정

| 病久 肺正格

2. 중 소 中消

증상

| 多飮食而瘦瘠 自汗 大便秘結 小便赤黃

| 음식을 많이 먹어도 빨리 소화되어 이내 배고파한다. 그러나 몸은 여위고 대변은 굳으며 소변은 잦으면서 양이 많다. [대사전]

치료법

| 胃熱 俠溪內庭補 陽谿解谿瀉

| 胃熱症方[通谷內庭補 陽谷解谿瀉] 추정

| 病久 胃正格

3. 하 소 下消

증상

| 煩渴引飮 耳輪焦乾 小便淋濁如膏

| 물을 마시면 이내 소변이 나오는데 양이 많고 뿌옇다. 또한 몸이 여위고 가슴이 답답하며 입은 마르고 설질은 붉으며 얼굴색과 귓바퀴가 검어진다. 때로 피부에 뾰두라지가 생기거나 시력장애가 오는 수도 있다. [대사전]

치료법

| 腎熱 陰陵泉陰谷補 行間然谷瀉

| 腎熱症方[少海陰谷補 少府然谷瀉] 추정

| 病久 腎正格

44장. 등背 [활투]

1. 배 한背寒 [활투]

증상

| 속에 寒痰이 잠복해 있으면 寒이 등으로부터 일어나는데 손바닥처럼 커다란 冷物이 있다.

치료법

| 膀胱이 寒氣에 傷한 것 崑崙陽輔補 通谷瀉

| 膀胱寒症方[陽谷崑崙補 通谷前谷瀉] 추정

2. 배 열背熱 [활투]

증상

| 背熱은 肺에 속한다. 肺가 上焦에 있으므로 熱이 등에 應하는 것이다.

치료법

| 肺正格

| 又方 膀胱正格

의안

註 熱鬱로 背熱의 증상이 나타나면 胃正格을 쓰며, 膀胱熱症方[通谷前谷補 陽谷崑崙瀉]도 적합할 것으로 보인다.

3. 배 강 背強 [활투]

증상

| 足太陽의 맥이 병들면 强痛한다.

치료법

| 膀胱正格

4. 구배 龜背 (背구루) [활투]

증상

| 中濕하면 등이 구루하고 발이 痙攣하며 맥이 沈, 弦한다.

치료법

| 肺正格

45장. 안 면 顔面 [활투]

수족의 육양의 경이 모두 머리에 이르지만 족양명위의 맥은 코로부터 일어나서 코줄기에서 교합되어 치아에 입하고, 입술을 둘러 협거를 비껴서 이전의 객주인에 올라 면상에 연락되는 때문에 면병은 전부 위에 속하고, 혹은 얼굴과 코에 자색이 생기며, 혹은 주근깨가 생기고, 얼굴이 뜨겁거나 차갑거나 하는데 그 증세를 따라서 다스려야 한다. [활투]

1. 면 열 面熱 [활투]

증상

| 얼굴이 붉어서 술 취한 것 같은 것은 胃熱이 上熏한 증이다.

치료법

| 胃熱 內庭通谷補 三里陽谷瀉

| 胃熱症方[內庭通谷補 解谿陽谷瀉] 추정

경험례

41세의 보통 체격의 부인으로 어려서부터 안면이 홍적색을 띠었으며, 1년전부터는 右下肢痺痛이 있었는데 더욱 面部의 색이 붉어져서 이는 胃熱로 보았으며

하지부위의 경락유주상 胃經이므로 胃寒補[胃熱症方]를 하였더니 2회 시술후 차도를 보았다. [활투]

2. 면 한面寒 [활투]

증상

| 얼굴이 찬 증은 胃가 虛(虛寒)한 때문이다.

치료법

| 胃寒 胃寒症方[解谿陽谷補 內庭通谷瀉]

3. 위풍증胃風症 [활투]

증상

| 胃風은 面腫을 일으키는데, 음식을 먹고 나서 찬바람을 쐬면 그런 증세가 생기는 것이므로 음식이 내리지 않고, 얼굴이 여위며 배가 크고, 바람을 싫어하며 머리에 땀이 많고 가슴이 막혀서 통하지 않는다.

| 목 부위에서 땀이 많이 나고 바람을 싫어하며 소화가 안 되고 가슴이 막혀 있는 감이 있으며 때로 헛배가 부르며 몸을 차게 하면 더하고 찬 것을 먹으면 설사를 하며 몸은 여위고 배만 커진다. [대사전]

치료법

| 胃正格

경험례

18세 된 여학생이 항상 얼굴이 부었다가 곧 가라앉고 하기를 수개월째 계속되며, 평소에 소화 장애도 있어서 胃風症으로 판단되어 胃正格을 3회 시술 후에 면종이 소실되었다. [활투]

46장. 부인과 婦人科

의안

| 남자의 불임증에 배꼽에 소금을 채워 넣고 날마다 200~300장의 뜸을 뜨면 효과가 있다. [강목]

| 여자의 불임증에 關元혈에 30장의 뜸을 뜨되 구창이 일게 한다.

| 습관성 유산에 胞門혈과 子戶혈에 각 50장의 뜸을 뜬다. 포문은 관원혈의 왼쪽 2치떨어진 곳이며 자호는 오른쪽 2치 떨어진 곳에 있다. 자호는 일명 氣門이라고도 한다. [득효]

1. 월수부조 月水不調

증상

| 月水或前或後 或多或少 或踰月不來 或一月兩來 俱是不調之候也

치료법

| 小腸虛 三陰交臨泣補 通谷前谷瀉

| 小腸正格+三陰交補 추정

2. 부조성괴 不調成塊

증상

| 因月水不調成結塊者 氣鬱血滯也

치료법

| 天柱間使關元三陰交鍼

3. 경래동통 經來疼痛 (생리통 生理痛)

치료법

| 小腸虛 小腸正格

의안

| 자궁벽이 약해서 유산을 쉽게 할 수도 있고, 임신도 잘 안되는 경우에 小腸正格을 쓴다. [월오]

4. 붕루부지 崩漏不止

| 隱白補瀉兼用

| 又方 三陰交補 太衝瀉

5. 적백대하 赤白帶下

| 三陰交補 交儀灸30壯(穴內踝上五分) 合谷太衝漏陰(穴在內踝下五分)瀉

6. 붕루대하 崩漏帶下

치료법

| 膀胱虛 商陽至陰三陰交補 太衝瀉

| 又方 三陰交補 太衝瀉

| 膀胱虛 膀胱正格+三陰交補 太衝瀉 추정

의안

| 崩中帶下最難當엔 商陽至陰三陰交補라. [신침가. 37]

7. 오저 惡阻 (입덧)

| 胃虛 陷谷瀉

| 肝熱 少府瀉

| 脾虛 大敦瀉

| 胃熱 解谿瀉

8. 자 번 子煩

| 巨闕合谷補 三陰交瀉

9. 포의불하胞衣不下

| 合谷補 三陰交瀉
| 落胎(방지) : 三陰交補
| 三陰交合谷瀉 [신침가. 42上]
| 落胎豫防 : 三陰交補 [신침가. 42下]

10. 산후제병産後諸病

| 肝虛 肝正格
| 心虛 心正格

1) 산후복통産後腹痛

| 心正格 [신침가. 43上]

2) 산후슬산産後膝酸

| 肺正格 [신침가. 43下]

11. 산후하혈産後下血

| 三陰交補

12. 산후혈체 產後血滯

증상

| 產後惡露不下 腹內積塊

치료법

| 三陰交瀉

13. 산후중풍 產後中風

증상

| 產後 左癱右瘓 或角弓反張

치료법

| 大腸虛 大腸正格

경험례

20대 후반의 여자. 보통 체격으로 출산 후 1주일에 좌 반신불수가 되었다. 大腸正格 1회로 유효하고 3회로 아기를 안고 젖을 줄 수가 있었다. [월오]

14. 무유즙 無乳汁

치료법

| 少澤補 膻中溫灸 또는 자침

의안

| 좌측 젖이 안 나오면 우측에 시술하고 우측 젖이 안 나오면 좌측 젖에 시술한다. 좌우 양측에 젖이 안 나오거나 부족하면 단중혈 자침은 그대로 두고 좌우 교대로 시술하면 침을 뽑기 전에 젖이 나오게 된다. [월오]

15. 유 종乳腫

치료법

| 肝實 中封補 行間瀉

| 胃實 臨泣補 解谿瀉

| 解谿補 臨泣瀉 [특효방]

의안

| 乳腫單瀉太淵穴이오 又瀉經渠病自愈라. [신침가. 36]

| 유옹(乳癰)에 여러 약을 써도 통증이 잘 멎지 않는 데는 足三里혈에 침을 놓으면 통증이 곧 멎는다. [강목]

| 투유(妬乳)에는 太淵혈을 취한다.

註 유종은 염증성 질환이므로 허증이며, 경락상 위경이므로 위정격이 유효할 것으로 추정된다.

경험례

한 여인이 30대 중반에 좌측 乳房結核이 생겨서 내원하였는데 특별히 통증이나 소양감은 없었다. 따라서 우측 膽正格으로 1회 시술하니 結核의 크기가 반으로 줄었으며 3회 시술 후에 거의 없어졌다. [활투]

1) 유방결핵乳房結核 [활투]

(1) 증상

- 乳房에 核이 맺혀 痛하지도 않고 가렵지도 않는 증이다. 이 증상은 흔히 憂鬱積念한데 기인하니 중년부인으로서 破潰되지 않은 증은 다스릴 수 있고, 成瘡한 증은 끝내 치료할 수 없다.
- 유방통 유방암에 胃勝格이 유효하다. [월오]

(2) 치료법

- 膽傷 膽正格
- 或 胃傷 胃正格, 胃實 胃勝格 추전

16. 난 산難産

| 三陰交瀉 [신침가. 43上]
| 兼譫語 心正格 [신침가. 43下]

17. 혈 괴血塊

| 脾正格 [특효방]

18. 부인병婦人病

| 小腸正格 [특효방]

19. 탈음脫陰 (자궁탈수子宮脫垂)

| 百會灸 三陰交復溜補
| 肺虛 肺正格

20. 오 림五淋

| 灸三陰交 即愈
| **血淋** : 氣海 關元鍼

21. 외음소양外陰瘙痒 [연구]

증상

| 음부소양증

치료법

| 肝正格

경험례 1

조지행 선생의 임상례이다. 40세 여자. 음부소양증이 심하여 하도 긁어서 하복까지 딱지가 앉았다고 한다. 補肝을 위해 태침으로 놓아 수기하니 즉석에서 시원하다 했다. 다음날 찾아와서는 많이 나았다고 하였는데 치료한 지 얼마 되지 않아 완치되었다고 한다. [연구]

경험례 2

이동준 원장의 임상례이다. 72세 여성. 음부소양증으로 잠을 자지 못한 지 수 년이 되었다. 병원에서 치료를 받아도 수일간만 가려움이 덜할 뿐 바로 악화된다고 한다. 肝正格을 놓았더니 당일로 효과를 보았으며 2회 치료로 완치되었다. [연구]

47장. 소 아小兒

1. 태 열胎熱

경험례 1

15세의 한 남아가 전신에 부종이 있고 兩眼을 조금 밖에 뜨지 못하고 겨우 물체를 보는데, 처음에는 脹症으로 의심했으나 진찰하니 耳下 大腸經에 結核이 있어서 비로소 體氣가 虛弱하면 風이 반드시 傷腑한다는 것을 깨달았다. 大腸正格으로 치료하니 1도에 부기가 없어지고, 項部結核은 3도에 없어졌다.

十五歲 一男兒 全身浮腫 兩眼微開 僅而視物 初疑脹症 診耳下大腸經 有結核 方覺體氣虛弱 風必傷腑. 治大腸正格 一度浮怯(去) 項上結核 三度消盡.

경험례 2

3세의 한 소아가 평소 淸泄이 그치지 않고, 面黃하고 조금 부기가 있으며, 蔽骨下에 伏梁이 있었는데, 우측 耳下의 大腸經에 結核이 있으므로, 좌측 大腸正格으로 치료하니 數度에 쾌차하였다. 그러면 胎水가 腸에 있고 熱氣가 발산되지 못함으로 인하여 氣虛傷腑가 된 것일까. 結核이 아니었으면 伏梁으로 오진하였을 것이다.

三歲 一小兒 常淸泄瀉不止 面黃少浮 弊骨下 有伏梁 右耳下大腸經 有結核 故治左大腸正格 數度快差. 然胎水之在腸 熱不能發散 故因氣虛傷腑耶? 非有結核 誤於伏梁.

경험례 3

14~15세의 한 여아가 전신에 부종이 있으며 두 눈을 겨우 뜨고 머리에 痘瘡이 있은 지 이미 오래 되었는데, 진찰하니 耳下의 大腸經에 結核이 있어서 비로소 胎毒인줄 깨달았다. 大腸正格으로 치료하니 數度에 부종이 없어지고 胎毒이 쾌차하였다.

> 十四五歲 一女兒 全身浮腫 兩眼僅開 有頭瘡旣久 診耳下大腸經 有結核
> 方覺胎毒. 治大腸正格 數度餘於 浮氣皆除 胎毒快差.

경험례 4

15~16세의 한 남아가 우측의 어금니가 疳蝕하고 齒間에서 濃汁이 흐르며, 또 右頰이 붓고 때로 惡寒이 나며 腫外處 刺痛하고 우측 頭面을 만질 수 없고 左頰을 우측으로 돌아누울 수 없었다. 진찰하니 耳下의 大腸經에 結核이 있으므로 비로소 胎毒인 줄 깨닫고 大腸正格으로 치료하니 數度에 쾌차하였다. 項上結核이 아니었으면 어찌 胎毒인줄 알았겠는가.

> 十五六歲 一男兒 右便牙齒疳蝕 濃汁自齒間出 又右頰浮 時作振寒 腫外刺痛
> 右頭面不能按 左頰不能轉側. 診耳下大腸經 有結核 故方覺胎毒 治大腸正格
> 數度快差. 非項上結核 豈知胎毒耶?

경험례 5

14세의 한 남아가 좌측 耳下에 단(瘅. 癜)과 같이 하얗게 들뜬 것이 있으며 별다른 통증은 없었다. 필시 體氣가 허약하여 風이 傷腑한 것이므로 大腸正格으로 치료하니 數度에 쾌차하였다.

> 十四歲 一男兒 有左耳下 如瘅(癜)浮白 別無疼痛 必是體氣虛弱 風必傷腑
> 治大腸正格 數度快差.

2. 급경풍急驚風

증상

| 牙關緊急 壯熱涎湖 竄視反張 搐溺顫動 脣口眉眼牽引 口中熱氣 頰赤脣紅 二便閉結 脈浮洪數實 此內有實熱 外挾風邪 當截風定搐

| 갑자기 열이 높으면서 안절부절못하고 자주 놀라며 얼굴과 입술이 벌게지고 팔다리가 싸늘하며 의식이 혼미하고 숨이 차다가 경련이 일면서 팔다리가 오그라들고 눈을 치뜨며 이빨을 악물고 게거품을 토한다. 심하면 몸을 뒤로 젖힌다. 경련발작이 있었다 없었다 하거나 계속되는 때도 있다. 급성 열성 질병, 뇌막염, 뇌염, 유행성 뇌척수막염 등 때의 경련이 포괄된다고 본다. [대사전]

치료법

| 少商 上星 人中(一分)瀉

| 又方 合谷 太衝瀉 百會微出血

3. 만경풍慢驚風

증상

| 因病後或泄瀉 或藥餌傷損脾胃 肢體逆冷 口中氣微 手足瘈瘲 昏睡露睛 此脾胃虛生風 無陽之症也

| 어린이들이 중한 병에 걸리거나 또는 병을 오랫동안 앓는 경우에 脾氣가 허하고 肝氣가 성해지거나 陰虛 陽虛 등으로 생긴다. 천천히 발병하고 열이 없으며 경련을 일었다 멎었다 하고 병이 완만하게 진행되는 것이 만경풍의 특징이다. [대사전]

치료법

| 上氣者 湧泉瀉. 下氣者 百會瀉. 合谷太衝(從後鍼)

| 又方 脾正格

4. 구토유식 嘔吐乳食

증상

| 乳食後 卽嘔吐之症

치료법

| 內關補 公孫瀉

5. 설 사 泄瀉

증상

| 夏傷暑熱 乳食過多 傷脾而泄

치료법

| 少衝補

| 又方 中衝補 曲澤瀉

6. 구 흉 龜胸

증상

| 肺熱肺脹 功於胸膈而龜胸成 多由乳母過食辛熱之物 及酒麵過度 或夏月常飮 熱

乳所致

| 귀흉. 달리 鷄胸이라고도 한다. 도드라져 나온 병증. 젖먹이 어린이들에게서 주로 보는데 흉골이 도드라지고 몸이 여위며 피로해 하고 숨결이 짧으며 맥이 없어 한다. 구루병, 뼈발육부전 때 볼 수 있다. [대사전]

치료법

| 肝正格 乳根灸

7. 귀 배 龜背

증상

| 初生時不能護背 風入脊骨 或令坐立太早 背高如龜 多成痼疾

| 달리 隆背라고 한다. 척추가 굽어서 거북이 등처럼 된 병증. 선천적 또는 후천적인 뼈발육부전, 등뼈의 손상, 五軟 또는 오랜 병, 영양부족, 결핵 등으로 생긴다. 구루병, 척추결핵 때에 볼 수 있다. [대사전]

치료법

| 肺腧 心腧 膈腧灸

8. 귀흉귀배 龜胸龜背

증상

| 龜胸龜背 兼發之症

치료법

| 肺虛 肺正格

9. 어 지 語遲

증상

| 兒二三歲 仍不能言語

치료법

| 勞宮補

10. 사지무력 四肢無力

증상

| 小兒卒然 四肢無力 不能復動

치료법

| 肺虛 肺正格

11. 야 제 夜啼

증상

| 寒症 : 如面青色 手腹俱冷 不思乳食 曲腰而啼 [대사전]

⇨ 얼굴이 창백하고 배가 아프며 손발이 차고 허리를 꼬부리고 운다.

| 熱症 : 如面赤 手腹俱暖 口中熱氣 仰身而啼 [대사전]

⇨ 얼굴이 붉고 열이 나며 소변이 붉으면서 시원히 나오지 않으며 밤이 되면 불안해하고 눈을 치뜨고 울며 눈물이 많다. 불빛을 보면 답답해하면서 우는 증상이 더 심해진다.

| 驚啼 : 邪熱乘心 [대사전]

⇨ 자다가 갑자기 울며 불안해 화고 얼굴이 퍼레졌다 희어졌다 하며 잘 때에 눈을 뜨고 자며 지문이 푸르거나 은은하게 나타난다.

치료법

| 合谷 太衝 百會微出血

12. 하 림 下淋

증상

| 小便頻數 短澁而痛 欲去不去 又來

치료법

| 湧泉 三陰交補

13. 유 뇨 遺尿

증상

| 三歲以下 尿出不知自覺

치료법

| 陰陵泉 氣海補

14. 대변불통大便不通

증상

| 嬰兒初生三四日 能乳食不大便 或小兒大便不通

치료법

| 照海 支溝瀉

15. 소변불통小便不通

증상

| 嬰兒初生三四日 不能食不大便 或小兒小便不通

치료법

| 三陰交鍼 卽通

| 又方 內庭 太衝瀉

48장. 기 타

의안

| 手足痲痺三里補오 浮酸有痛豊隆瀉라. [신침가. 80]

| 手爪甲根痛 肺虛 太白補 少府瀉 註 肺正格 [단방가]

| 諸節痛 膽虛 膽正格 [단방가]

| 무사마귀는 支正혈에 뜸을 뜨면 떨어진다. [강목]

| 군살, 무사마귀, 검정사마귀 등의 꼭대기에 3~5장의 뜸을 뜨면 곧 없어진다. [강목]

| 발톱 무좀은 간열 또는 脾正格(隱白大都 瀉血로 엄지발가락이 살아난다) [월오]

| 질염, 몸이 많이 무겁고 발톱무좀. 발톱 밑이 시커멓다. 脾正格을 쓴다. [월오]

경험례

註 60대의 한 남자. 수전증이 심하여 식사를 하지 못할 정도이다. 평상시에도 손이 떨려서 가만히 있지를 못하며 이런지는 오래되었다고 한다. 수전증은 肝實이며 肝勝格으로 치료하였다.

5회 치료하니 떨림이 덜해졌다고 하며 희색이 만연하였다. 15회 치료 후에는 평상시에 떨림이 약해졌고, 음식도 덜 흘리며 식사를 하게 되었다. 30회 치료 후에는 평상시의 떨림이 없어졌고 약간의 수전증만 남게 되었다.

49장. 천지운기 天地運氣 [요결]

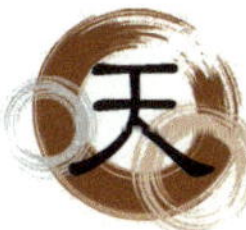

地의 五運의 해에 太過不及의 기운이 있는데 모두 補瀉로 치료한다. 陽은 太過이고, 陰은 不及이다.

天地五雲之氣 太過不及之氣 皆治補瀉 陽太過 陰不及

1. 육갑지년 六甲之年 (2014년)

증상

| 歲土가 太過하여 雨濕이 유행하므로 腎水가 邪를 받게 되어, 항시 불쾌감을 느끼며 발에 힘이 없고 발바닥이 아프며 속이 터분하고 사지를 놀리지 못하는 증을 訴한다. [요결. 以下同]

| 土歲太過 土克水 腎虛故補腎. 註 以下同

| **氣交變大論** : (六甲之年) 歲土太過 雨濕流行 腎水受邪, 民病腹痛 淸厥 意不樂 體重 煩寃 甚則肌肉萎 足痿不收 行善瘈 脚下痛 飮發中滿 食減 四肢不擧.

| 土運이 太過한 해에는 雨濕이 유행하고 腎水가 邪氣(濕邪)를 받아 사람들에게 腹痛, 手足厥冷, 情緖憂鬱, 身體沈重, 煩悶憂鬱 등의 증상이 나타나며, 심하면 肌肉萎縮, 兩足이 無力하여 제대로 가누지 못하고, 보행시에 경련이 자주 일어나며, 발꿈치가 아픈 등의 증상이 나타난다. 음식을 먹으면 腹中脹滿 식욕감퇴

사지가 연약무력하여 거동하지 못하는 등의 증상이 발생한다.

치료법

- 經渠復溜補 太白瀉
- 腎正格 추정 甚則用脾勝格 추정

2. 육을지년 六乙之年 (2015년)

증상

- 歲金이 不及하여 炎火가 성행하게 되므로, 肩背가 무겁고 코물이 흐르며 재채기 나고 해수 喘血 등 증상을 訴한다.
- 歲金不及 火克金 大腸虛故補大腸.
- **氣交變大論** : (六乙之年) 歲金不及 炎火乃(盛)行, 民病肩背瞀重 鼽嚏 血便注下.
- 金運이 不及한 해에는 뜨거운 火氣가 크게 유행하며 사람들은 肩背가 무지근하며(沈重) 코가 막히고 콧물 재채기가 나며, 혈변이 나오고 물을 쏟듯이 설사를 한다.

치료법

- 三里曲池補 臨泣後谿瀉
- 大腸正格 추정

3. 육병지년 六丙之年 (2016년)

증상

- 歲水가 太過하여 寒氣가 유행하므로 心火가 邪를 받게 되어, 몸이 덥고 심이

조하며 궐음경분야에 한랭을 느끼고 헛소리를 하며 가슴이 아픔과 함께 해수자한증을 소하나 야간에 더욱 중하다.

| 歲水太過 水克火 心虛故 補心

| **氣交變大論** : (六丙之年) 歲水太過 寒氣流行 邪害心火, 民病身熱煩心 躁悸 陰厥[148] 上下中寒 譫妄 心痛 甚則腹大脛腫 喘咳 寢汗出 憎風.

| 水運이 太過한 해에는 寒氣가 流行하고 心火가 邪氣(寒邪)를 받아 사람들은 身熱煩躁 心悸 寒氣逆冷 全身寒冷 譫語妄言 心痛 등의 증상이 발생하며, 심하면 腹部水腫 脛部浮腫 喘促咳嗽 夜寐盜汗 惡風 등의 증상이 발생한다.

치료법

| 心正格

| 甚則用腎勝格 추정

4. 육정지년 六丁之年 (2017년)

증상

| 歲木이 不及하여 燥가 성행하므로, 갈비가 땅기고 아랫배가 아프며 腸鳴溏泄 등 증상을 訴한다.

| 歲木不及 金克木 膽虛故補膽

| **氣交變大論** : (六丁之年) 歲木不及 燥乃大行, 民病中淸[149] 胠脇痛 少腹痛 腸鳴溏泄.

| 木運이 不及한 해에는 燥氣가 크게 유행하며 사람들은 腹冷 脇痛 少腹痛 腸鳴溏泄 등의 증상이 발생한다.

치료법

148) 음궐(陰厥) : 寒厥. 양기가 쇠약해져 사지가 차가워지는 것을 말한다.
149) 중청(中淸) : 속이 찬 것. 비위의 양기가 부족할 때 생긴다.

| 二間通谷補 商陽瀉
| 膽正格 추정

5. 육무지년 六戊之年 (2018년)

증상

| 歲火가 太過하여 火邪가 유행하므로 肺金이 邪를 받게 되어, 학질이 유행하며 少氣 咳喘 血泄 身熱 骨痛 등의 증을 訴한다.
| 歲火太過 火克金 肺虛故補肺
| **氣交變大論** : (六戊之年) 歲火太過 炎署流行 肺金受邪 民病瘧 少氣 咳喘 血溢 血泄 注下 嗌燥 耳聾 中熱 肩背熱 甚則胸中痛 脇支滿脇痛 膺背肩胛間痛 兩臂內痛 身熱膚痛爲浸淫.
| 火運이 太過한 해에는 무더위가 유행하고 肺金이 邪氣(暑邪)를 받아 사람들은 瘧疾 呼吸少氣 咳嗽喘息 血熱妄行 吐血 衄血 血泄 咽喉乾燥 耳聾 胸中發熱 肩背發熱 등의 증상이 나타나고, 심하면 胸中痛 脇下脹滿疼痛 胸背肩胛間疼痛 兩臂內側疼痛 身熱하며 피부통증이 浸淫瘡으로 되는 등의 증상이 발생한다.

치료법

| 少海尺澤補 少府魚際瀉
| 肺正格 추정 甚則用心勝格 추정

6. 육기지년 六己之年 (2019년)

증상

| 歲土가 不及하여 風氣가 성행하므로, 飧泄 곽란과 함께 몸이 무겁고 배가 아

프며 筋骨不安 등의 증을 訴한다.

| 歲土不及 木克土 胃虛故補胃

| **氣交變大論** : (六己之年) 歲土不及 風乃大行, 民病飧泄 霍亂 體重 腹痛 筋骨 繇復[150] 肌肉瞤酸 善怒.

| 土運이 不及한 해에는 風氣가 크게 유행하며 사람들은 飧泄 霍亂 肢體沈重 筋骨搖動 肌肉瞤動痠痛 善怒 등의 증상이 발생한다.

치료법

| 陽谷解谿補 束骨臨泣瀉

| 胃正格 추정

7. 육경지년 六庚之年 (2010년)

증상

| 歲金이 太過하여 燥氣가 성행하므로 肝木이 邪를 받게 되어, 갈비와 小腹이 함께 아프며 귀가 먹먹하고 눈이 붉으며 다리종아리 모두 아픈 증을 訴한다.

| 歲金太過 金克木 肝虛故補肝 或膽虛故補膽

| **氣交變大論** : (六庚之年) 歲金太過 燥氣流行 肝木受邪. 民病兩脇下少腹痛 目赤痛 眦瘍 耳無所聞 肅殺而甚則體重 煩冤 胸痛引背 兩脇滿且痛引少腹. 甚則喘咳逆氣 肩背痛 尻,陰,股,膝,髀,腨,䯒,足皆病.

| 金運이 太過한 해에는 燥氣가 유행하고 肝木이 邪氣(燥邪)를 받아 사람들은 兩脇下 및 小腹部에 동통이 발생하고 目赤痛 眼角이 짓무르고 귀에 소리가 들리지 않는 증상이 발생한다.

만약 金의 肅殺이 태과하면 身體沈重 煩悶抑鬱 胸痛으로 背部가 땅기고, 兩脇部가 그득하고 아프며 小腹이 땅기는 등의 증상이 발생한다. 심하면 喘息 咳嗽 氣逆 肩背疼痛이 발생하고, 엉덩이 二陰 膝關節 大腿 髖骨 腓腸筋 小腿 足

150) 요복(繇復) : 繇는 요동하다, 復은 반복되다의 뜻이다.

部 등에서 疼痛이 발생한다.

치료법

| 陽谷解谿補 至陰竅陰瀉

| 膽正格 또는 肝正格 추정 甚則用肺勝格 추정

8. 육신지년 六辛之年 (2011년)

증상

| 歲水가 不及하여 濕이 성행하므로, 부종이 나타나고 몸이 무거우며 濡泄 足痿 脚下腫痛 등의 증을 訴한다.

| 歲水不及 土克水 腎虛故補腎水

| **氣交變大論** : (六辛之年) 歲水不及 濕乃大行. 民病腹滿 身重 濡泄 寒瘍流水[151] 腰股痛發 膕腨股膝不便 煩寃 足痿淸厥 脚下痛 甚則跗腫

| 水運이 不及한 해에는 濕氣가 크게 유행하며 사람들은 腹滿 身體沈重 대변설사 寒瘍流水 허리와 넓적다리에 동통이 발생하며 하지관절의 활동이 여의치 않고 煩悶抑鬱하며 足痿하고 厥冷하며 脚下痛한다. 심하면 발이 붓는다.

치료법

| 經渠復溜補 太白太淵瀉

| 腎正格 추정 甚則用脾勝格 추정

---

151) 한양유수(寒瘍流水) : 寒瘍은 붉게 달아오르지 않는 陰性瘡瘍이고, 流水는 묽은 농액이 흐르는 것을 형용한 것이다.

9. 육임지년 六壬之年 (2012년)

증상

| 歲木이 太過하여 風氣가 유행하므로 脾土가 邪를 받게 되어, 飧泄 食減과 함께 體重 煩燥 腸鳴 脇腹痛 등의 증을 訴한다.

| 歲木太過 木克土 脾虛故補脾 或胃虛故補胃

| **氣交變大論** : (六壬之年) 歲木太過 風氣流行 脾土受邪. 民病飧泄 食減 體重 煩寃 腸鳴 腹支滿 甚則忽忽善怒 眩冒巓疾.

| 木運이 太過한 해에는 風氣가 유행하고 脾土가 邪氣(風邪)를 받아 사람들은 飧泄 身體沈重 煩悶抑鬱 腸鳴 腹部膨滿 등의 증상이 발생하고 심하면 문득 갑자기 화를 잘 내고 頭暈目眩 등의 증상이 발생한다.

치료법

| 陽谷解谿補 竅陰至陰瀉

| 胃正格 또는 脾正格 추정 甚則用肝勝格 추정

경험례 1

한 여자가 나이 30 이후에 壬年運을 당해서 仲秋月에 별안간 설사 2차에 전신이 厥冷하고 인하여 피를 동이로 쏟는지라 본방을 쓰니 1도에 小減하고 一食頃을 기다려 再針하였더니 바로 그쳤다. 그러면 急症에는 혹 再針하는 것도 무방하다.

경험례 2

壬戌年 봄에 한 남자가 저녁 식사 후에 腹痛上吐하고 연하여 暴泄을 作하며 腸鳴하며 다음 날 오후에 와서는 두 눈을 뒤집어쓰고 아무것도 보지 못하며 전신이 마비되어 만져도 알지 못하고 누어서 설사만 하며 물 한모금만 먹어도 곧 토하는지라 陽谷解谿補 竅陰至陰瀉 했더니 침이 끝이매 비로소 말하며 腹中冷氣가 하강하여 四末을 꼬집은 즉 아픈 것을 알며 소변이 利하고 귀가 들리고 눈이 보이더니 한참 후에 諸症이 全差하였다.

경험례 3

壬戌年運을 당하여 한 여자가 30여 나이에 잉태를 한지 5개월이라. 홀연 臍下曲骨 위가 아프기 시작해서 위로 左脇에 이르면 구토하기를 數次하여 動胎라고는 할 수 있어도 運氣라기는 어려웠는데 此年運이 구토가 最多하므로 陽谷 2혈을 補하고 오래 유침했더니 곧 나았다.

10. 육계지년 六癸之年 (2013년)

증상

| 歲火가 不及하여 寒이 성행하므로. 胸腹脇膺肩兩臂와 함께 鬱冒 心痛 등의 증을 訴한다.

| 歲火不及 水克火 心虛故補心火

| **氣交變大論** : (六癸之年) 歲火不及 寒氣大行. 民病胸中痛 脇支滿 兩脇痛 膺背肩胛間及兩臂內痛 鬱冒朦昧[152] 心痛暴瘖 胸腹大 脇下與腰背相引而痛 甚則屈不能伸 髖髀如別[153]

| 火運이 不及한 해에는 寒氣가 크게 유행하므로 사람들은 胸中痛 脇部脹滿 兩脇疼痛 膺背肩胛間 및 兩臂內側疼痛 鬱冒蒙昧 心痛 失音 胸腹脹滿 脇下와 腰背가 땅기고 아프며 심하면 허리가 굽어져서 펴지지 않으며 좌골과 대퇴부의 관절이 분리된 것 같은 증상이 발생한다.

치료법

| 大敦少衝補 尺澤復溜瀉

| 心正格 추정 甚則用膀胱勝格 추정

---

152) 울모몽매(鬱冒朦昧) : 머리가 어지럽고 눈앞이 깜깜하며 神志가 맑지 못한 증상.

153) 관비여별(髖髀如別) : 좌골(髖)과 대퇴부(髀)가 마치 분리된 것 같아 원활하게 움직이지 못하는 증상.

50장. 운동기 질환 註

1. 염 좌

통증이 있는 곳에 해당되는 경락을 취혈한다. 근육과 인대의 손상으로 통증이 있거나 부었으면 正格을 쓰고, 骨傷으로 통증이 있거나 부어있으면 해당 경락의 勝格을 쓴다. 뛰어 내리다 염좌가 오면서, 또는 운동을 하던 중에 다쳐서 뼈의 압착이 심한 경우가 있는데 勝格으로 치료되며, 골절도 치료하면 치료기간을 단축시킨다. 운동기질환의 치료는 효능이 뛰어남을 多驗하였으며 그 경험을 간략하게 기록한다.

1) 발가락염좌

해당경락의 정격으로 치료한다. 뼈가 부어올랐으면 승격으로 치료한다.

경험례

註

❶ 한 건장한 남자가 새끼발가락 끝이 아픈 지 오래 되었다. 외관상 부어있지 않았고 오래 걷지를 못한다고 한다. 至陰혈 주위를 만지니 아프다고 한다. 방광경인 관계로 방광정격을 환측에 시침하고 조금 지나 만져보니 통증이 완화되었다고 하였다. 통증이 있으면 다시 오라고 하였으며 1회로 치료를 마쳤다. 대체로 2, 3회 이내에 치료되는 병증이다.

❷ 한 학생이 엄지발가락 1절이 아픈 지 조금 되었다고 한다. 만져보니 관절부위가 조금 부어 있었다. 통처가 肝經이므로 환측으로 肝勝格을 시침

하고 다시 환처를 만지니 통증이 완화되었다고 하였다. 2회 시침으로 치료되었다.

❸ 한 여자가 발바닥의 둘째 발가락 本節이 아파서 신발을 신기가 불편하였다. 이런 지 오래되었다고 하였는데 관절 부위가 통증이 있으며 붓기는 없었다. 胃經의 實症에 해당하므로 胃勝格을 환처에 시술하고 통처를 만지니 통증이 덜하다고 하였다. 3회 치료하니 통증이 없다고 하여 치료를 종료하였다.

2) 발목염좌

- 근육 인대손상 : 膽正格, 膀胱正格, 胃正格, 腎正格이 주요 치료법이다. 경락을 취한다. 아킬레스건의 염증에는 방광정격을 쓰는데 1도에 통증이 감하고 3회 정도면 통증이 아주 경미해진다.
- 관절손상 압착손상 : 膽勝格 膀胱勝格이 주요 치료법이며 주된 통증처의 경락을 살펴서 치법을 취한다. 염좌 부위가 부어있거나 관절부위에 통증이 있다.

경험례

註

❶ 한 여자가 발뒤꿈치가 아픈지 1년이 지났다. 만져보니 발뒤꿈치에서 통증이 있는데 가벼이 누르면 통증은 없고 깊이 누르니 통증이 있었다. 이는 骨痛이며 경락상 방광경에 해당하므로 膀胱勝格으로 시술을 하고 다시 만져보니 통증이 덜하다고 신기해하였다.

❷ 한 남자가 어제 높은 곳에서 뛰어내린 후 발목 염좌가 생겨서 목발을 짚고 본원에 왔다. 발목 전체가 멍들었고 부었으며 특히 복삼(僕參)혈 부위는 뼈가 부어올랐고 통증을 심하게 느꼈다.
통증처가 방광경이므로 膀胱勝格으로 환측에 시침하고 복삼혈 부위를 손으로 꾹 눌러서 압착된 뼈를 펴주었고 냉찜질을 하여 주었다. 다음날 보니 복삼혈 부위의 부은 정도는 덜해졌고 통증도 반감되었다고 한다. 그날도 방광승격으로 치료하였다. 3일째는 목발 없이도 걷게 되었고 피멍도 많이 없어졌으며 발목 전체의 붓기도 반감되었다. 총 10여 회의 시술로 발목의 염좌가 치료되었다.

❸ 한 남학생이 왼쪽 발의 염좌로 왔다. 복숭아뼈 부위가 많이 부었으며 膽

經으로 온 것이다. 환측으로 膽勝格을 놓고 만져보니 통증이 덜하다고 한다. 다음 날 보니 붓기가 덜하고 통증도 경감되었다고 한다. 이같이 5일 치료하고 호전되어서 치료를 마쳤다.

4 한 남자가 발목을 다친 후 여러 날이 지났는데 지금은 다른 곳은 나았으나 然骨부위가 아프다고 한다. 붓기가 없으므로 허증이며 腎正格으로 환측에 자침하고 만져보니 통증이 완화되었다. 3회 치료로 완치되었다.

3) 무릎염좌

통증처의 경락을 취혈한다. 인대손상이 많지만 골상도 자주 나타난다.

- 근육인대손상 : 膀胱正格, 肺正格, 膽正格, 胃正格, 脾正格을 주로 쓴다. 내측으로 시큰거리는 데는 膀胱正格이 유효하다.
- 관절손상 : 膀胱勝格, 膽勝格, 胃勝格, 脾勝格, 肝勝格을 주로 쓴다.
- 슬관절에 물이 고인 것은 脾勝格을 쓰고 물이 고이지 않은 것은 胃勝格을 쓴다. [연구]

註 슬관절에 물이 고인 것에 **脾勝格**으로 치료하였으나 효과가 미약하였다. **胃勝格**을 써도 효능이 약했는데 **腎勝格**이 적합한 처방일 것으로 추정한다.

4) 손가락염좌

해당경락의 정격으로 치료한다. 뼈가 부어올랐으면 승격으로 치료한다.

(1) 경험례

27세 여자 中指本節 횡문부위에 팥알만한 몽우리가 10일전부터 생겼는데 작업 관계로 발생한 듯하다. 위치로 보아서 心包經에 있고 肝主筋이니 한쪽에는 肝經에 瀉針을 놓고 반대쪽에는 心包經에 瀉針[勝格]을 놓았더니 4일 만에 완치되었다. [연구]

註 간경은 치료에 아무런 영향을 미치지 못하며, 심포경으로 치료된 것이다. 경미한 것은 정격으로 치료되나 약간 중한 것은 승격이어야 치료된다.

5) 손목염좌

위와 같은 방법으로 치료한다.

6) 팔꿈치염좌

근육인대손상인지 골상인지 구분하여 치료한다.

- 肘尖痛 : 諸節은 膽에 속하므로 膽正格을 사용하여 1도에 차도가 있고 3, 4도에 쾌차하였다. 屢試屢驗하였다. [정전]

7) 경추염좌

대부분의 경추염좌에 膽正格으로 치료한다. 2, 3회로 치료된다. 大腸硬結이 있으면 大腸正格으로 치료한다.

8) 타박상

어혈방으로 치료한다. 골상이 있으면 경락을 찾아서 勝格으로 치료한다.

2. 관절통

1) 통 풍痛風

엄지발가락 내측이 부어올라있는데 脾經의 경로이다. 脾勝格으로 치료되는데 1~2회면 통증이 완화되고 7회 정도면 통증이 거의 소실된다.

2) 어깨관절통

- 어깨통증은 인대손상인지 골상인지 구분하여 경락취혈하면 된다.
- 대장경, 삼초경, 소장경이 주로 지나가는 곳이다. 肩不擧에 大腸勝格이 많이 쓰이며 통처가 삼초경이면 삼초승격을 쓴다.
- 어깨에 통증이 있고 움직일 때 소리가 나며 아프더라도 들 수 있는 것은 인대손상이며, 아프고 들지 못하는 것은 골상이다.
- 肩臂不擧痛難當엔 二間通谷補後安이라. [신침가. 27]

註 대장승격을 사용한다는 내용이다. 갈투와 같이 치료하면 신속한 치료효과를 볼 수 있다.

(1) 경험례

❶ 우측 손이 좌측 목쪽으로 안돌아가고, 우측 목으로도 안돌아가고 뒤쪽 브래지어 끈 쪽으로도 안돌아가는 오십견에 小腸正格 1회로 크게 효과를 본다. [월오]

註 소장정격으로 효과를 보았다면 근육인대의 손상이다. 연골손상에 정격으로 치료가 잘 안 된다.

❷ 심창기원장 임상례이다. 오른쪽에 견통이 생긴 지 오래되었는데 일을 하거나 저녁때가 되면 너욱 심해진다고 한다. 노회, 병풍, 천료혈 등이 삼초경인 까닭에 三焦正格으로 큰 효과를 보았다. [연구]

註 근육인대 손상이다. 통증처의 경락을 찾아서 치료하면 된다.

3) 팔꿈치관절통

보통 말하는 테니스엘보우이며 심하면 젓가락조차도 들지 못한다. 제일의 통증처는 大腸經과 肺經이며, 골상이면 大腸勝格 肺勝格으로 치료한다.

51장. 명가침구비방선 名家鍼灸秘方選

1. 목 부 目部

| 눈이 붓고 아프며 눈동자가 튀어 나오려는데 : 八關[손등의 十指縫端 좌우 8穴]을 찔러서 출혈하면 씻은 듯이 가라앉는다.

| 눈두덩 아래위가 푸르스름한데[眼眶上下有靑黑色] : 尺澤에 자침 3푼만 하여도 신효하다.

| 밤눈이 어두운데 : 肝兪에 뜸 7장을 뜨고 大指內側橫紋頭[一節]의 赤白肉際에 좌우 각 5장씩 뜸뜬다.

| 눈곱이 끼고 黑花가 보이며 바람을 쏘면 눈물이 흐르는데 : 大骨空[154] 小骨空[155]에 뜸을 뜨고 臨泣 合谷에 자침한다.

| 가끔 눈이 찌르는 듯 아픈데[偸鍼眼] : 靈骨[손등쪽 1중수골과 2중수골의 접합처의 直下陷凹處]을 자침하는데 우측 눈이 아프면 좌측 영골을, 좌측 눈이 아프면 우측 영골을 자침한다.

| 눈알이 삐뚤어져 바로 보지 못하는데[眼球歪斜] : 天皇[陰陵泉] 地皇[漏谷] 人皇[三陰交]을 자침하면 특효다.

| 눈을 잘 뜨지 못하는데 : 公孫 太衝을 자침하면 즉효다.

154) 대골공(大骨空) : 경외기혈. 엄지손가락의 손등쪽 정중선에서 손가락마디의 가로간 금 중간의 맨 도드라진 곳이다. 눈병, 목통, 내장, 예막, 구토, 설사 등에 뜸을 7장 정도씩 뜬다.

155) 소골공(小骨空) : 경외기혈. 새끼손가락 제1손가락관절의 손등쪽에서 손가락을 굽힐 때 도드라진 중간점이다. 눈앓이, 眼瞼緣炎, 결막염, 流淚症 등 눈병에 쓴다. 뜸을 3~5장씩 뜬다.

2. 구설부口舌部

| 혀가 말려드는데[卷舌] : 液門 二間을 자침한다.

| 입속이 끈적끈적한데[口中如膠] : 太谿를 자침하거나 뜸뜬다.

| 입안이 허는데 : 委中 後谿를 사하면 특효하다.

| 입을 꼭 다물고 열지 못하는데 : 行間 解谿를 강자극으로 자침하면 신효하다.

| 입술이 다물어지지 않는데[脣吻不收] : 合谷 足三里를 자침한다.

| 이가 차고 아플 때 : 偏歷을 자침한다.

3. 풍 부風部

| 온몸의 마디마디가 쑤시고 아파서 어디서 병이 났는지 잘 알지 못하는데 : 絶骨을 삼릉침으로 찔러서 피를 내면 즉시 치유된다.

| 풍병으로 몸 반편이 마치 벌레가 기어 다니듯 가려워서 참을 수 없는데 : 肘尖에 뜸을 7장 뜨고 曲池 神門 合谷 三陰交에 자침한다.

4. 생식기부生殖器部

| 생식기가 조여들고 아픈데[陰縮痛] : 中封에 자침하거나 뜸을 뜨면 즉시 낫는다.

5. 복 부腹部

| 뱃속이 끊어질 것 같이 아픈데[腹中切痛] : 公孫을 자침하면 신효하다.

6. 피근부皮筋部

| 무사마귀[疣目]를 없애는데 : 支正에 뜸뜨면 즉시 떨어진다. 또 군살 무사마귀 검은 사마귀는 당처 위에 35장을 뜨면 즉효하다. 사마귀가 여러 개 일 때는 제일 큰 놈을 찾아서 뜸뜬다.

| 피부가 변색되어 붉게 된 紫癜이나, 희게 된 白癜에 : 가운데 손가락마디의 움푹 들어간 곳[후면]에 35장 뜸을 뜬다. 그리고 사마귀가 돋는데도 이곳에 뜸뜨면 효과가 있다.

7. 족 부足部

| 발바닥이 아픈데[足底疼痛] : 崑崙에 자침한다.

8. 부종부浮腫部

| 갑자기 전신과 얼굴이 크게 붓는데 : 발의 안쪽 복사뼈 밑의 赤白肉際에 뜸을 31장 뜨면 신효하게 없어진다.

9. 창만부脹滿部

| 뱃속이 더부룩하고 불룩한데 : 內庭을 자침하거나 뜸을 뜬다.

참고문헌

「실용사암침구정전」 黃廷學 原著, 鄭昊泳 編著 〈석림출판사〉 2001년

「국문역주사암도인침구요결」 舍岩道人 原著, 杏坡居士 譯註 〈행림출판〉 1985년

「사암오행침」 신연구 오세형 오세용 이진우 공저 〈한국학술정보 [주]〉 2008년

「월오사암오행침법」 김경조 〈일중사〉 2005년

「활투 사암침법」 금오 김홍경 〈신농백초〉 2003년

「교감사암도인침법」 김달호 편저 〈소강〉 1998년

「사임오행침법」 동이 박상우 〈진한M&B〉 2008년

「사암침법 임상강좌」 주현욱 〈대성의학사〉 2005년

「허임침구경(원명:허임침구경험방)」 허임 원저 〈음양맥진출판사〉 1979년

「침도원류중마(원명:침구대성)」 이병행 편저

「경혈MAP」 王曉明 외 지음 〈군자출판사〉 2005년

「동의보감」 許浚 著 〈남산당〉 1986년

「동의보감」 東醫學研究所 編著 〈여강출판사〉 1994년

「正統金櫃要略」 中國中醫研究社 編 〈의학연구사〉 1987년

「황제내경소문 금석」 왕기 外 編著 〈의성당〉 1994년

「침구경위해석」 대전대한의대6기 〈졸업준비위원회〉

「名家鍼灸秘方六百選」 이병국 편저 〈현대침구원〉 1990년

「호열자, 조선을 습격하다」 신동원 〈역사비평사〉 2005년

저자약력

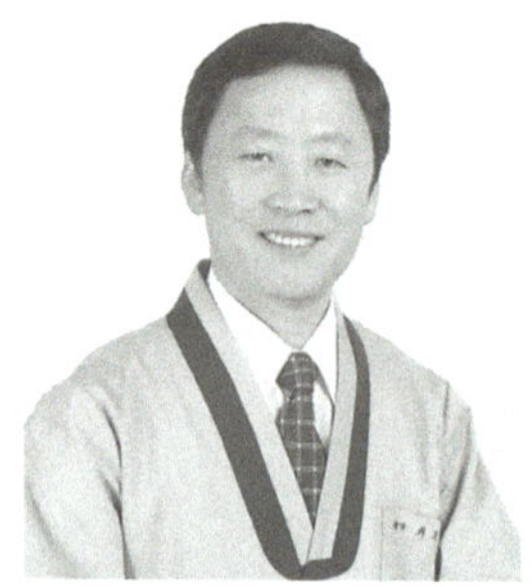

三寶 최崔 문文 태台

| 1961. 11. 12일생
| 진주고등학교졸업
| 1980년 경희대학교 한의과대학 입학
| 1989년 同대학 졸업
| 1989년부터 사암침법 임상 및 연구
| 現 안양 삼보한의원 원장

저서

「동의수세보원해설 상·하」 〈초락당〉

「실용 임상사암침법」 〈의성당〉

| 저자 연락처
삼보한의원
TEL : 031-421-7700

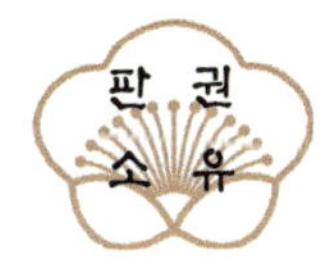

실용 임상사암침법

2025. 10. 13. 초판발행

편저자 : 최 문 태
발행인 : 김 대 경
발행처 : 도서출판 의 성 당

주 소 : 서울시 강서구 공항대로 222 발산W타워 704호
1969.12.19. 제11-45호
전 화 : (02) 2666-7771~2
팩 스 : (02) 2607-6071
이메일 : esmedipia@naver.com
홈페이지 : www.esdang.com (의성당)

ISBN : 978-89-97223-53-4-93510

정 가 : **55,000**원